U0336914

扫描二维码
免费获取袁希老师精彩导读

The
Myth
of
Normal

Trauma,
Illness,
and Healing
in a Toxic
Culture

健康的迷思

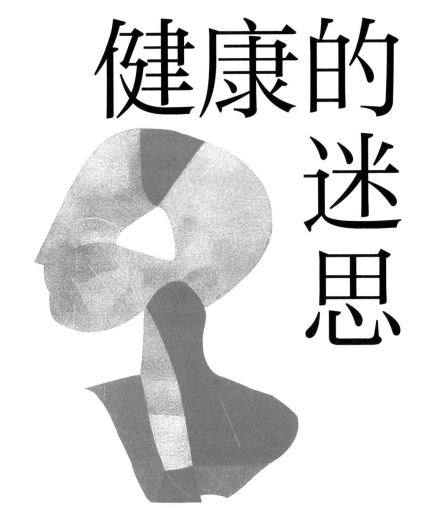

压力文化中的
心理创伤、疾病和疗愈

[加] 加博尔·马泰（Gabor Maté）丹尼尔·马泰（Daniel Maté）著

姜帆 译

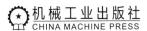
机械工业出版社
CHINA MACHINE PRESS

北京市版权局著作权合同登记　图字：01-2024-0598 号。

图书在版编目（CIP）数据

健康的迷思:压力文化中的心理创伤、疾病和疗愈 / （加）加博尔·马泰 (Gabor Maté)，（加）丹尼尔·马泰 (Daniel Maté) 著；姜帆译 . -- 北京 : 机械工业出版社 , 2025. 1. -- ISBN 978-7-111-77433-4

Ⅰ. R749.055

中国国家版本馆 CIP 数据核字第 2025NX3388 号

机械工业出版社（北京市百万庄大街 22 号　邮政编码 100037）
策划编辑：向睿洋　　　　　　　　责任编辑：向睿洋　朱婧琬
责任校对：李荣青　马荣华　景　飞　责任印制：郜　敏
中煤（北京）印务有限公司印刷
2025 年 4 月第 1 版第 1 次印刷
170mm×230mm·26.75 印张·1 插页·389 千字
标准书号：ISBN 978-7-111-77433-4
定价：89.00 元

电话服务　　　　　　　　网络服务
客服电话：010-88361066　　机　工　官　网：www.cmpbook.com
　　　　　010-88379833　　机　工　官　博：weibo.com/cmp1952
　　　　　010-68326294　　金　书　网：www.golden-book.com
封底无防伪标均为盗版　　机工教育服务网：www.cmpedu.com

The
Myth
of
Normal

赞　誉

在这本书中，加博尔·马泰带我们踏上了一段史诗般的旅程，带我们去发现我们的情感健康与社会联结（简而言之，就是我们的生活方式）是如何与健康、疾病及成瘾紧密联系在一起的。慢性的身心疾病可能并非毫不相干、完全独立的疾病，而是复杂的、多层次的过程。这些过程反映了对于我们的文化背景，以及我们赖以生存的价值观的（不良）适应。这本引人入胜、文笔优美的著作对我们所有人的生活都有着深刻的启示，对医学和心理健康的实践也有着同样的启示。

——巴塞尔·A. 范德考克（Bessel A. van der Kolk），医学博士、创伤研究基金
　　会主席、波士顿大学医学院精神病学教授，著有畅销书《身体从未忘记》

在这本书中，加博尔·马泰与丹尼尔·马泰为我们提供了一种绝佳的资源。这部作品充满了力量、深度、科学，以及鼓舞人心的故事，能够帮助我们看到，文化中的压力如何影响人们各方面的幸福。通过广泛的调查，本书仔细审视了医学和心理健康，挑战了对于疾病与障碍的简化观点，从而为我们提供了一个广阔视角，让我们更全面地看待人类繁荣的过程。这种视角直接地启发

了我们，应该如何作为个人、家庭和人类共同体而生活。这是一部翔实而鼓舞人心的走心之作，它敦促我们质疑自己的假设，深入思考我们是谁，我们如何才能更充实、更自由地生活，如何利用心灵的力量，让我们在地球上共享的人生获得疗愈与圆满。

——丹尼尔·J.西格尔（Daniel J. Siegel），医学博士、加利福尼亚大学洛杉矶分校医学院临床教授、第七感研究所（Mindsight Institute）执行主任

睿智、成熟、严谨、创新：这本书对于"我们是谁""我们可能成为谁"进行了充满智慧和慈悲心的探索。对于任何一个有着过去和未来的人来说，这都是一本不可错过的好书。

——塔拉·韦斯特弗（Tara Westover），著有畅销书《你当像鸟飞往你的山》

借助加博尔·马泰和丹尼尔·马泰所写的这本书，读者可以在深刻的个人危机中找到庇护与安慰。在不知何去何从的时代，本书是必不可少的指南针。

——埃丝特·佩雷尔（Esther Perel），心理治疗师、作家、播客《路在何方》（Where Should We Begin）的主持人

本书的诞生是一项惊人的成就，它有着史诗般的篇幅，但又特别脚踏实地、切合实际。我们需要了解，我们的情绪、文化、身体和精神并不是彼此独立的，只有去治愈生命的整体，我们才能拥有健康。我相信，只要我们都认识到了这些，这本书就会打开一个新时代的大门。我愿意反复读这本书。

——V［原名伊芙·恩斯勒（Eve Ensler）］，著有《阴道独白》（The Vagina Monologues）与《道歉》（The Apology）

本书可能会让你从全新的角度看待自身的生活经历，以及这些经历如何塑造了你的生理机能。但更重要的是，加博尔·马泰为我们指明了一条我们急需的共同疗愈之路。

——艾丽莎·伊帕尔（Elissa Epel），哲学博士、加利福尼亚大学旧金山分校教授，合著有畅销书《端粒》

加博尔·马泰为成瘾、自身免疫性疾病和注意缺陷多动障碍摘去了病理的标签，可他仍不满足于此。现在，在这部巨著中，他向我们发起了挑战，要求我们进一步放开我们的思想。这本杰作的非凡之处在于，作者不仅提出了这个大胆的论点，还用了大量科学研究、令人信服的患者故事和感人至深的亲身经历来支持这个论点。西方文化的确病得不轻，我实在想不出来比加博尔·马泰更好的诊断医生和治疗师了。这本书中有一个药方，如果我们有勇气遵循这个药方，它将治愈我们所有人。

——理查德·施瓦茨（Richard Schwartz），哲学博士、
内在家庭系统治疗模式创始人，著有《部分心理学》

这本扣人心弦的书，建立在我们这个时代的两个关键事实之上——万物都是相互关联的，包括精神创伤与身体疾病，而这两者都不是异常现象。在这个我们一手建立的社会中，它们是常见现象，甚至是流行现象。本书发出了有力的呼吁：我们应当改变与他人的相处方式，改变我们爱彼此、理解彼此、对待彼此和思考彼此的方式。发出这个呼吁的人，就是最适合为我们"描绘地形"、为我们提供宝贵"导航工具"的人。

——丽贝卡·索尔尼特（Rebecca Solnit），著有《爱说教的男人》

加博尔·马泰才华横溢，充满激情，既温柔又刚强，他的作品里有一种执着的真诚。他的分析全面而透彻，结合了深厚的学术功底、来之不易的临床智慧、个人的创伤，以及实用的建议。这是一部杰出的作品，读起来就像一部充满智慧的惊悚小说，并且非常清醒地强调了我们所面临的挑战，同时指出了解决这些问题的方法。只要你对自己的心灵，对我们的世界如何变得这么疯狂，对我们能够如何共同创造更美好的未来感兴趣，就必须读一读这本书。

——里克·汉森（Rick Hanson），哲学博士，著有《大脑幸福密码》

谨以本书献给最亲爱的蕾，我的人生伴侣。在我看见我自己之前，她就能看到真实的我。在我能够爱自己之前，她就爱上了我的全部。没有她，我不会有任何工作成果。本书也要献给我们一起养育的孩子——丹尼尔、亚伦和汉娜，你们照亮了我们的世界。

最好的医生同时也是哲学家。

——帕加玛的盖伦（Galen of Pergamon）

如果医学真的要做成大事，它就必须参与政治和社会生活。它必须指出阻碍生命过程在社会中正常运作的障碍，并设法清除这些障碍。

——鲁道夫·菲尔绍（Rudolf Virchow），19世纪德国医生

当你在试图求生的时候，你会把疾病变成一种应对策略，把失去的东西变成文化。

——斯蒂芬·詹金森（Stephen Jenkinson）

The
Myth
of
Normal

作者声明

　　本书中没有组合或虚构的人物。每个故事都是真人讲述的真事，来自转录的访谈，力求准确地重现出来，并且为了清晰起见，经过了少量的编辑。根据受访者的要求，在只提到名的时候会使用假名，以保护隐私。在这种情况下，一些生平的信息也可能略有改动。如果指名道姓，那这个人物的身份就是真实的。

　　除非另有说明，所有加粗的内容都是我写的。

　　稍稍说明一下作者。本书是与我的儿子丹尼尔一起合著的。通常，在标明作者时，"与"谁合著的意思是，后者是代笔者，负责将主要作者的想法转化为书面文字。但本书并非如此：在大多数章节中，我是主要作者，而丹尼尔在文风、语气、论述的清晰度、易读性等方面会做一些后续工作，并经常贡献他的想法。有时，当我觉得不知道该说什么、该怎么说的时候，他会暂时负责写作，根据我整理和撰写的材料，写作某一章或某一节。在这种情况下，我们会来回推敲这些章节，直到我们都感到满意为止。本书的结构和内容也是我们不断合作的结果——从撰写图书计划到本书的最后一稿都是如此。

　　所以，尽管本书的**作者身份**是不平等的——因为本书反映了我的工作、研究、分析和经验，但它在很大程度上是**合著**的。如果没有丹尼尔的出色配合，我真的不可能完成这项任务。

加博尔·马泰

加拿大不列颠哥伦比亚省，温哥华

The
Myth
of
Normal

序　言

为什么"健康"是一种迷思
（以及为什么这一点很重要）

> 即使数百万人都有同样的恶习，恶习也不会成为美德；即
> 使人们犯过那么多错误，错误也不会变成真理；即使数百万人
> 都有同样的精神疾病，也不能说明这些人是理智的。
>
> ——艾里希·弗洛姆（Erich Fromm），《健全的社会》
> （*The Sane Society*）

在这个有史以来最执着于健康的社会，并非一切都好。

健康与幸福已经成了现代的执念。价值数十亿美元的各大行业，都依赖于人们持续地投入——精神与情感投入，更不用说还有金钱上的投入。这些行业希望人们无休止地追求吃得更好，看起来更年轻，活得更久，或者仅仅是减少身心症状。在杂志封面、电视新闻报道、无处不在的广告，以及每天涌现的大量网络内容中，我们会不断地受到"重大健康新闻"的狂轰滥炸，所有这些东西都在推崇这样或那样的自我改善方法。我们会尽力跟上这种潮流的步伐：我们服用补充剂，加入瑜伽馆，不断改变饮食方式，掏钱做基因检测，制订预防

癌症或痴呆的策略，寻求医疗建议或替代疗法，以便治疗身体、心灵与灵魂的疾病。

然而，我们集体的健康却在不断恶化。

这是怎么回事？我们该如何理解，在现代世界中，医学的智慧与先进性似乎已经达到了顶峰，而我们却看到越来越多的慢性疾病、精神疾病，以及成瘾问题？此外，我们为什么没有警醒起来，甚至没有引起注意？暂且抛开新冠疫情这样的情况不谈，我们如何才能找到合适的方法，预防和治疗困扰我们的诸多疾病？

作为一名从业 30 多年的医生，我做过从接生婴儿到管理姑息治疗病房等诸多工作。在工作中，我总是会为个人、社会与情感环境之间的联系感到惊讶——我们在这些环境里生活，健康与疾病也产生于这些环境。这种好奇心，或者我应该说是痴迷，让我最终开始深入研究前沿科学，那些科学巧妙地概述了上述要素之间的联系。我之前的书探讨了其中的一些联系，因为这些联系会表现为特定的疾病，例如注意缺陷多动障碍（ADHD）、癌症、各类自身免疫性疾病以及成瘾。我还写书探讨过儿童发展，因为童年是我们生命中最具决定性的发展时期。[1]

本书将目光投向了某些更为宏观的东西。我开始相信，在当下困扰我们精神与身体的慢性疾病背后，是西方文化本身的某种缺陷。这种缺陷不仅导致了我们的痛苦，更关键的是，还导致了某些意识形态上的盲点，让我们无法看清自身的困境，无法对此采取更好的行动。这些盲点在西方文化中无处不在，甚至成了我们这行的职业病（这太可悲了），终致我们无视自己的健康与社会情感生活之间的联系。

换言之，慢性疾病（无论是精神上还是身体上的）在很大程度上是一种**功能**或**特征**，而不是一种**障碍**；这是我们生活方式的结果，而不是一种神秘的反常现象。

本书英文副书名中所说的 a toxic culture，可以代表环境污染这样的事情。自工业时代以来，污染就无处不在，对人类健康有着极大的危害。从石棉颗粒到失控的二氧化碳，我们身边确实存在着相当真实、有形的有害物质。我们还可以在更现代的、流行心理学的意义上去理解"有毒"，也就是负能量、不信任、敌意和极端思维等现象的蔓延——毫无疑问，这就是当前西方社会政治的典型现象。

我们当然可以将这两种含义纳入讨论中，但我所说的"有毒文化"指的是某些更广泛、更根深蒂固的东西：**由我们身边的社会结构、信念体系、假设和价值观所组成的整体环境，这种环境必然会渗透到我们生活的方方面面。**

社会生活会影响健康，这并不是什么新发现，但我们从未像现在这样，迫切地需要认识到这一点。我认为这是我们这个时代最重要、最关键的健康问题，这个问题受到了不断增大的压力、不平等以及气候灾难的推动——这些仅仅是几个比较突出的因素。我们对于健康的所有概念必须从"个人"走向"全球"。在这个全球化的时代尤其应该如此。用文化历史学家莫里斯·伯曼（Morris Berman）的话说，全球化的资本已经成了"包围着整个精神世界的全面商业环境"。[2] 鉴于本书强调心身的统一性，我想补充的是，这种全球化也构成了一个全面的生理环境。

我认为，就其本质而言，我们的社会与经济文化会带来长期的压力，这些压力给人们的健康造成了极其严重的损害，这种情况在过去的几十年里已经变得越来越严重。

这里有一个我认为很有帮助的比喻。在实验室里，培养液（culture）[⊖]是为了促进某种有机体的生长而特意制作的生物化学液体。假设，要培养的微生物的初始健康状况和遗传良好，只需要合适的、维护良好的培养液，就能让这些微生物快乐、健康地生长繁殖。如果这种有机体开始以前所未有的速度出现病变，或者无法茁壮成长，这要么是因为培养液遭到了污染，要么是因为一开始就用错了混合液。不管是哪种情况，我们都完全可以称这种液体为**有毒的培养液**——不适合它本应培养的生物，或者更糟糕的是，反而会威胁这些生物的生

⊖ "culture"这个词既有"文化"的意思，又有"培养液"的意思，作者这里用了一个巧妙的双关和比喻。——译者注

存。同样的道理也适用于人类社会。电台主播、社会活动家、作家汤姆·哈特曼（Thom Hartmann）断言："文化可以是健康的，也可以是有毒的，既能育人，又能杀人。"[3]

从健康的角度来看，我们可以把目前的文化视为一场实验：在世界上越来越多的地方证明了哪里可能出现问题。尽管这种文化带来了丰富的经济、科技与医疗资源，但它却导致无数人因为压力、无知、不平等、环境恶化、气候变化、贫困和社会孤立而患上疾病。这种文化让数百万人过早地死于我们知道如何预防的疾病，或者死于我们有足够资源来消除的贫困。

在美国，这个历史上最富有的国家，有 60% 的成年人患有一种慢性疾病，如高血压或糖尿病；超过 40% 的人患有两种或更多的此类疾病。[4] 差不多有 70% 的美国人至少在服用一种处方药；超过半数的人在服用两种。[5] 在我的祖国加拿大，如果这种趋势继续下去，那么在"婴儿潮"时期出生的人当中，有多达一半的人将在几年内患上高血压。[6] 在女性当中，具有潜在致残性的、自身免疫性疾病（如多发性硬化）的诊断比例多得不正常。[7] 在年轻人中，与吸烟无关的癌症似乎也呈上升趋势。肥胖症，以及它所带来的多种健康风险的发生率在许多国家都在上升，包括加拿大、澳大利亚，尤其是美国——超过 30% 的美国成年人都符合这个标准。近年来，墨西哥在这个不值得羡慕的方面超越了北方的邻国：每小时就有 38 名墨西哥人被诊断出糖尿病。由于全球化，亚洲正在迎头赶上。"中国已经进入了肥胖症的时代，"北京的儿童青少年健康研究者季成叶说，"患病率的增长速度令人震惊。"[8]

在西方世界，心理健康诊断的数量在青年人、成年人和老年人中不断攀升。在加拿大，抑郁症和焦虑症是增长速度最快的诊断；在 2019 年，超过 5000 万美国人（超过美国成年人数的 20%）有过一次精神疾病发作。[9] 据一项近期国际调查的作者所说，在欧洲，精神障碍已经成了"21 世纪最大的健康挑战"。[10] 有数百万北美少年儿童在服用兴奋剂、抗抑郁剂，甚至抗精神病药，这些药物对发育中的大脑有何长期影响还有待发现——这实在是一场考察化学物质会如何控制年轻人的大脑和行为的危险社会实验。新闻网站 ScienceAlert

上，2019 年有一个让人不寒而栗的文章标题，这个标题所说的问题令人一目了然：《美国儿童自杀率飙升，但没人知晓原因》（Child Suicide Attempts Are Skyrocketing in the US, and Nobody Knows Why）。[11] 根据《卫报》（*Guardian*）近期的报道，英国的情况同样严峻："英国大学生的焦虑、精神崩溃与抑郁正在激增。"[12] 随着全球化的浪潮席卷全球，迄今为止在"发达"国家出现的这些问题，正在新的地方蔓延。

困扰我们的气候灾难带来了一种全新的健康危害，一种更大的危害（如果还有这种可能性的话）——比广岛原子弹爆炸以来的核战争所带来的生存威胁更严峻。2021 年的一项调查发现："对气候变化的担忧，与年轻人认为自己没有未来、人类注定毁灭的想法是有关系的。"这些研究者调查了 42 个国家的 1 万多人。除了被成年人背叛和抛弃的感觉，这种对气候灾难的沮丧与绝望"也是一种长期的压力源，会对儿童和青少年的心理健康产生重大、长期和愈演愈烈的负面影响"。[13]

如果把我们自己比作实验室里的有机体，上述以及其他的糟糕现象都清楚地表明，我们的培养液（文化）是有毒的。更糟糕的是，我们已经习惯了（更确切地说，是我们已经**适应**了）许多困扰着我们的事情。这些事情已经变成了"正常"的（实在找不出更好的词了）。

在医学工作中，"正常"一词指的是我们医生所追求的状态之一，它为健康与疾病划清了界限。"正常水平"和"正常功能"是我们治疗或补救的目标。我们还会根据"统计常模"来衡量成功与失败。我们会向忧心忡忡的患者保证，这种症状或那种副作用是完全正常的，"在意料之中"。这些都是"正常"一词的具体、合理用法，能让我们现实地评估问题，以便朝着正确的目标努力。

本书英文书名所指的"正常"（normal）不在上述之列，而是一种更隐蔽、更有害的"正常"——非但不能帮助我们迈向更健康的未来，反而扼杀了我们追求健康的努力。

不管是好还是坏，我们人类天生就能习惯事物，尤其是当变化逐渐加深的时候。"常态化"这个新词指的是，我们会通过这种机制，习惯从前不正常的事物，导致我们不会再察觉这些事情。那么，从社会的角度来说，"正常"通常意味着"这里没什么可看的"：一切正常，无须进一步调查。

在我看来，事实并非如此。

已故的文学大师、作家、散文家大卫·福斯特·华莱士（David Foster Wallace）曾在一场毕业典礼的演讲中，用一则有趣的寓言作为开场白。这则寓言很好地说明了"正常"带来的麻烦。这个故事讲的是两条鱼正要穿过水中的小路，正遇上它们同类的一位长者，这位长者愉快地和它们打招呼道："早上好，小伙子们。今天水怎么样？"两条小鱼继续向前游了一会儿，最后其中一条鱼看了看另外一条，说："水到底是啥？"华莱士想让听众思考的一点是："最明显、最普遍、最重要的现实往往是最难以看到和谈论的。"他承认，从表面上看，这句话可能听起来像是"陈词滥调"，但"成年人的日常生活中，陈词滥调可能**事关生死**"。

他可能阐述的就是本书的论点。确实，每个人的生与死，包括他们生活的质量，以及很多情况下他们的寿命，都与现代社会中的许多"最难以看到和谈论"的方面息息相关；这些方面就像水之于鱼一样，太大，离我们又太近，导致我们无法去审视。换言之，那些在我们看来很正常的日常生活现象，正是最需要我们仔细审视的。这就是我的核心论点。我的核心目标就是提供一种看待和讨论这些现象的新方法，把它们从背景带到前景，这样我们就能更快地找到急需的补救之道。

我要说明的是，在我们的社会中，许多被认为是正常的东西既不健康也不自然，要满足现代社会对于"正常"的标准，在很多方面来看，就是要服从那些极其**不正常**的要求——从我们天然需求的角度来说是这样的。也就是说，这种要求在生理、心理甚至精神层面上都是不健康和有害的。

如果我们能开始看清，许多疾病本身并不是残酷的命运，也不是某种邪恶的谜团，而是一种**意料之外的结果，是不正常、不自然的环境所造成的正常结果**，那么将对我们如何处理与健康有关的一切事情产生革命性的影响。我们当中那些患病的身体与心灵将不再被视为个人的病理表现，而是一种活生生的警告，让我们将注意力放在我们社会的错误上，并认识到，我们对于健康的普遍信念与假设，事实上都是虚假的。如果我们能清晰看待这些病症，它们也可能为我们提供一些线索，让我们看到如何才能扭转这种趋势，建立一个更健康的世界。

与缺乏先进的技术、充足的资金或新颖的发现相比，西方文化对于"正常"的扭曲观念才是让世界变得更加健康的最大障碍，这种观念甚至让我们无法根据已知的事实采取行动。在最需要看清事实的领域，也就是医学中，这种观念尤其会蒙蔽人们的视野。

由于表面上的科学倾向，当前的医学范式在某些方面更像是一种意识形态，而不是经验性知识，这就犯下了两个错误。这种范式将复杂的事件简化成了生物学，将精神与身体分离开来，几乎只关注其中之一，而认识不到它们本质上的统一性。这一缺陷并不意味着医学取得的无可争议的、奇迹般的成就是没有意义的，也没有玷污许多医学工作者的善意，但确实严重限制了医学科学能做的好事。

阻碍我们卫生系统的最顽固、最严重的失败之一就是无知（要么是真的不知道，要么是事实上的、主动的忽视）——对**科学已经证实的东西**的无知。一个恰当的例子是：越来越多的证据表明，活生生的人不能被分割为独立的器官与系统，甚至不能被分割为"精神"与"身体"。总的来说，医学界一直不愿意或不能理解这些证据，并相应地调整自己的方法。那些新科学（其中大部分在概念上并不那么新颖）还没有对医学院的教学产生重大影响，导致心怀善意的医疗服务者依然在辛劳地摸黑前进。许多人最终不得不自行摸清事实真相。

对我来说，摸清真相的过程始于几十年前，当时我凭借着一种直觉，开始做医生标准工作流程以外的事情，不满足于了解症状表现和病史等枯燥问题，而是询问与患者疾病有关的、更大的背景信息：他们的生活。通过他们的生与死、痛苦与康复，以及他们与我分享的故事，这些患者教会了我很多东西，我很感激他们。最核心的一课，与科学证明的完全一致：健康与疾病不是特定身体或身体部位的随机状态。事实上，疾病是生活整体的表现，而这种表现不能孤立地加以理解：这种表现会受到环境、人际关系、事件和经历的共同影响，或者更确切地说，疾病脱胎于这些因素。

当然，我们有理由庆祝过去两个世纪以来惊人的医学进步，以及在人类健康的许多不同领域内取得的巨大进步，并赞颂那些先行者不知疲倦的毅力和超群的智慧。仅举一个例子，根据美国疾病控制和预防中心的数据，自 1988 年以来，脊髓灰质炎（一种可怕的疾病，仅在两三代人之前，曾导致无数儿童死亡、残疾）的发病率下降了 99% 以上；今天大多数孩子可能从没听说过这种疾病。[14] 即使是较新的流行病，如人类免疫缺陷病毒，也在相对较短的时间内从"死刑"降格成为可控的慢性疾病——至少对那些能得到正确治疗的人来说的确如此。尽管新型冠状病毒具有很强的破坏性，但其疫苗的快速发展也可以被视为现代科学与医学的胜利之一。

这些好消息（它们的确是很好的消息）的问题在于，它们助长了一种令人安心的信念，让人以为我们总体上在朝着更健康的生活水平迈进，这让我们陷入了一种虚假的被动。实际情况并不是这样的。我们还远不能遏制我们当代面临的健康挑战，我们只是勉强跟上了其中大多数挑战的步伐。通常我们最多能做的是减轻症状，无论是通过手术还是药物，或者双管齐下。尽管医学上的突破很受欢迎，尽管研究的成果也很丰硕，但问题的关键不在于缺乏事实性知识，也不在于缺乏技术或手段，而在于我们肤浅、过时的观念无法解释我们所看到的现象。我在这里的目标是提出一种新的观念，我相信这种观念能为更健康的新思维范式带来巨大的可能性：一种对于"正常"的新看法，这种看法能够培养出我们最好的自己。

本书内容围绕着影响我们健康的原因、相关因素和后果展开。我们从人类生物学的内部层面开始，然后考察我们的身体、大脑和人格发展的密切关系，之后我们将向外探讨我们集体生存的最宏观的维度。沿着这条路，我将阐释我们的身心健康与我们的感受、我们对自己和世界的看法或信念，以及生活是否满足了我们人类必要的需求等因素之间错综复杂的关系。创伤是现代生活经历的一个基本层面，但它在很大程度上受到了忽视或误解，所以我会先给出一个基本定义，为接下来的一切奠定基础。

在本书的每一部分，我的任务都是揭开常识与公认的智慧的面纱，考察科学研究与观察所告诉我们的东西，从而揭露让我们维持现状的迷思。正如我之前的书一样，科学知识及其对健康的启示，是通过真实的故事以及案例研究阐释出来的——许多人慷慨地与我分享了他们的疾病与恢复健康之旅。这些故事，有的会令人稍感惊讶，有的令人难以置信，有的令人心碎，有的则鼓舞人心。

是的，鼓舞人心。因为所有这些难以接受的信息都有一个令人振奋的推论。如果我们能清醒地看待我们的文化对健康与疾病的"常态化"观念，意识到这其实并不是事情本来的样子，也不是命中注定的样子，我们才有可能回到大自然为我们设计的道路上来。因此，本书的副书名中有"疗愈"（healing）一词：一旦我们下定决心看清事实真相，疗愈（从根源上讲，这个词的意思是"恢复健全"）的过程就可以开始了。这并没有承诺会有奇迹般的治疗方法，只是承认了我们每个人都有超乎想象的、恢复健康的可能性，只有当我们面对并揭穿那些有关"正常"的误导性迷思⊖，那些我们在不知不觉间习以为常的迷思，这种可能性才会显现出来。如果疗愈对于我们个人来说是可能的，那么对于我们整个物种来说也一定是可能的。

疗愈不是确定的，而是可能的。毫不夸张地说，在地球历史的当下，疗愈也是必需的。这些年来我所看到的、学到的一切都让我相信，我们都有疗愈的潜能。

⊖ 尽管我主要使用的是"迷思"（myth）一词的当代含义，即"虚假的"或"有误导性的"信息，但在本书的后面，我会承认真正的**神话思维**（mythic thinking）的治愈力量——那里用的就是这个词的古代意义。

The
Myth
of
Normal

目　　录

第五部分　走向健全之路

第一部分

身心联结与人际联结的天性

由于我们以碎片化的方式思考，所以我们看到的是碎片。这种观察的方式导致我们把世界变成了真实的碎片。

——苏珊·格里芬（Susan Griffin），《岩石的合唱》
(*A Chorus of Stones*)

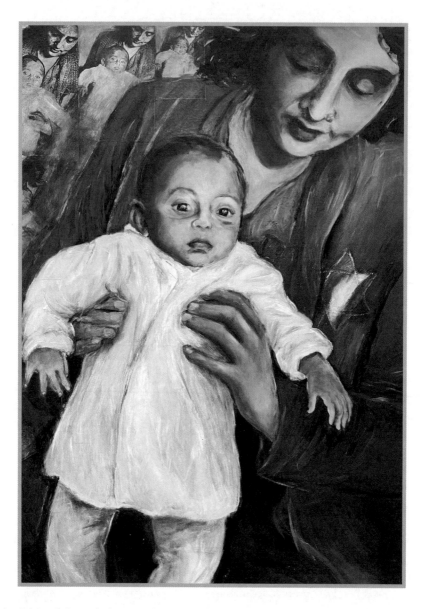

　　我的妻子蕾根据我在 1944 年的一张照片（见左上角）画的一幅画，照片里的母亲朱迪思正抱着三个月大的我。她佩戴的黄色六芒星是匈牙利犹太人的耻辱标志，在其他纳粹占领区也是如此。蕾很好地刻画了我稚嫩眼神里的不安和恐惧。布面丙烯，40 英寸 ×30 英寸[⊖]，1997 年。

The
Myth
of
Normal

第 1 章

你最不想面对的事情

心理创伤

如果不考虑创伤，就难以深刻理解一个人的生活；而多数人却对创伤无可奈何。

——马克·爱泼斯坦（Mark Epstein），[⊖]《日常生活中的创伤》
（*The Trauma of Everyday Life*）

请想象一下：在写作本书的六年之前，71 岁高龄的作者刚刚结束了费城的演讲之旅，回到了温哥华。演讲很成功，听众也很热情。我讲的是成瘾和创伤对人们生活的影响，受到了许多人的欢迎。多亏了加拿大航空公司的好意，我升级到了商务舱，在旅途中享受了意料之外的舒适。飞机正渐渐下降，温哥华碧空如洗、海天一色，而我就像儿歌里的小男孩一样坐在机舱里的一角，满脸洋溢着"我真是个好孩子"的欣喜。当我们降落并朝登机口滑行时，妻子蕾的短信点亮了我手机的小屏幕："抱歉。我还没出门呢。你还希望我来吗？"我僵

⊖ 马克·爱泼斯坦是一名心理学家、冥想教师、作家。

住了，心中的满足被愤怒取代了。"不必了。"我简短地对着电话说。我愤愤不平地下了飞机，过了海关，打了个车回家，路上只花了 20 分钟。（我相信读者肯定捏紧了书页，对作者受到的怠慢感到了同情的愤怒。）见到蕾，我嘟囔着打了个招呼，几乎连看都没看她一眼，与其说是打招呼，更像是在指责。事实上，在接下来的 24 小时里，我几乎没和她有过眼神交流。在她跟我说话的时候，我只会发出简短、单调的咕哝声。我就是不看她，牙关紧咬，上半边脸紧绷又僵硬。

我这是怎么了？这是一个 70 多岁成年人的反应吗？只从表面上看，是的。在这种时候，成年的加博尔几乎已经不存在了。大部分的我都停留在了遥远的过去，几乎回到了我生命的起点。这种生理和情绪的时光倒流让我无法活在当下。这是创伤留下的一个印记，也是社会上许多人心中的深层主题。事实上，这个主题隐藏得如此之"深"，我们许多人都不知道它的存在。

"创伤"（trauma）一词，在希腊语里是"伤口"的意思。无论我们是否意识到了，我们的创伤（或者我们应对创伤的方式）都决定了我们大部分的行为，塑造了我们的社会习惯，影响了我们对世界的思考方式。创伤甚至可以决定我们有没有能力理性地思考生活中最重要的事情。对我们许多人来说，创伤会在我们最亲密的关系中悄然出现，造成各种各样的麻烦。

1889 年，法国心理学先驱皮埃尔·让内（Pierre Janet）首次解释道，创伤记忆存储在"自动化的行动、反应、感觉和态度里……会在身体的感觉里反复地出现和重演"。[1] 21 世纪，著名创伤心理学家、治疗师彼得·莱文（Peter Levine）写道，某种对于有机体的打击"能极大改变一个人的生理、心理和社会性平衡，以至于对某一特定事件的记忆会影响、决定一个人所有的其他体验，破坏他欣赏当下的能力"。[2] 莱文将这种现象称为"往事的暴政"。

就我而言，我对蕾的那条短信怀有强烈的抵触。这种情绪的原型可以在我母亲的日记中找到。那本日记字迹潦草，几乎无法辨认，断断续续地记录着我出生后几年里的事情，也就是在第二次世界大战中和战后，发生在布达佩斯的事情。下面是她写于 1945 年 4 月 8 日的日记（由我从匈牙利语翻译过来），当时我只有 14 个月大。

　　我亲爱的小家伙，过了好几个月，我才重新拿起这支笔，好为你简单描述一下当时那些难以言喻的恐怖，而我并不希望你知道其中的细节……就在 12 月 12 日，箭十字党[⊖]强迫我们进入犹太人聚居区，并把聚居区围了起来。我们好不容易才躲进一间受瑞士人保护的房子。两天后，我托一个陌生人把你送去了维奥拉姨妈家，因为我明白你这个小生命不可能忍受那间屋子里的生活条件。接下来是我生命中最可怕的五六周，因为我见不到你了。

我母亲把我托付给了一位不知名的妇女，多亏了这位女士的善良和勇气，我才活了下来。这位女士把我送到了亲戚那里，这些亲戚躲在相对安全的环境里。苏军把德军赶走以后，我和母亲团聚了，但我好几天连看都不看她一眼。

20 世纪英国伟大的精神病学家、心理学家约翰·鲍尔比（John Bowlby）很熟悉这种行为，他称之为"疏离"（detachment）。他在自己的诊所里观察了 10 个孩子。由于某些不可控的情况，这些孩子不得不忍受与父母长时间的分离。"在母亲离开的几天或几周后，当这些孩子再次见到母亲时，他们每个人都表现出了某种程度的疏离。"鲍尔比说，"有两个孩子似乎认不出母亲了。另外 8 个孩子会转过身去，甚至离开母亲。大多数孩子要么哭泣，要么就是快哭了；还有些孩子一会儿泪流满面，一会儿面无表情。"³ 这似乎与直觉不符，但这种对慈母的反射性排斥却是一种适应行为。"你抛弃我的时候，我很伤心，"小孩子在内心里说道，"我不愿意再理你了。我不敢再让自己承受那种痛苦了。"对许多孩子来说（当然我也是其中之一），类似的早期反应会根植于神经系统、心理和身体之中，对未来的人际关系造成严重的破坏。在这些孩子的一生中，只要他们遇到与原始印象略微相似的事件，这些反应就会出现，但他们往往根本不记得导致这种反应的事情。我对蕾的暴躁、防御性反应表明，我在婴儿期

　　⊖　与纳粹占领军结盟的匈牙利政治运动、准军事组织，也是一个残酷的反犹太法西斯组织。

就形成的、久远的、大脑深处的情绪回路占据了上风，而理性的、平静的、自我调节的大脑区域停止了工作。

精神病学家巴塞尔·范德考克（Bessel van der Kolk）写道："所有创伤都处在前语言的水平上。"[4] 从两个方面来看，他的话都是正确的。首先，往往是在大脑能够用语言叙事之前，我们就受到精神创伤了。其次，即使我们已经拥有了语言能力，有些创伤也会深深刻在我们的神经系统中与语言、概念无关的区域里。当然，既包括大脑里的区域，又包括身体的其他部分。创伤存储在语言和思维无法直接触及的身体里——我们甚至可以称这种创伤编码为"亚语言的"（subverbal）。彼得·莱文解释说："有意识的外显记忆，只是巨大冰山的一角。这部分记忆几乎没有触及深层的**原始内隐体验**。这种内隐体验会用意识无法想象的方式影响我们。"[5]

值得赞扬的是，我妻子不会允许我把刚下飞机时的脾气全都归咎于纳粹、法西斯和婴儿期的创伤。没错，背景故事的确应该得到同情和理解——这两样她都给了我很多，但到了一定的时候，你就不能推脱说"这都赖希特勒"了。你可以承担责任，也必须承担责任。24 小时的沉默之后，蕾受够了。"别再给我来这一套了。"她说。我照办了，这是我进步和相对成熟的地方。在过去，我要花好几天甚至更久的时间才能"别来这套"：放下我的怨恨，让内心解冻，让脸放松，让声音柔和下来，让脑袋心甘情愿、带着爱意地转向我的生活伴侣。

"我的问题是娶了一个理解我的人。"我常常这样抱怨，但只是半开玩笑。当然，我最大的福气就是娶了一个有着健康边界感的人，她既能看见现在的我，又不会因为我在不知不觉间、长时间地回到遥远的过去而受到伤害。

创伤及其影响

创伤比我们想象的更普遍。这么说可能会让人费解，因为"创伤"已经成了我们社会的一个流行语。此外，这个词还发展出了一些口语上的含义，混淆、削弱了它原本的意义。我们有必要明确而全面地澄清这个词的含义，尤其是在卫生领域。而且由于所有事物都是相互联系的，几乎在所有其他社会领域也需要这样的澄清。

创伤的概念通常会使人联想起可怕的事件：飓风、虐待、严重忽视，还有战争。这就在无意间产生了一种误导，也就是把创伤归在了不正常、不寻常、特殊的范畴。如果有一类人被我们称为"受创伤者"，那就必定意味着我们中的大部分人都没有创伤。在这一点上，我们就大错特错了。西方文化充斥着创伤——从个人生活到社会关系，再到育儿、教育、流行文化等。事实上，**没有创伤的人在我们的社会中才是异类**。当我们询问这些问题时，我们才更加接近真相：在这个广泛而令人惊讶的创伤"谱系"里，我们各自处在什么程度上？在每个人的一生中（或生活中的大部分时间里），我们携带着创伤的哪些印记？这些印记有什么影响？如果我们能够了解，甚至对创伤印记了如指掌，又会发生什么事呢？

首先我们要问一个更基本的问题：什么是创伤？我所说的"创伤"，是一种内在的伤痛，一种由于困难或伤人事件造成的、自我内部的持久裂痕或分裂。根据这个定义，创伤主要是发生在一个人身上的困难或伤人事件的结果，而不是事件本身。我的理解是："创伤不是发生在你**身上**的事情，而是发生在你**内心里**的事情。"请想象一场车祸，有一个人遭受了脑震荡：车祸就是发生的事情，而伤害就是事件的长期结果。同样地，创伤是一种精神上的伤害，这种伤害存在于我们的神经系统、心理和身体中，并且在最初事件之后一直存在，随时都可能被触发。创伤是诸多苦难的结合，是由伤痛本身及伤痛强加在我们身体和灵魂之上的残余负担所共同组成的：让我们忍受无法排遣的情绪；决定了我们应对痛苦的模式；让我们在无意之中，不可避免地活在那些悲惨的、夸张的、神经质的剧本里；而且对我们的身体造成了伤害。

如果伤口不能自行愈合，以下两种情况就会发生其一：它要么维持原样，要么被一层厚厚的瘢痕组织所取代，而后者更为常见。如果伤口维持原样，就会不断地带来疼痛，即便受到最轻微的刺激，也会让我们一遍又一遍地为之痛苦。这种伤痛会迫使我们时刻保持警惕，一直照顾自己无法愈合的伤口——这限制了我们灵活变通、自信行事的能力，让我们唯恐自己再次受到伤害。结疤是更好的结果，疤痕能提供保护，把伤口组织凝固在一起，但也有一个缺点：伤疤是紧的、硬的、不灵活的，无法生长，是一块麻木的区域。原本健康、鲜活的血肉不能再生了。

无论是疼痛的伤口还是疤痕，未经疗愈的创伤都是一种对自我的限制，既是对身体的限制，又是对心理的限制。它限制了我们与生俱来的能力，让我们对世界和他人长期持有扭曲的看法。如果不修通创伤，它就会让我们困在过去，剥夺我们当下的多彩生活，限制我们能够成为什么样的人。创伤迫使我们压抑心灵中受伤的、不受欢迎的部分，从而分裂了我们的自我。在我们看到并承认创伤之前，它会阻碍我们的成长。在许多情况下（我也是如此），创伤会损害一个人的价值感，破坏他的人际关系，妨碍他欣赏生活本身。在童年早期，创伤甚至能干扰大脑的发育。我们之后也会看到，创伤是人的一生中各种疾病的诱因和促成因素。

总的来说，创伤对许多人的茁壮成长造成了严重的、根本性的阻碍。再次引用彼得·莱文的话："创伤也许是我们最容易回避、忽视、轻视、否认、误解和不去治疗的人类痛苦之源。"[6]

创伤的两种类型

在继续讲下去之前，让我们先来区分两种类型的创伤。一种创伤，是莱文和范德考克这样的临床工作者和老师常说的创伤。这种创伤包括对特定的、可识别的伤害和重大事件（无论是童年期的，还是后来的）的自动化反应和身心适应。我的医务工作经验告诉我，科学研究也充分表明，许多儿童都遭遇过痛苦的事情，包括原生家庭的公然虐待或严重忽视，以及许多社会中随处可见的贫困、种族主义或压迫。其后果可能相当可怕。这种创伤比人们通常承认的更为常见，它会引起多种症状和综合征，导致某些被诊断为病理性的身心状态——主流医学和精神病学几乎不会看到这些疾病与创伤的联系，但某些特定"疾病"除外，比如创伤后应激障碍。有些人称这种创伤为"严重的创伤"（big-T trauma）。这种创伤是许多精神疾病标签的基础，会导致炎症、提高生理压力、损害基因的健康功能，还会借助许多其他机制导致身体疾病的易感性。总而言之，如果弱势群体遇到了本**不该**发生的事情，例如儿童虐待、家庭暴力、充满怨恨的离婚，或者父母的去世，"严重的创伤"就会出现。所有这些事情，都属于著名的"童年逆境研究"［adverse childhood experiences（ACE）studies］中的童年痛苦事件。再次强调，创伤事件本身并不等同于创伤（对自我的伤害），后者会在创伤事件后立即产生在一个人的心中。

　　另一种类型的创伤，这就是我所说的、在西方文化中普遍存在的创伤。这种创伤有时会被称为"较小的创伤"（small-t trauma）。我经常会目睹一些看似平常的事件给孩子的心灵留下长久的印记。[7]一名开创性的研究者尖刻地称这些事件为"童年中不那么难忘却同样伤人，而且普遍得多的不幸事件"。这些事件可能包括同伴的霸凌、善意的父母随意但反复的严厉批评，或者只是缺乏与慈爱的成年人之间的情感联结。

　　儿童，尤其是高度敏感的儿童，可能会受到多种形式的伤害：没错，他们会因为坏事的发生而受伤，但也会因为好事没有发生而受伤，比如他们对情感共鸣的需求没能得到满足，或者没有被看到、没有得到接纳——即使是慈爱的父母也会做这样的事。这种创伤并不需要发生上文提到的那些明显的痛苦或不幸，但依然可能导致与自我失去联结的痛苦——这是核心需求没有得到满足的结果。英国儿科医生 D. W. 温尼科特（D. W. Winnicott）将这种"小事"称为"本该发生的好事却没有发生"。当我们谈到人类的发展时，会回到这个问题上来。"日常生活中的创伤很容易让我们觉得自己像个没妈的孩子。"精神病学家马克·爱泼斯坦这样写道。[8]

　　如果"严重的创伤"几乎没有引起医学界的关注（尽管有着数十年的证据），那么"较小的创伤"甚至不会引起丝毫的注意。

　　考虑到人类体验的连续性和广泛性，即便是在区分"重大"和"较小"的创伤时，我们也要记住，在现实生活中，这些区分是可变的、不容易判断的，也不应该死板地坚持。巴塞尔·范德考克简明地总结了这两类创伤的共同点："创伤发生在我们没有被看到、被了解的时候。"

尽管这两种创伤对人们的生活和身心功能的影响有着巨大的差异（一般来说，"重大"的创伤会让人更痛苦，更有可能令人丧失某些能力），但两者也有许多共同点。这两种创伤都代表了自我的破裂，以及一个人与世界的关系的破裂。**这种破裂是创伤的本质。**正如彼得·莱文所写的那样：创伤"就是与自己、家庭和身边的世界失去了联结。这种丧失是难以觉察的，因为它是随着时间推移而慢慢发生的。我们会适应这些细微的变化，有时甚至不会注意到变化。"[9]随着这种联结的丧失被内化到心中，这种丧失就会塑造我们对于现实的看法：我们会开始相信我们通过破碎的镜片所看到的世界。我们认为自己是什么样的人，我们习惯于如何行事，包括许多我们表面上的"优点"（我们的"正常"自我中最能干也最不健康的部分），往往在一定程度上是创伤性丧失所造成的。如果我们能意识到这一点，就会有种茅塞顿开的感觉。对于我们当中的许多人来说，意识到尽管我们认为自己很快乐，适应能力也不错，但我们仍然可能受过创伤（即使远远不是"重大"的那种），也可能会令人感到不安。归根结底，相互比较是没有用的。能否找出比我们受伤更重的人并不重要，因为痛苦是无法比较的。将自己的创伤作为凌驾于他人之上的方式（"你没有承受过我的痛苦"），或者当我们做出破坏性行为时，用创伤来反驳他人合理的不满，也都是不合适的。我们每个人都在用自己的方式，背负着自己的创伤；拿自己的创伤和别人比较，既没有意义也没有价值。

创伤不是什么

我们大多数人都听别人（也许是我们自己）说过这样的话："哦，我的天啊，昨晚的电影太闹心了，我离开影院的时候觉得受到了创伤。"也可能我们读到过一篇这样的新闻报道（通常我们一边看一边嗤之以鼻），讲的是大学生争论说应该在某些信息上添加"内容警告"，以免他们因为自己听到的东西而"再次受到创伤"。在所有上述情况下，"创伤"这个词的用法是可以理解的，但不正确；在这些情况下，人们所指的实际上是**压力**，身体和（或）情感上的压力。彼得·莱文指出："当然，所有创伤事件都会带来压力，但并非所有压力事件都是创伤。"[10]

只有当一件事能**削弱**一个人的时候，这件事才是创伤性的，才会使人再次遭受创伤。所谓削弱，就是指心理上（或生理上）的**局限**比之前更多了，而且这种状态是**持久**的。生活中的许多事情，包括艺术、社会交往上的事，可能会令人不安、难过，甚至十分痛苦，但不会造成新的创伤。这并不是说，旧的创伤反应（与当前发生的事情无关）不会被当下的压力所触发——例如某个作家在演讲结束后回家的故事。这与再次受到创伤是不一样的，除非随着时间的推移，这件事让我们的局限比以前更多。

下面是一个相当可靠的排查清单。如果下列情况长期存在，那么你遇到的事情就**不是**创伤。

- 这件事不会限制你、约束你，削弱你的感受、思考、信任和坚持自我的能力，不会让你在感受痛苦的时候陷入绝望，也不会让你在目睹痛苦时失去关怀之心。
- 这件事不会妨碍你感受痛苦、悲伤和恐惧，不会让你因此被情绪压垮，也不会迫使你习惯性地逃避到工作中去，或者强迫性地通过任何方式来安慰或刺激自己。
- 你不会为了获得别人的接纳或证明自己的存在，而被迫夸大自己或夹着尾巴做人。
- 这件事不会影响你对生活的美好与奇妙心怀感恩。

然而，如果你**的确**意识到自己产生了这些长期的局限，这些局限就很可能代表了创伤给你的心灵留下的阴影，代表你有一个未能愈合的情感伤口，无论是"重大"的还是"较小"的。

创伤让我们与自己的身体分离

　　"一旦有人侵犯了你，进入了你，你的身体就不再是你的了。"在回忆幼年遭受父亲性虐待的经历时，⊖作家 V［原名伊芙·恩斯勒（Eve Ensler）］告诉我，"那是充满恐惧、背叛、悲伤与残酷的景象。你最不愿意待的地方就是你的身体。所以，你会开始活在自己的头脑里。你开始活在那里，失去了任何保护自己身体、了解自己身体的能力。你看，我的体内长了一个牛油果大小的肿瘤，而我却不知道——这就说明了我和自己的隔阂有多深。"尽管我过往的细节与 V 的经历大相径庭，但我明白她的意思。多年以来，我遇到的最难回答的问题就是"你有什么感觉"。我通常会恼火地回答："我怎么知道？"当有人问我的想法时，我却没有这样的问题：我当了一辈子想法的专家。然而，不知道自己的感受，肯定是与身体失去联结的标志。

　　联结的缺失是什么导致的？就我而言，这个答案无须猜测。在战争时期的匈牙利，我还是个婴儿，忍受着长期的饥饿与痢疾，这种极度不适对成年人来说都是一种威胁和痛苦，更不要说对一个一岁的孩子了。我也吸收了母亲的恐惧和无休止的情绪痛苦。在缺乏解脱的情况下，幼童的自然反应就是压抑，并与痛苦相关的状态断开联结（事实上，这是他们唯一的反应）。这个人会变得不再了解自己的身体。奇怪的是，这种自我疏离可能在以后的生活中表现为一种显著的**优势**，例如我可以在饥饿、有压力或疲劳的时候表现得很好，并催促自己继续做事，意识不到我需要停下来、补充营养或休息。在另一些情况下，有些人与自己身体失去联结的问题，会表现为不知道什么时候应该停止饮食，也就是他接受不到"足够"的信号。

　　无论哪种形式，失去联结的问题在受创伤者的生活经历中都很突出，是创伤"综合征"的一个重要方面。就 V 的经历而言，失去联结是有机体的一种自然应对机制，也是必须采取的措施。如果她活在当下，意识到自己每时每刻经历的身体和情感折磨，充分感受正在发生的事情，她就不可能在童年的恐怖经

　　⊖　见第 6 章第一段与脚注。

历中幸存下来。因此，这种应对机制就好像是上天慈悲，让我们长出了一双翅膀，可以说是在短期内拯救了我们的生命。然而，随着时间的推移，如果不加以注意，这种应对机制就会在心理和身体上留下不可磨灭的印记，因为这种被调教形成的反应会强化为不合时宜的固定机制。其结果是长期的痛苦，甚至经常会引起疾病，我们将会继续探讨这一点。

"关于我得癌症的经历，特别不同寻常的一点是，"V告诉我，"经历9个小时的手术，我醒来后少了几个器官和70多个结节。身上挂满了袋子，插满了管子，各种东西都从我的身体里跑出来了，但那是生命中第一次，我成了我的身体……这很痛苦，但也令人振奋。当时的感觉就是，'我就是身体。天啊，我就在这儿。**我就在这个身体里**'。"她讲到了一种突然回到躯体自我中的感觉，这就代表了治疗起作用的方式：当创伤的枷锁开始松动的时候，我们就会很高兴地与自己被割裂的部分团聚。

创伤让我们失去直觉

对于一个普通人，如果她处在V的早年困境中，大自然能给出的最好建议就是逃离，或者反抗对她身体的虐待，以及对她灵魂的攻击。但问题就在于此：这两种选项都不适合小孩子，因为尝试任何一种选择都会使自己处于更大的危险之中。因此，大自然默认采用第三个选项：不理会可能导致前两种反应的情绪，从而压制这两种冲动。这种压制反应似乎与动物在**战斗**和**逃跑**都做不到时经常表现出来的**僵住**反应类似。关键的区别在于：一旦老鹰走了，负鼠就可以自由地去做自己的事情了，它的求生策略已经成功了。然而，受到创伤的神经系统却永远无法**摆脱**僵住的状态。

"我们会感受，是因为感受能告诉我们什么有利于生存，什么不利于生存。"已故的神经科学家雅克·潘克塞普（Jaak Panksepp）曾这样说过。他强调，情绪并非来自思考的大脑，而是来自与生存有关的古老大脑结构。情绪是生命与发展的动力与保障。强烈的愤怒会激活战斗反应；强烈的恐惧会启动逃跑反应。因此，如果情况决定这些自然、健康的冲动（防御或逃跑）必须被压制，那么这些反应的直觉线索，也就是感受本身也必须被压制。没有警报，就没有动员。如果这看起来有些因噎废食，那只是在有限的意义上看是如此：在生存的层面上，这是"最不坏"的选择，是唯一可以减少进一步受伤风险的选择。

这样做的结果是，这个人的感受被压制了，并且为了加强保护，他的精神外壳也往往会变得坚硬起来。作家塔拉·韦斯特弗在她的畅销回忆录《你当像鸟飞往你的山》中给出了一个生动的例子。在下面这一段中，她回忆起了被一个同胞兄弟虐待，但父母故意视而不见的影响。

> 我觉得自己坚不可摧，就像石头一样难对付。起初我只是一厢情愿，但有一天这变成了事实。然后，我可以毫不夸张地告诉自己，这件事对我没有影响，**他**对我没有影响，因为没有什么能影响我。我当时还不明白我的正确有多病态。不明白我如何完全掏空了自己。尽管我对那一晚的后果耿耿于怀，但我误解了一个至关重要的事实：那件事对我没有影响，就是它对我的影响。[11]［加粗的部分出自原文。］

创伤限制了反应的灵活性

让我们回到本章开篇的"悲剧"，只不过这一次，我们是在一个平行世界里，在那里，我的创伤记忆并没有决定我的言行。飞机降落后，蕾的短信出现在我手机的屏幕上。"嗯，这可不是我想要的。"我自言自语道，"但我理解，她大概正在一门心思地画画呢。这不是什么新鲜事，也不是针对我的。事实上，我能感同身受。有多少次**我**曾太过专注于工作，以至于忘记了时间？好吧，那就坐出租车吧。"我很可能会注意到一些失望的感受，在这种情况下，我会允许自己感受这些情绪，直到情绪过去；事实上，我选择拥抱自己的脆弱，而不会像个受害者一样。回到家中，我没有烦恼，没有情感疏离，也没有生闷气，也许会温和地取笑她一番，但不会失去充满爱意的幽默与亲和。

这样一来，我就表现出了所谓的**反应灵活性**（response flexibility）：能够选择如何应对生活中不可避免的起起伏伏、失望、喜悦与挑战。心理学家罗洛·梅（Rollo May）写道："人类的自由包括，我们有能力在刺激与反应之间暂停，并在这种暂停之中选择我们希望做出的反应。"[12] 创伤剥夺了我们的这种自由。

反应灵活性是大脑额叶中部皮层的功能。婴儿生来并不具有这种能力：婴儿的行为是由本能和反射决定的，而不是有意识的选择。选择的自由是随着大脑发育而发展起来的。创伤发生得越早、越严重，反应灵活性就越难以在相应的大脑回路中形成编码，也越容易遭到破坏。这样的人会陷入可预测的、自动化的防御反应之中，尤其是在面对压力刺激的时候。在情绪和认知上，我们的行动几乎变得彻底僵化了——创伤越严重，受限就越大。过去会一次又一次地劫持和胁迫当下。

创伤会养成以羞耻感为基础的自我观

我收到过的最悲伤的来信之一，来自一个住在西雅图的人。他读了我关于成瘾的书《空洞的心：成瘾的真相与疗愈》（*In the Realm of Hungry Ghosts*）。我在那本书中指出，成瘾是童年创伤的一种结果——不是唯一可能的结果，而是一种普遍存在的结果。他戒酒 9 年，但仍然困难重重，已经 10 年没有工作了，并且正在接受强迫症的治疗。尽管他觉得那本书很有意思，但他写道："我不愿责怪我母亲。我一团糟都是因为我自己。"我只能叹一口气：自我攻击的羞耻感太容易变成个人的责任感了。不但如此，他也没有抓住重点：我的书中没有任何指责父母的内容，也不提倡这样做。事实上，我用了好几页来解释为什么指责父母是不恰当、不正确和不科学的。这个人保护母亲的冲动，并不是为了抵抗我所说的或暗示的任何东西，而是为了防御他自己未被承认的愤怒。这种情绪被冻结在了内心深处，找不到健康的出口，于是以自我憎恨的形式转向了他自己。

心理学家格申·考夫曼（Gershen Kaufman）写道："被困在羞耻的体验里，会让我们深刻地意识到，我们作为一个人，在根本上有着某种重大的缺陷。"[13] 背负着创伤的人几乎都在内心深处对自己产生了一种以羞耻感为基础的看法，他们当中的大多数人都十分清楚这种消极的自我认知。羞耻感最糟糕的结果之一，就是失去对自己的同情。创伤越严重，这种丧失就越彻底。

消极的自我观不一定会渗透到意识里，甚至可能伪装成它的对立面：高自尊。有的人会把自己包裹在一个保护层里，自我夸大，否认自己有任何缺点，这样就不会有那种令人无力的羞耻感了。这种自我吹嘘肯定是自我厌恶的一种表现，就像可悲的自我贬低一样，尽管这自我吹嘘在人们看来是一种更正常的表现。某些人逃离了羞耻感，变成了恬不知耻的自恋者，他们甚至能取得极高的地位和巨大的成功，这就是西方文化中的一种标志性的疯狂。我们的文化会将许多受创伤最严重的人打入深渊，但也可能让一些人爬到权力的顶点，这取决于阶层背景、经济资源、种族和其他因素。

在这种文化中，羞耻感最常见的表现形式就是相信"我不够好"。作家伊丽莎白·沃泽尔（Elizabeth Wurtzel）很早就患有抑郁症，她 2020 年死于乳腺癌，享年 52 岁。童年给她造成了创伤，这一切始于一个故意向她隐瞒的秘密：她不知道她真正的父亲是谁。她在《纽约》（New York）杂志的一篇自传文章中写道："我非常沮丧，我在大约 10 岁的时候患上了慢性抑郁症，但抑郁没有扼杀我的意志，反而激励了我——我想，如果我能把我面前的任何事情都做好，无论这事是大还是小，我都可能获得几分钟的快乐。"[14] 这种觉得自己不够好的信念，促成了许多辉煌的事业，也引发了许多疾病，这种成就与疾病往往发生在同一个人的身上。

创伤扭曲了我们的世界观

我们相信的世界变成了我们所生活的世界。如果我认为这个世界充满敌意，只有赢家才能春风得意，那么为了在这样的环境中生存下来，我就很可能变得强势、自私、自大。在以后的生活中，我会被充满竞争的环境和事业吸引，这样只会证实那种观点，并强化其正确性。我们的信念不仅是自我实现的预言，还会构建我们的世界。

创伤，尤其是严重的创伤，会使人产生带有痛苦、恐惧和怀疑的世界观：一副扭曲并决定我们对事物看法的有色眼镜。或者，创伤也可能通过纯粹的否认，产生一种天真的乐观，让我们看不到真实的、当下的危险，也就是掩饰了我们不敢承认的恐惧。有些人也可能会习惯性地对自己和他人撒谎，从而忽视痛苦的现实。

创伤让我们远离当下

我曾与德国心理学家弗朗茨·鲁珀特（Franz Ruppert）在奥斯陆的一家餐厅共进晚餐。餐厅里的噪声震耳欲聋：几台音响里播放着吵闹的流行音乐，在高挂在墙上的明亮屏幕上，播放着好几个频道的电视节目。我不由得想起，在一个多世纪以前，伟大的挪威剧作家亨利克·易卜生（Henrik Ibsen）曾在这栋楼里举行见面会，当时这里的气氛要安静得多。"这是怎么回事？"我在这刺耳的噪声中对着我的同伴喊道，恼火地摇了摇头。"创伤。"他耸耸肩答道。鲁珀特的意思很简单：人们在拼命地逃避自我。

如果说，创伤导致人们与自我失去联结，那么可以这样说，我们所有人都被无数利用并强化创伤的影响因素包围了。工作压力、多任务、社交媒体、实时新闻、多样化的娱乐来源，所有这些东西都会使我们迷失在各种想法、狂躁的活动、新奇的小玩意和无意义的谈话里。我们被各种各样的东西所吸引，不是因为这些东西是必要的、鼓舞人心或令人振奋的，也不是因为它们丰富了我们的生活，或者为生活增添了意义，而是因为它们抹杀了当下。荒唐的是，我们攒钱买下最新的"省时"设备，是为了更好地消磨时间。对当下的觉察已经成了一件令人恐惧的事情。晚期资本主义很擅长迎合这种对此时此刻的恐惧感（事实上，资本主义的成功在很大程度上依赖于我们与当下），我们最宝贵的东西之间的隔阂变得越来越大，并且用虚假的产品与人为的、分散注意力的消费文化填补这种隔阂。

生于波兰的作家[⊖]伊娃·霍夫曼（Eva Hoffman）巧妙地将我们失去的东西描述为："**不外乎对体验本身的体验**。可那是什么呢？也许是一种体会当下的质感或感觉的能力；充分放松自己，使自己沉浸在一件事情、一次个人经历中的能力；追随感受或想法的线索，却不深究这线索通往何处的能力；或者停下来足够长的时间，进行反思或沉思的能力。"[15] 归根结底，我们忽视的就是生活本身。

这件事并非从你开始

67 岁的海伦·詹宁斯（Helen Jennings）是不列颠哥伦比亚省的居民，她要照顾她的两个孙辈，而他们的父亲，也就是她的儿子，则死于服药过量。她的另一个儿子也遭遇了同样的命运。采访她的时候，我突然想到，海伦愿意和我说话，都是一件非常了不起的事情。她知道我的观点：成瘾源于童年创伤，最常见的是原生家庭里的创伤。"当我回过头看儿子们的生活时，我明白了他们有过很多创伤。"她解释道，"我和他们住在一起，所以我也负有责任。他们两三岁的时候，我是个单亲母亲，直到他们六七岁的时候我才再婚。我现在明白了，我过去的生活方式、做过的事情、知道和不知道的事情，都对他们产生了影响。"

在生父早早地抛弃家庭之后，继父对这两个男孩进行了身体和情感的虐待。"我当时很孤独，很害怕，感觉自己被困住了。"海伦回忆道。她缺乏不选择这种男人的直觉，也不会在面对虐待时维护自己、保护儿子，这些都是海伦在童年时受过伤害的迹象。虽然她知道有人爱着自己，但她也独自承受着深深的情绪痛苦。随着时间的推移，她不得不与这种痛苦断开联结。"我小时候常为自己的情绪感到羞耻，"她回忆道，"我很敏感，经常哭泣。"

⊖　同样在 20 世纪 50 年代移居温哥华，现在长期居住在伦敦。

在大多数情况下，创伤都是代代相传的——从父母传递给孩子，从过去延伸到未来。我们会把自己没有解决的问题传递给后代。家成了一个我们在无意间重演过去（就像我一样）的地方。我们重演的那些场景，会让我们联想起小时候伤害过我们的事情。"创伤会影响父母，影响他们如何做父母，也会影响他们如何做丈夫、做妻子。"家庭问题治疗师马克·沃林恩（Mark Wolynn）告诉我，"重复的创伤会从那里开始扩散，其结果是，创伤永远不会愈合。"沃林恩是《这不是你的错：海灵格家庭创伤疗愈之道》（*It Didn't Start with You: How Inherited Family Trauma Shapes Who We Are and How to End the Cycle*）一书的作者。我们将会看到，创伤甚至可能影响几代人的基因活动（见第 4 章）。

因此，海伦的长孙面临着物质使用、行为与学习障碍等问题就不足为奇了。尽管她曾遭受过难以言喻的丧失，但她也学到了许多东西，所以她能够比对她儿子们更温暖、更有效地陪伴孙子。还要注意的是，海伦对过去的描述中并没有自我评判：她说的是"明白"，而没有因为以前的不懂（其实是没有能力懂）而责备自己。责备自己的行为，其重心永远停留在过去，这样只会让她无法在此时此地真正陪伴自己爱的人。

当你明白一个家庭系统，甚至一个社群内的痛苦是如何代代相传的时候，指责就变成了毫无意义的概念。"只要认识到这一点，很快就能消除把父母视为坏人的任何倾向。"英国精神病学家约翰·鲍尔比这样写道。他证明了成年人与儿童的关系在塑造心理方面起到了决定性的作用。无论我们追溯多么久远的因果链——曾祖父母、前现代的祖先、亚当和夏娃、第一个单细胞变形虫，指控者都找不到一个固定的目标。这应该能让人松一口气。

好消息是：将创伤视为一种内在动力，能赋予我们急需的能动性。如果我们把创伤看作发生**在**我们身上或身边的外部事件，那它就会成为我们永远无法摆脱的历史。然而，如果创伤是发生在我们内部的事情，是一种伤痛或失去联结，是过去事件的结果，那疗愈和重建联结就有切实的可能性。努力不让自己意识到创伤，会妨碍我们认识自己。相反，从创伤中创造出一个像岩石一样坚硬的身份认同（无论是叛逆、愤世嫉俗的态度，还是自怨自艾），都会让人忽视重点，错过疗愈的机会，因为从本质上讲，创伤代表了我们对于自己与生俱来的身份的扭曲与限制。直面创伤，既不否认又不过度认同，才是通往健康与平衡的大门。

"正是那些逆境打开了你的心灵与好奇心，让你寻找做事的新方法。"巴塞尔·范德考克这样告诉我。然后他引用了苏格拉底的话："未经审视的人生是不值得过的。只要一个人完全不审视自己，他就完全受制于他的本能，可一旦你意识到自己有选择，你就能行使自己选择的权利。"注意，他没有说"一旦你花了几十年时间做心理治疗"。我稍后也会谈到，我们可以通过适度的自我审视来获得解脱：心甘情愿地质疑"我们坚信的许多真理"，以及让这些信念显得如此真实的"某种观点"——在一个遥远星系的关键时刻，有一位著名绝地武士的原力英灵就是这样告诉他心灰意冷的年轻徒弟的。㊀

尽管本章关注的是创伤的个人层面，但创伤也存在于集体层面，在不同的历史时刻影响着整个国家与人民。直到今天，创伤对某些群体的影响仍远大于其他群体，比如加拿大的原住民。他们几代人都遭受过殖民主义的剥夺和迫害，尤其是他们的孩子，承受了上百年的痛苦。这些孩子被殖民者从家庭中掳走，在教会经营的寄宿学校里长大。在那些学校里，肢体虐待、性虐待、情感虐待的现象十分猖獗，给他们留下了悲惨的影响，包括成瘾、精神与躯体疾病、自杀，以及不断传递给下一代人的创伤。美国奴隶制和种族主义的创伤性遗产则是另一个突出的例子。我会在第四部分更多地谈论这个令人痛苦的话题。

㊀ 在 1983 年的电影《星球大战 3：绝地归来》（*Return of the Jedi*）中，欧比旺·克诺比对卢克·天行者所说的话。

The
Myth
of
Normal

第 2 章

生活在非物质的世界里

情绪、健康以及身心统一性

> 除非能够加以测量，否则科学不会承认某种东西的存在，
> 这就是为什么科学拒绝考察情绪、心智、灵魂或精神等"乌有
> 之物"。
>
> ——甘德斯·柏特（Candace Pert）博士，《共鸣：情绪分子的
> 奇妙世界》（*Molecules of Emotion*）

"我 36 岁那年，他们说我的乳腺癌还处在很早期。"卡洛琳说，她是宾夕法尼亚州波克诺山的居民。这个诊断是 30 多年前的 1988 年下的。肿瘤经过了手术和放疗。几年后，卡洛琳的左髋关节和股骨出现了新的恶性肿瘤，她需要做紧急关节置换术；外科医生还不得不切除了她的大部分大腿骨。"当时，他们说我只有一两年的寿命了，"她回忆道，"我的两个儿子都很小，一个八岁，一个九岁。我现在刚满 56 岁，所以我打破了他们的所有纪录。"

在这期间，卡洛琳接受了多次化疗。在我们谈话的时候，癌症已经到了采取姑息治疗的阶段，已经扩散到了她的右髋关节和大腿。就在我们谈话的时

候，我们已经不能指望她的情况比目前的预后好到哪里去了；⊖尽管如此，这位两个孩子的母亲依然对事情的现状表现出了深深的满足。毕竟，她没想到能有20 年的时间来抚养自己的孩子。"你知道的，"她若有所思地说，"看着自己生命的有限，听着他们说我还有 12 ～ 24 个月的时间……我对医生说了很多不敬的话，然后又说，你知道吗，对不起，我需要 10 年时间把孩子养大成人。"

"不敬的话，"我重复道，"你究竟说了什么？"

"我说了很多脏话。我说了'去你的统计数据'。"

"真不错，"我说，"这种态度大概有助于延长你的生命。"

"我就是这么跟他说的。"卡洛琳大笑起来，"我说，'去你的统计数据。我需要那么多年来把他们养大成人'。他离开了办公室。他不喜欢我说话的方式。他以为我是个疯癫粗俗的女人。我常常想去找那位医生，他后来搬到加利福尼亚去了，我想告诉他，我的儿子现在一个 24 岁，一个 25 岁。一个在普林斯顿大学读研究生，另一个经历了一段艰难的时期，但他振作起来了，在毕业时获得了三个学位，上了院长嘉许名单。"

对那位毫无防备的医生大发雷霆，这并不符合卡洛琳的性格。她一辈子都是个标准的好人，总是避免冲突。"我的处事方式是始终做一个照料者，被人需要，总是去拯救别人，很多时候都是在伤害自己。"她告诉我，"我从来不想和任何人起冲突。我总是必须成为那个负责任的人，确保一切正常。"卡洛琳表现出了所谓的"超自主型自给自足"（superautonomous self-sufficiency）⊜。顾名思义，这个词的意思就是：对于向任何人提出任何要求都有一种夸张的、过度的厌恶。

简单说明一下：没有人生来就有这样的特质。这种特质一定源于对发展性创伤的应对反应，始于童年早期的自我克制。这种压抑会导致长远的代价，我们会在第 7 章更深入地探讨这个过程。

"我开始相信，几乎所有的疾病，即便不是以心身为基础的疾病，都包含

⊖ 大约在我们访谈的一年后，我得知了她去世的消息，感到很难过。
⊜ 德国海德堡大学的研究者在 1982 年提出的说法。

一定的心身因素。"神经科学先驱甘德斯·柏特在她1997年的《共鸣：情绪分子的奇妙世界》一书中这样写道。柏特所说的"心身"（psychosomatic），与现代人把疾病贬低为神经症的假象（常常带有嘲弄的意味）的看法不同。相反，她说的这个词有着严格的科学内涵：与人类的心灵（心理与精神）和躯体（身体）的一体性有关。她在实验室里对这种一体性做了大量测量和记录。她说得很对，她的发现有助于推动"行为、心理学与生物学的结合"。[1]

认为心理与身体有着错综复杂的联系，这种想法并不新鲜；要说起来，新鲜的反而是有许多好心的医生都心照不宣地认为身心是分离的，并且按照这样的信念行事。尽管缺乏西方的神奇技术和发达的科学知识，但世界各地的传统治疗方法早就默认了这种统一性。尽管西方医学人为地将这两者分开，但大多数人仍然知道（哪怕只是在直觉层面上知道），他们的想法和感受之间有着千丝万缕的联系。例如，人们会很自然地推断，哪些生活压力导致了一个人长溃疡，哪种精神紧张导致了头痛，或者哪些未经处理的恐惧导致了惊恐发作。我们不仅在观察个别的症状时会这样想，同样的道理也适用于观察大多数疾病的时候。由于关系问题、经济担忧或其他长期困扰而产生的情绪不安会给身体带来负担，因此可能导致疾病。

柏特创造了"身心"（bodymind）一词来描述这种一体性。专门介绍她工作和思想传承的官方网站特意注明，这个表述"故意不使用连字符，**以强调其组成部分的统一性**"。身体和心理虽不是一回事，但也不能分开来理解。我们可以忽视或否认这种悖论，但无法逃避它。自从柏特的开创性工作问世以来，情绪的生物学因素——那些她曾哀叹无足轻重的"乌有之物"已经被深入研究并记录在成千上万的独创性研究中了。其中有些研究值得一看，但要记住，每个研究都只是这些相似而令人信服的发现的冰山一角。

1982年，在伦敦举行的第四届国际癌症预防与检测研讨会上，有一项德国研究指出，某些人格特质与乳腺癌有着很强的关系。研究者对56名入院接受活体组织检查的女患者进行了性格评估，比如她们的情绪压抑、合理化、利他行为、回避冲突，以及在卡洛琳身上看到的那种超自主型自给自足。仅根据访谈结果，访谈者和"盲审"的评判员（没有和女患者有直接接触）都能对高达 94% 的癌症患者，以及大约 70% 的良性病例做出正确的诊断。[2] 此前，伦敦国王学院医院的一项英国研究也表明，具有乳腺癌肿块的女性会表现出"严重压抑愤怒和其他感受"的典型特征，其"比例显著高于"对照组，也就是同时接受活体组织检查，但发现有良性乳腺肿瘤的女性。[3]

2000 年，《癌症护理》（*Cancer Nursing*）杂志调查了压抑愤怒与癌症之间的关系，这种关系经常引起癌症护士等许多人群的注意："不知为什么，护士们有一种直觉，认为这种'和善'是有害的。现在（这种）观点得到了研究的支持。"[4] 这些护士的见解让我想起了 20 世纪 90 年代克利夫兰诊所的两位神经科医生在巴伐利亚举行的一次国际会议上发表的一篇关于肌萎缩侧索硬化（ALS）⊖的论文。[5] 诊所的医务人员也发现，他们的 ALS 患者非常和善——和善得过了头，以至于在大多数情况下，医务人员能准确预测患者会不会被诊断出这种疾病。"恐怕这个人得了 ALS，她人太好了。"他们会在患者的病历上匆匆写下这样的话。也可能会写："这个人不可能得了 ALS，他不够好。"神经科医生看得目瞪口呆。"尽管（医务人员）与患者接触的时间很短，而且他们形成观点的方式明显缺乏科学性，但事实证明，他们的意见几乎总是正确的。"医生说。

我采访了这篇论文的资深作者阿萨·J. 威尔伯恩（Asa J. Wilbourn）博士。"这几乎是普遍现象，"他告诉我，"在那种评估过许多 ALS 患者的实验室里，这已经成了常识——我们的确做过大量的案例。我想，任何与 ALS 患者打过交道的人都知道这是一种很明确的现象。"从那以后，这种坊间传闻得到了更正式的研究证实，正如一篇神经学期刊论文的标题所示：《"肌萎缩侧索硬化（ALS）患者通常都是好人"——经验丰富的医生如何看待 ALS 患者的人格特征》（"Patients with Amyotrophic Lateral Sclerosis (ALS) Are Usually Nice Persons"— How Physicians Experienced in ALS See the Personality Characteristics of Their

---

⊖　这是一种神经系统的退行性疾病，而且几乎一定会致命。这种病在英国被称为运动神经元疾病，在美国也被称为卢·格里克症（Lou Gehrig's disease）。

Patients）。[6]

一项针对前列腺癌患者的研究发现，压抑愤怒与自然杀伤细胞（natural killer cell）的效率下降有关，因为这种细胞是抵抗恶性肿瘤和外来入侵者的一线免疫系统。这些细胞在对抗肿瘤的过程中能起到关键作用。[7]之前的研究发现，即使在相对较小的压力下，健康年轻人的 NK 细胞活性也会降低，对于那些情感孤立的人来说尤其如此，因为情感孤立是慢性压力的重要来源。

哀伤也有着重要的生理维度。英国《柳叶刀 – 肿瘤学》（Lancet Oncology）杂志上有一项颇有启发性的研究，该研究描述了在某些情绪（如丧亲之痛）下，心理因素对免疫系统、激素和神经系统之间的复杂通路的影响。在调查了因事故或军事冲突而失去成年儿子的父母之后，该研究的作者发现，这些父母的淋巴与血液恶性肿瘤（血液、骨髓和淋巴结的癌症），以及皮肤癌和肺癌的发病率增加了。[8]战争会置人于死地，似乎深刻的情感丧失也会。哀伤不只会引起癌症，也会引起其他疾病。一项丹麦的全国性研究发现，哀伤的父母患多发性硬化的风险是正常人的两倍。[9]（尽管有这些令人信服的证据，但我仍然不认为失去所爱的人本身会构成健康风险，无论这种事有多么令人悲伤。我认为健康风险取决于人们如何处理他们的丧失，包括他们可能会寻求和得到哪些支持。不仅是这些事件本身，情绪反应和处理情绪的方式也会影响我们的生理机能。）

仅仅是 2019 年《癌症研究》（Cancer Research）上的一项研究，就应该会让每位临床医生走上探索身心医学的快车道。该研究发现，患有严重创伤后应激障碍（PTSD）的女性，患卵巢癌的风险是无创伤的女性的两倍。[10]哈佛大学（这项研究就是在这里做的）的公报网站 Harvard Gazette 称：“研究结果表明，较为严重的 PTSD 症状，比如容易被普通的噪声吓到，或者回避可能会使人想起创伤经历的线索，可能与女性患卵巢癌的风险升高有关，甚至在创伤事件发生的几十年后依然如此。”创伤症状越严重，癌症的侵袭性就越强。

哈佛大学的这项研究进一步提供了惊人的证据：无论是在疾病还是健康状态下，情绪压力与我们的身体状态是分不开的。之前的研究已经表明，抑郁与卵巢癌的患病风险上升有关。也有研究考察过压力的影响：在腹腔内被注射卵巢癌细胞的实验小鼠之中，那些受到情绪恶化（如限制身体活动或隔离）影响的小鼠，其肿瘤生长和扩散的速度比没有受到限制的、集体饲养的小鼠高得多。[11]哈佛大学的科学家推测，压力可能会"抑制对于细胞无限增殖的关键防御能力，从而促进卵巢癌的发展"。换言之，压力可能会使我们的免疫系统失去控制和消灭恶性肿瘤的能力。

这种问题的影响远远超出了 PTSD 的范畴，因为在我们的文化中，压力与创伤会影响许多并不符合 PTSD 诊断标准的人。2005 年，芬兰研究者在《英国精神病学杂志》(*British Journal of Psychiatry*) 上发表了一项引人注目的研究。该研究发现，经历过"生活事件"（相对于普通的压力与情感丧失，如关系、工作问题，而这些问题不足以让人获得正式的诊断）的人，比那些经历过更明显的创伤（战争或灾难）的人会出现更多类似 PTSD 的症状，如噩梦或情感麻木。[12]

哈佛大学关于卵巢癌的论文指出了一些有前景的治疗方法，该文章表明，那些 PTSD 症状有所缓解的女性（可能是由于她们接受了有效的心理治疗），患上恶性肿瘤的风险低于症状明显的女性。这样的健康观念把情绪当作真实的、有意义的"实在之物"，思考这种健康观念在预防与治疗方面的潜在价值及其社会影响，实在是令人兴奋。

虽然所有这些思想转变都很及时，相关科学研究也很新颖，但这些原则并不是新鲜事。1939 年，在《美国医学会杂志》(*Journal of the American Medical Association*，JAMA) 的一篇医学毕业班演讲中，索马·魏斯 (Soma Weiss) 博士告诉他的听众："社会因素与心理因素在每种疾病中都发挥着作用，**但在许多情况下，它们发挥着主要的作用。**"[13]这位受人尊敬的匈牙利裔美国临床医生补充道："在治疗患者的时候，精神因素与化学和物理因素一样发挥着积极的作用。"他说这番话的时候，不是作为一个精神分析理论家，而是作为一个受人尊敬的病理生理学与药物治疗学（使用药物治疗疾病）的实践者。哈佛医学院为纪念魏斯设立了一个年度研究日，使他的精神得以延续，但他的整合性观点，以及支持这种观点的大量科学文献，仍然让传统医学思维感到费解。

"从历史上看，一个人在哈佛大学追求身心方面的研究，会给他的职业生涯带来很大的风险。"这所久负盛名的机构里的一位著名医生兼学者最近这样告诉我，"这种情况正在开始改变，但这是一件很难的事情。"[14]

确实很难。我在演讲时经常对听众说，如果他们在过去五年内看过神经科医生、心脏病科医生、呼吸科医生、风湿病医生、肠胃病医生、皮肤病医生、免疫学家，那就举起手来——"只要你看过任何一种专科医生。"我说。许多人举起了手。我继续说道："如果这些专家问过你童年时的压力或创伤、你与父母的关系、你目前的人际关系质量、你的孤独程度或得到的陪伴水平、你的工作满意度以及你对工作的态度、你对老板的感觉或老板对待你的方式、你的快乐或愤怒体验、任何当前的压力，或者你对自己这个人的感觉，请继续举手。"在挤满数百人的房间里，举起的手通常可以用一只手数过来。"然而，"我补充道，"那些没有被问到的问题与你们大多数人去求医的原因有着密切的关系。"

尽管如此，随着现代研究证实了传统智慧，我们对这个问题看得越来越清晰。有一门（相对）较新的科学——心理神经免疫学，为身心的统一描绘出了无数种途径。该学科的研究领域包括情绪、神经与免疫系统之间的联系，以及压力会如何引发疾病。甚至"联系"这个词也会引起误解：只有完全分离的实体才能联系起来，而现实是，上述三者是一体的。这门新学科有时也被称为心理神经免疫内分泌学（这个名字甚至更加拗口），它建立在我们人类**所有**组成部分的统一之上：心理、大脑、神经、免疫系统以及激素系统（也就是负责"内分泌"的部分）的统一。这些部分可以分开研究，但如果不着眼全局，我们就不能完全理解其中的任何一个。从大脑皮层到大脑的情绪核心，再到自主神经系统；从免疫系统的固体或液体部分，到激素器官与分泌物；从应激反应系统到内脏……所有这些都是一体的。

进化赋予了我们本能、情绪、复杂的行为，以及分化的器官与系统，但这丝毫没有削弱各部分之间的这种统一性。无论我们的心理有多复杂，其基本内容（我们的想法、有意识或无意识的信念、感受或被压抑的感受）都对我们的身体有着重要的影响，无论这种影响是好还是坏。相反，从成为受精卵的那一刻起，我们的身体所经历的一切都必然会影响我们的想法、感受、知觉与行为。简而言之，这就是心理神经免疫学的核心思想。

一个有趣的例子是，研究证明了大脑的恐惧中枢（杏仁核）与心血管疾病之间是有关联的。一个人感知或承受的压力越大，杏仁核的静息活动水平就越高，他患上心脏疾病的风险也越大。杏仁核过度激活与心脏问题之间的关联，主要是由骨髓活动水平与动脉炎症的增加而导致的。[15]情绪压力对心脏的影响更为普遍。2012 年，哈佛医学院的一项研究表明，工作压力大的女性，其心脏病发作的可能性比工作压力小的女性高出 67%。[16]同年，加拿大多伦多大学的一项研究发现，童年遭受过性虐待的男性，其心脏病发作的概率会增加两倍。[17]这些研究者的自然假设是，受虐待的男性更容易做出高风险行为，如吸烟与饮酒，这也是他们心脏病发作率更高的原因。令研究团队惊讶的是，虐待本身的影响更为直接，完全独立于高风险行为因素。

应激的作用机制

理解应激及其机制，可以让我们更好地理解身心的统一性是如何在身体组织内发挥作用的。

与类似的疼痛反应一样，应激是所有生物都有的强制性求生功能。一旦激活应激反应，我们的应激系统就会立即赋予我们能量，帮助我们应对或逃避威胁我们或我们照料的人的安全与健康的事物。这是一种了不起的全身活动，几乎涉及所有器官与系统。

应激有两种表现形式：一种是对威胁的直接反应，另一种是由外部压力或内部情绪因素引起的长期状态。**急性**应激是一种必要的反应，有助于维持我们的身心健康，而**慢性应激**是持续不断的，会破坏身心健康。例如，情境性愤怒就是急性应激起到积极作用的例子——请想一想自卫或设置人际边界的例子。这种反应会让我们的思维更敏捷，行动更迅速，四肢更有力。相比之下，长期的愤怒则会使全身一直充满应激激素，而这些激素存在的时间超过了合适的限度。久而久之，无论是什么原因引起的，应激激素过剩都会：

- 让我们焦虑或抑郁；
- 抑制免疫；
- 助长炎症；
- 导致血管狭窄，助长全身的血管疾病；
- 助长癌症的发展；
- 让骨骼变薄；
- 让我们抵抗自身的胰岛素，诱发糖尿病；
- 导致腹部肥胖，增加心血管与代谢问题的风险；
- 损害大脑中重要的认知与情绪回路；
- 使血压升高，增加凝血，增加心脏病发作或中风风险。

在我们的身体系统中，负责平稳而经济地处理压力的中枢被称为"HPA轴"。这个缩写指的是连接**下丘脑**（hypothalamus）、**垂体**（pituitary gland）和**肾上腺**（adrenal gland）的通路与反馈回路。下丘脑是我们大脑中间的一个小而关键的区域，负责让我们的身体保持健康平衡的状态，垂体位于我们脑干的顶部，肾上腺则位于我们的肾脏上方。你可以把这个通路想象成连接三个主要市区中心的繁忙交通要道，其间到处都是入口坡道、出口和交叉路口，这样你就能大致理解了。

尽管人类远远超过几乎所有其他动物，可以在多种**外部环境**中生存，但我们的**内部**环境必须维持在一个相对较小的生理状态范围之内。我们的体温、血液酸度或血压、心率以及许多其他身体指标都受大自然的约束，必须保持在固定、不可改变的范围之内，否则我们就会死亡。

著名美国应激研究者布鲁斯·麦克尤恩（Bruce McEwen）[注]让"稳态应变"（allostasis）一词变得广为人知，这个词指的是身体在面对变化的环境时，

[注] 洛克菲勒大学 Harold and Margaret Milliken Hatch 神经内分泌实验室的长期负责人（2020 年去世）。

保持内部平衡的努力。这个词是由希腊语的 allo（意思是"变化"）与 stasis（意思是"维持""停止"）的组合；这两个词结合起来，我们就得出了"在变化中保持不变"的意思。我们不能没有稳态应变，所以我们的身体会竭尽全力维持这种状态——如果压力一直没有减轻，那么就算会造成长期损害，身体也依然会坚持稳态应变。麦克尤恩将这种施加于我们身体调节机制的压力称为"非稳态负荷"（allostatic load）。这种压力会导致身体过量而长期释放肾上腺素和皮质醇这两种应激激素，还会导致神经紧张、免疫功能障碍；在许多情况下，会导致应激系统自身的衰竭。

我们现在已经知道，HPA 轴的基础结构在生命早期就已经形成——从在子宫内就开始形成，一直持续到童年早期。在这个脆弱的时期，承受压力或虐待都会终生损害应激 – 激素系统。我们不断地看到，如情绪等所谓非物质的"乌有之物"产生了物质性的、明确的、决定性的影响。

在可能的情况下，减少压力，如关注情绪（无论是明显的还是压抑的情绪），照顾好我们的心理健康，都会对身体健康产生深远的影响，这对许多人来说是显而易见的。然而，尽管医生拥有令人羡慕的生理学与技术专长，但总的来说，所受的训练并没有给予他们关于身心统一的古老智慧与新科学的启蒙教育。医学专业人士通常不会鼓励（甚至可能反对）人们相信自己的直觉，而直觉往往是身心信号的结合。

燃烧的记忆：格伦达的故事

格伦达就遇到了这样的事情。她现年 58 岁，来自蒙特利尔。30 年前，她因为患有严重的克罗恩病而切除了部分肠道。克罗恩病是一种溃疡性的、痛苦的肠道炎症性疾病。2010 年，格伦达得到了更多的坏消息：她被诊断出了二期侵袭性乳腺癌。在癌症康复的过程中，她恢复了被压抑的记忆：她想起了小时候遭受强奸的事情。"通过写日记和做梦，"她告诉我，"童年的潜意识记忆开始浮现，并伴随着严重的惊慌与恐惧。"由于害怕知道真相，她曾试着不去回想那些记忆，但这些记忆并没有消失。"每当创伤记忆浮现出来的时候，"她继续说道，"都会伴随着非常本能的情绪，以及身体上的消化道症状，包括消化不良、恶心和肠胃疼痛。"

这些记忆十分令人痛苦，甚至足以让听者的肠胃也跟着搅动起来。八岁的格伦达和一个更小的朋友遭到了那个街区的四个十几岁男孩的轮奸。第一个做出反应的人是她的母亲，她把格伦达赶进了屋里。格伦达说："然后她把我直接放进了浴缸。她说，永远不要跟任何人讲这件事，再也不要提起这件事。妈妈说，这将永远是'我们的小秘密'，然后就让我上床睡觉了。"

在她53岁的时候，这些记忆重新浮现出来时，就像"醒目而清晰的图像"一样，她仿佛看到了小时候的自己在浴缸里时的情景，而她的母亲就蹲在一旁的地板上，"试图洗掉强奸的痕迹"。我温和地问格伦达，她有没有任何独立的证据，来证明这些恢复的记忆。她点了点头。"我姐姐记得那天她进过浴室。她刚回到家，就听到我母亲在痛哭，于是她过来打开了门。我当时正背对着她，她问，'格伦达怎么了'，我母亲说，'没什么，她会没事的。出去'。（我姐姐）告诉我，我当时看起来乱糟糟的——母亲从来不让我们这样蓬头垢面地出门，而且我全身都在发抖。"

为了保护自己，格伦达花了一辈子时间隐藏自己的直觉，而这种直觉现在开始进入了意识层面。仿佛那个浴室里的场景还不够有冲击力似的，这种直觉又产生了另一段视觉景象。"在恢复那段浴室里的记忆之后，"她说，"我就看到了我的身体，我是透明的……我看到了我的整个消化系统，从口腔到直肠。我的整个消化系统都出现了红肿的溃疡。那里有一股燃烧、流动的熔岩，就像火上浇油一样。这让我很愤怒，这个景象对我来说就像指引一样，告诉我，这两件事是有关系的——那次强奸和我的克罗恩病。"即使你不是精神分析师或诗歌教授，也能看出这个"怒火中烧"的岩浆图景是格伦达的愤怒和痛苦的有力写照。她必须把这种愤怒和痛苦埋藏在自己内心的最深处，因为她的母亲完全无法在情感上支持她。

格伦达的"视觉景象"不仅仅是一种贴切的比喻，而且有着很好的科学解释。现在相关的研究越来越多，这里只引用其中的一项调查："有坚实的证据表明，童年创伤事件会显著影响炎症免疫系统……制造一种潜在的分子层面的途径，而早期创伤会通过这种途径，导致受创伤者在以后更容易患上精神与身体疾病。"[18] 格伦达的许多医生，甚至包括她的精神科医生（用她的话来说，这个精神科医生"很喜欢讲科学和医学"），都没有问过她的精神困境背后是否可能会有相关的童年经历。

甘德斯·柏特认为，心灵是"在身体的细胞、器官与系统之间无意识传递的信息流……这种信息的传递发生在意识的层面以外"。因此，她断言道："我们所知的心灵是非物质的，但它其实有着物质基础，也就是身体和大脑。"她所说的"非物质的"（immaterial）并不是这个词在英语中通常表示的"无足轻重"或"无关紧要"的意思。恰恰相反，心灵与大脑不同，不是一种物质实体：我们不能把它拿在手里，也不能把它放进试管或培养皿中，甚至不能直接"看"到它。然而，心灵却能造成实质性的影响和后果。

我们今天有机会创造一种兼顾多种层面的医疗保健制度，这种制度能够正视"乌有之物"对于"有形"的身体的影响——我们现在对后者非常了解。"非物质"的心灵与它的"物质基础"（大脑和身体）就像在不断地跳舞一样，它们的关系既亲密又复杂。

经过仔细观察，我们会发现这种身心之间的舞蹈所涉及的远不止一个人内部的两个"舞伴"：还有一种重要的、被低估的**人际**因素。毕竟，我们的心灵和身体必然存在于人际关系、社会环境、历史与文化的背景之中。如果我们想清晰而准确地认识人类的健康，就必须扩展我们对"身心"的理解，认识到**他**人的心灵和身体也会对塑造我们的健康（甚至我们的自我意识）造成许多影响。事实证明，身心的统一性远远超出了一个人的范畴。

第 3 章

你扰乱了我的大脑
人际关系的生理学

因为属于我的每一个原子，同样也属于你。

——沃尔特·惠特曼（Walt Whitman），《草叶集》
（*Leaves of Grass*），《自我之歌》（Song of Myself）

　　"我所有的关系（all my relations）。"我在参观加拿大土著社区时经常听到这样的问候语。令人羞愧的是，这些地区的身体与精神疾病、成瘾与早逝的发生率在加拿大是最高的，美国与澳大利亚同样被殖民过的原住民也有着相似的悲惨境遇。根据我的理解，这句问候语指的是一个人与整个世界之间的多层面联结，既包括与人的联结（从近亲到陌生人，从活人到遥远的先祖），也包括与岩石、植物、大地、天空和所有生物的联结。许多古代文化早就明白，我们与万事万物都有关系，我们受万物的影响，也影响着万物。

　　在印度教经典《薄伽梵歌》（Bhagavad Gita）中，奎师那（Krishna）宣称："他们充满智慧，他们在万物中看到了自己，也在自身中看到了万物。"17 世纪早期的牧师兼诗人约翰·邓恩（John Donne）有一句著名的沉吟："没有人是一座孤岛，在大海中独踞。"他写下这句话的时候正处于养病康复的时期，也许这并非巧合。在 19 世纪中叶的美国，沃尔特·惠特曼也许从今天的量子力学中"剽窃"了本章题词中引用的句子。

还有一个在 2500 年前出生的人，名叫乔达摩。他有观点，每时每刻都要把相互依存、共生共存的本质记在心中。……看见一片叶，一滴雨，都要思索使树叶或雨滴出现的条件，无论其中的关系是近还是远。要知道，世界就是由相互联系的线编织而成的。彼"是"为此"是"因，此"非"为彼"非"果；彼"生"为此"生"因，此"灭"为彼"灭"果。正如乔达摩所说，树叶既是一个独立的实体，一件事物，**也是**一个源自太阳、天空和大地的过程：源自光、光合作用、雨水、有机物、矿物质，甚至包括人类和动物的活动。"一中有多，多中有一。没有一，就没有多。没有多，也不可能有一。"这种说法并不仅仅是晦涩的智慧教导，它们准确地描述了物质的、有机的宇宙，包括健康与疾病。的确，弗里德里希·尼采（Friedrich Nietzsche）就曾称乔达摩为"最有深度的生理学家"。

近半个世纪前，美国内科与精神病先驱乔治·恩格尔（George Engel）曾指出，现代医学的"严重缺陷"在于，它"不考虑患者以及患者作为一个人的属性"。然而，在医生的日常工作中，他们主要的研究对象却是人。恩格尔说，我们必须准备好正视完整的人，正视他们所有的"心理与社会性质"。[1] 他号召我们采用生物心理社会学的工作方法：这种方法能够认识到情绪与生理的统一性，知道两者都是在关系（无论是个人的关系还是文化的关系）的背景下发生的动态过程。[2]

伟大的创伤研究者巴塞尔·范德考克博士指出："我们的文化教导我们关注个人的独特性，但在更深的层面上，我们几乎无法作为独立的有机体而存在。"[3] 对于普通人的自我来说，这种理念肯定是闻所未闻。我在这里所说的"自我"（ego），指的不是傲慢的特质，也不是某些"自我膨胀"者的自负，而是我们每个人都与之认同的、内心感知到的、独立的自己：我们在使用"我""我自己"这样的人称代词时表达的含义，我们每天都要这样说上几百次。

即使一个健康的自我相信，它是与外界分离的，这也是一种完全合理的感知：从所有层面（身体、心理、自我叙事等方面）上体验独立的自我，是人生中必不可少的一部分。如果忽略了这种体验的另一面，我们就会陷入困境——这一面虽然不那么明显，但也同样真实。

我们现在已经发现，在看似独立的有机体之间也存在着相互的关联。即便是树木也会形成某种生命的网络，通过电脉冲相互交流，这种电脉冲很像动物与人类的神经系统、激素、化学信号和气味。正如《史密森尼》（*Smithsonian*）杂志上的一篇文章所说："同一种群的树木是同属于一个群体的，而且它们经常会与其他种群的树结成联盟。"彼得·渥雷本（Peter Wohlleben）风趣地将这种联盟称为"万树网"（wood-wide web）。[4] 渥雷本是一名以普及此类信息而闻名的德国护林员。

我们各自的心灵与身体是紧密相连的，这一点很容易理解。有一件事不那么明显，但同样正确：在许多方面，我们的身心是由我们**外部**的因素所塑造的，这种影响从一开始就存在，并且贯穿了我们的一生。尽管现代医学对个人的有机体及其内部过程的关注并没有错，但它忽略了一些至关重要的东西：我们所处的精神、情感、社会与自然环境的关键作用。我们的生理本身就是人际关系。

人际神经生物学（interpersonal neurobiology）的概念是由丹尼尔·西格尔（Daniel Siegel）[⊖]博士提出的，他是一名精神病学家、研究者，也是一名多产的作家。就像我和许多我们的同事一样，西格尔博士对自己所受教育的局限深感不安。"当我在医学院读书的时候，"他写道，"我们遇到的许多优秀老师在对待患者和学生的时候，就好像不在乎对方内在体验的核心似的——没有我们可以称之为内心世界的主观内在核心。就好像我们只是一袋子没有自我、没有思想的化学物质和身体器官。"[5] 他意识到，研究与实践对于"健康"缺乏一致的定义。令人惊讶的是，在心理健康领域，甚至连什么是"心灵"都没有什么共识，更不用说对心灵与大脑的关系有什么共识了。他召集了医学、神经学、精

⊖　加利福尼亚大学洛杉矶分校（UCLA）医学院临床教授，第七感研究所执行主任。

神病学、心理学、人类学、社会学、历史学、生理学、生物学、物理学以及研究人类体验的相关学科的同事，开始探索这种共识可能是什么。这个团队的发现证明，我们的大脑和心灵并不是独立运作的，也不能脱离其他人的大脑和心灵孤立地运作。事实上，要理解关于我们的一切，无论是精神上的还是身体上的东西，都不能脱离我们生存的多维度环境。在医学实验室或手术室这样的人工环境下，我们或许可以将人类的生理视为严格独立的，但在现实生活中却不能如此。"人际神经生物学既是通过许多学科来理解世界的一种方式，也是我们相互联结的本质的现实。"丹尼尔在采访中这样说道。我建议对这个学科名称稍加修改，去掉"神经"的前缀，留下更宽泛的"人际生物学"，这样不仅能把大脑和神经系统放在"人际"的范畴下，也能将我们的整个心身构造都纳入其中。

大脑本身是一个遍及全身的超系统的中心器官，对生理功能的各个方面都有影响——从血管的直径到肠道的收缩、心脏的跳动、骨髓中免疫细胞的制造、性器官的激素分泌，以及我们的肾脏功能。再次强调，这一切都是一体的：情绪会影响神经，反之亦然；神经会对激素产生影响；激素会作用于免疫系统；免疫系统会影响大脑；大脑会影响肠道；肠道会影响大脑；所有这些东西都会影响心脏，反之亦然。反过来，我们的身体也会影响大脑和心灵，也必然会影响他人的大脑、心灵与身体。

我们一生的亲身经历会告诉我们人际生物学的力量。想想其他人可能对你产生的影响：你可能对这种影响有着切身的体会。诗人和歌词作者都描写过膝盖发软、心脏中枪的感觉，甚至布鲁斯·斯普林斯汀（Bruce Springsteen）生动地描绘了一把卷刃的钝刀刺进大脑里的感觉。[一]杰里·刘易斯（Jerry Lewis）说得没错：我们的确会让彼此的神经颤抖，扰乱彼此的大脑。[二]

毫不意外的是，我们与某人越亲近，与他的生理机能的互动就越多。因此，在亲密关系中，人际生物学的现象得到了很好的研究。已婚者的死亡率低

[一] 《烈火焚身》（I'm on Fire，1984），第三段。

[二] 出自他的经典摇滚歌曲《大火球》（Great Balls of Fire）。

于同龄的单身者，无论后者是分居、离婚、丧偶，还是从未结过婚。[6] 单身者患心脏病、癌症、肺炎和流感等传染病，以及肝硬化和肺病等与生活习惯有关的疾病的风险更高。值得注意的是，婚姻对男性的保护力度是对女性的五倍，这一发现说明了不同性别在我们文化中的相对角色，对于健康有着深刻的启示，我将在第 23 章再次谈到这个话题。有趣的是，"婚姻不幸的人比未婚者健康状况更糟"。[7]

还有些研究发现，对于那些非常健康的夫妻来说，如果他们在冲突中表现出的敌意较高，他们的免疫功能就会更弱。新婚夫妇与七旬老人的结果都是一样的。[8]

由于儿童的脆弱与依赖性，他们的生理状况特别容易受到照料者情绪状态的影响。例如，幼儿的应激激素水平在很大程度上会受到家庭情绪氛围的影响，无论是激烈的冲突还是极度的紧张。[9] 哮喘就是一个得到了充分研究的例子：儿童肺部的炎症会受到母亲或父亲情绪的直接影响。[10] 用一篇综述的话来说："一直以来的研究表明，如果父母处于'抑郁''焦虑''应激'或'长期易激惹'等不良心理健康状态，可能预示着孩子的哮喘状况较差。"[11]

种族主义也是哮喘风险因素。在许多美国黑人妇女之中，种族歧视的经历与成年后的哮喘发病有关。[12] 这就提出了一个我们都应该思考的、不容回避的问题：这些妇女的炎症与气管狭窄是个体病理现象，还是社会弊病的体现？

我们了解得越多，就越能意识到我们的健康是"我们所有的关系"造成的复杂结果，而不仅仅受我们身边的人（家人、朋友、亲密的人等）影响。美国顶尖应激研究者特蕾莎·西曼（Teresa Seeman）与布鲁斯·麦克尤恩指出，人类的生理似乎对自己相对于他人的社会地位，甚至对特定时间内社会秩序的稳定或不稳定等因素"高度敏感"。[13] 一项英国研究发现，失业者体内的炎症标记物更多，因此患病的风险也更高；失业时间越长，患病风险越高。炎症水平最高的地方是苏格兰，那里是英国失业率最高，人们失业时间最长的地区。[14] 即使是有工资收入的人也会受到生理上的消极影响。一项针对英国公务员的研究发现，与吸烟、高胆固醇和高血压等致人死于心脏病的常见风险因素相比，权力级别较低是更有力的预测因素。与此类似，澳大利亚的研究者发现，糟糕的工作对心理健康的影响比失业更大。[15] 所以，下次有同事向你抱怨"这工作可真是要了我的命"时，你可以告诉他们，他们可能是对的。

人际生物学也解释了为什么孤独可能会致命，对于那些失去了快乐、社会联系或支持的老年人来说尤其如此。有一篇针对多项研究（涉及 30 多万参与者）的大型综述得出的结论是，缺乏人际关系与吸烟、酗酒等风险因素一样致命，甚至超过了缺乏身体活动和肥胖带来的危险。[16]

近期去世的一行禅师（Thich Nhat Hanh）曾长期向他人传授"互即互入"（interbeing）的概念。他说，我们不仅仅是存在着，而且是"相互依存"（inter-are）的。"没有独立的实体，"他写道，"只有独立的表象，而这种表象只有相互依赖才有可能存在。"[17] 同样，如果我们把这些话归入神秘主义信仰的范畴，那就大错特错了。一个科学家，如果体内缺乏整体性联结性的骨骼，只是熟悉越来越多的证据，那他只会点头称是："是的，差不多就是这么回事。"

第 4 章

我身边的一切

表观遗传学的启示

决定人们健康与否的许多因素并非来自他们自己，而是来自他们所处的环境。这让我开始更多地思考社会正义，以及超越我们个人的大问题。

——伊丽莎白·布莱克本（Elizabeth Blackburn）[一]博士

2009 年，伊丽莎白·布莱克本博士因她对端粒的研究，与他人一同获得了诺贝尔生理学或医学奖。端粒是染色体末端的微小 DNA 结构。与置于鞋带末端，防止鞋带磨损的塑料箍一样，这些微小的"套子"有助于保护染色体的完整。这是一件好事，因为染色体一旦解体，我们的生命也会随之崩溃。事实证明，在整个生命周期内追踪染色体的长度与稳定性，可以告诉我们许多有关健康与寿命的信息。

端粒的发现也具有巨大的社会意义，看着这些微小的生物结构，你可能并不会想到这一点。布莱克本博士的发现之一是，我们生活的环境会给端粒留下

———————————————
[一] 加利福尼亚大学旧金山分校生物化学与生物物理学系名誉教授。

真实的印记——或者，更确切地说，是标记。令人惊讶的是，她发现贫困、种族主义和城市的衰退等因素会直接影响我们的基因与分子功能。心理学家艾丽莎·伊帕尔在访谈中对我说："这些影响不容小觑。"伊帕尔是布莱克本博士的研究合作者，也是畅销书《端粒：年轻、健康、长寿的新科学》（*The Telomere Effect: A Revolutionary Approach to Living Younger, Healthier, Longer*）的合著者。

神经科学家甘德斯·刘易斯（Candace Lewis）的研究领域是表观遗传学，这是一个研究生活经历对基因活动影响的新兴领域。她对这些问题也有同样的看法。"越来越多的科学研究证实了这种'我们是谁'的整体论观点。"她告诉我。"'我们'不仅仅是包含在自己皮肤里面的东西，而且是身边的所有事物。如果看不到这一点，就等于让医学放弃治疗。"随着对 DNA 分子与 DNA 链的研究，刘易斯博士也把目光转向了人的整体，从个人转向了更广泛的社会问题。"我深知大脑与行为的复杂性，所以我知道这不仅仅是大脑与行为的问题。"这位前富布赖特学者说道，"我在工作中得出的最重要的信息之一是，作为一个有机体，我们具有高度的可塑性，在整个生命周期中，我们对环境线索的反应十分敏感。"

我们的文化中有一个主流的假设：基因在很大程度上决定了我们的命运，我们是谁，我们会遭受什么痛苦，以及我们能做到什么。2000 年，在白宫的一次新闻发布会上，比尔·克林顿（Bill Clinton）宣布人类基因组计划的成果是"人类所绘制的最奇妙的图谱"，并补充说："今天，我们正在学习上帝创造生命时使用的语言。"他当时预测，这门新兴科学"将彻底改变大多数（甚至全部）人类疾病的诊断、预防与治疗"，"通过干预疾病的遗传根源"⊖，治愈阿尔茨海默病、帕金森病和癌症等疾病。

20 年后，我们知道这种事情几乎没有发生。[1]这是有合理的原因的：事实

⊖ 有一些疾病是完全由基因决定的，比如亨廷顿病，以及在我家族中流传的肌营养不良。如果一个人有这种基因，那么他几乎肯定会患上这种疾病。这些情况极为罕见。例如，有一种基因会导致乳腺癌，但只有大约 7% 的女患者拥有这种基因。不是所有携带这种基因的人都一定会患上这种疾病，但可以肯定的是，她们患病的风险显著升高了。

上，基因并不是生命的语言，就像胡乱排列的字母或随机排列的词典不是莎士比亚的戏剧，音阶不是约翰·柯川（John Coltrane）的独奏一样。要使字母或单词成为语言，必须经过排列、发音、拼写变化、用标点表示停顿、**强调**或淡化。就像积木一样，基因组成了生命的语言，但只有通过表观遗传学的作用，基因才会被激活、强化，或者沉寂下来。表观遗传学的作用很多，其中包括在DNA序列中添加某些分子，以改变基因功能；修改某些信使化学物质的受体数量，以及影响基因之间的相互作用。[⊖]

换言之，经历决定了我们的基因潜能最终会如何表达出来。这就是表观遗传学（epigenetics 的字面意思就是，在基因的"上面"）领域的核心。表观遗传过程会作用于染色体，传达并翻译来自环境的信息，"告诉"基因该做什么。所有这些事情的发生，都不会让基因本身发生任何改变。正如BBC的玛莎·亨里克斯（Martha Henriques）所说，表观遗传学提供了"一种适应不断变化的环境的方法，但不会导致我们的基因组发生永久性的变化"。[2]

这并不是说基因不重要——它们确实很重要，只是它们就连最简单的行为都不能决定，更不要说能否用它们解释大部分疾病，或者通过它们来找到可能的治疗方法了。基因远远不能独立地决定我们的命运，基因会听从环境的指示；如果没有环境的信号，基因就无法发挥作用。事实上，如果没有表观遗传学机制根据身体内外的信号来"打开"或"关闭"基因，我们就不可能拥有生命。[⊖]

表观遗传学改变了我们对于人类从胚胎发育为成人的理解，甚至改变了我们如何理解人类这个物种是如何发展到今天这一步的。我采访了麦吉尔大学医学院著名的摩西·西夫（Moshe Szyf）博士，他是该领域最重要的研究者之一。

⊖ 嵌入细胞膜的受体分子会接受化学信使，如阿片类物质与激素，并与之结合。受体分子与这些信使物质的相互作用会诱使细胞核中的DNA制造那些引发生命过程的蛋白质。环境会通过这种机制告诉细胞什么时候该做什么。

⊖ 基因发挥作用的方式，即产生什么样的蛋白质信使（如果有的话），就叫作**基因表达**。基因表达是由来自环境的信息输入决定的，这些信息会通过细胞膜上的受体传递给DNA，也会通过由经历决定的复杂细胞内机制来影响DNA。

"进化论是一种很难改变的理论，因为它几乎变成了一种宗教，一种科学的宗教。"他说，"任何对它的质疑似乎都是异端思想，是对整个科学体系的质疑，但显然不是这样的。表观遗传学并不否认进化。表观遗传学是进化的一部分，但它需要我们用新的视角看待进化的运作方式。"新的生物学理论改进了达尔文主义的标准观点，即自发突变与随机选择是物种适应的动力；新理论表明，环境因素本身就可以决定基因如何适应环境。

换句话说，我们的生命，就是生命对生命产生作用的结果。

西夫博士和他在蒙特利尔的团队进行了一项被引用得最多的表观遗传学研究，该研究对我们如何看待发展、行为与健康具有重要意义。他们在实验室里用大鼠做了实验，研究了在幼鼠出生后的头几天里，母鼠与幼鼠的互动对于幼鼠在余生中应对压力的方式有何影响，即幼鼠的应对方式究竟是适当而自信的，还是焦虑而过度的。研究的重点是 HPA 轴——下丘脑、垂体和肾上腺之间的应激调节反馈回路。[⊖]研究者特别观察了大脑中的受体分子，这些受体分子的任务就是调节应激，也就是说，在压力下确保有机体做出适当的行为。

该研究表明，母鼠在早期的照料质量，对于幼鼠的大脑在成年后，以健康方式应对压力的生物化学能力有着因果关系。从母鼠那里得到的抚育性接触较多的大鼠，与得到这种接触较少的大鼠相比，其关键的表观遗传学标记（某些基因表达自身）的方式是不同的。[3]值得注意的是，幼鼠会用它们得到的照料方式来照料它们**自己的**后代。西夫和他的同事还发现，母亲照料的质量会影响女儿体内雌激素（一种关键的雌性激素）受体的活性，并对女儿对后代的照料模式产生影响。[4]通过巧妙地操纵所研究的大鼠群体（这在人类研究中是不可想象的），研究者发现，早年抚育模式的生理与行为影响都是**非遗传性**的：也就是说，不是通过所谓的基因编码来传递的，而基因编码仍然保持不变。相反，这种影响是**表观遗传性**的。换言之，取决于母鼠的多种抚育行为如何影响幼鼠大脑中的基因活动。（这些研究者所追踪的具体抚育行为，就是母鼠在给幼鼠"梳理"毛发或舔舐幼鼠时有多"慈爱"。）

⊖　下丘脑–垂体–肾上腺轴在第 2 章已经讨论过了。

你也许会说："好吧，但这些是实验室里的老鼠。这些发现对于现实世界中的人意味着什么呢？"这是一个合理的问题。1998年1月，大自然用毁灭性的冰暴，对这个问题给出了一个难以辩驳的回答，而这次冰暴发生的地点，恰好与西夫博士和他的团队做实验的地方在同一个省。[5]这场冰暴被认为是加拿大有史以来最严重的自然灾害之一，让许多魁北克人失去了暖气或电力。在那些艰难的日子里，孕妇承受的"客观压力"（具体、可测量的因素，如黑暗、寒冷和房屋损坏）越多，⊖这种逆境给她们的孩子留下的标记也就越多，甚至在孩子接近青春期时仍然如此。（参与者的社会经济、文化和种族背景是相似的，并且居住在同一处郊区。）麦吉尔大学精神病学教授苏珊娜·金（Suzanne King）说："通过多年来（对这些孩子的追踪），我们发现，客观压力能解释这些孩子在一系列方面的差异，包括言语能力、BMI（身体质量指数）、肥胖、胰岛素分泌以及免疫系统。"[6]甚至智商也受到了影响。"我们发现患哮喘的人数增加了，"西夫博士补充道，"与自身免疫相关的炎性基因与免疫基因也增加了。"

我要强调的是，并不是只有母亲才会把体内应激系统的慢性紊乱传递给她们的孩子。在一项实验中，健康的雄性小鼠承受了一系列压力：频繁换笼子、持续的光照或白噪声、暴露在狐狸的气味中，被困在小管子里，等等。然后，它们与没有压力的雌性小鼠交配，这些雌鼠为它们的孩子提供了完美的照料。它们的孩子表现出了不良的应激反应行为和迟钝的应激激素模式。换言之，尽管母亲尽了最大的努力，但父亲还是通过它们的精子把那些令人不安的影响传递给了孩子。[7]在人类身上，父亲在其子女年幼时承受的压力，也会对孩子产生长期的影响，这种影响至少会持续到青春期。一批研究者得出结论，父亲与母亲的逆境，与孩子的表观遗传学特征都有着"稳定的联系"。[8]

社会经济环境也可能改变表观基因组——表观遗传因素网络对于基因的影响。不知疲倦的西夫博士与加拿大和英国的科学家合作，在英国中年男性血液样本中研究了表观遗传作用对于一系列基因的影响。这些研究对象的生活起

⊖　"主观"压力，如恐惧、丧失感、情绪痛苦等，在生理上的影响并不亚于客观压力。

点处于贫富的两个极端，有些人很穷，还有些人很富。出身优渥的人的基因表达，与出身贫寒的人有着明显的不同。[9]

另一项研究发现，非裔美国人的炎症率高于白种人；即使拿社会经济水平相同的人群进行比较，这种表观遗传效应仍然存在。[10] "我们发现，在黑人与白人之间，对于那些能够增加炎症的基因而言，有超过 50% 的活性差异能够用种族主义和歧视的经历来加以解释。" 该研究的主要作者阿普丽尔·泰晤士（April Thames）博士在一篇题为《种族主义通过促进导致炎症与疾病的基因缩短黑人的寿命，并损害他们的健康》（Racism Shortens Lives and Hurts Health of Blacks by Promoting Genes That Lead to Inflammation and Illness）的文章中这样写道。[11]

就像基因表达一样，命运与经历、阶级与种族、压力与创伤的变迁也会体现在端粒上。怎么体现的呢？人在出生时，端粒拥有许多"单位"——构成端粒的 DNA 碱基对；到年老时，这种单位就少得多了。艾丽莎·伊帕尔告诉我："在我们还是婴儿的时候大约有 1 万个，到我们死的时候，这个数量会降低到4000 个。"我们体内的细胞每分裂一次，端粒就会缩短一些；如果端粒变得太短，宿主细胞就会死亡，或者衰退并功能失常。随着端粒的缩短，免疫功能会受损，炎症水平会上升，而我们就会变得更容易生病。

端粒被称为"细胞时钟"，因为它们是衡量生物学年龄而非实际年龄的指标。就算两个人（即便是同卵双胞胎）同年、同月、同周、同日出生，其中一个人也可能在生物学上比另一个人老，这取决于他们承受了多大的压力、逆境或创伤。因为压力会缩短端粒。（医生应该特别注意这一点：住院医生的端粒比同年龄的其他年轻人的端粒耗损更严重。）[12] 伊帕尔博士的另一项研究发现，照顾慢性病患儿的母亲的端粒比同龄的母亲更短。这种生物学年龄的差异与照料患儿的年数，以及母亲感受到的压力程度成正比。[13] 在照料痴呆症患者的人身上也有类似的现象：端粒缩短和免疫力受损。这种现象进一步支持了这样的观点：慢性心理压力对免疫细胞功能有负面影响，可能会加速这些细胞的衰老。[14] 换言之，压力会使我们的染色体衰老，从而使我们衰老。

正如贫穷和种族主义会影响表观遗传功能，这些因素也会缩短端粒，从而缩短人们的寿命。2014年一项针对美国黑人男性的研究生动揭示了这种发人深省的联系。"我们的研究结果确实表明，种族主义会让人变老。"该研究的主要作者说道。[15] 在女性身上也发现了同样的现象。在美国妇女健康研究项目（Study of Women's Health Across the Nation，SWAN）中，研究者比较了黑人与白人中年妇女的端粒。结果令人震惊：研究发现，黑人女性的生理年龄平均比白人女性大出7岁以上，这种情况与她们更高的贫困率、压力水平、高血压发病率、肥胖率和更多的相关健康问题是相一致的。[16]

伊帕尔博士告诉我，如果我们知道如何看待这种问题，那么就能在我们的细胞里看到社会经济环境的影响。"当地社区的贫困、犯罪与收入水平，"她说，"所有这些因素都与细胞的衰老有关。在我看来，这是一个最有力的证据，证明了我们的健康取决于身体之外的因素。"西夫博士也说过类似的话："一个世纪以来，我们一直痴迷于化学物质的变化，认为任何与化学物质有关的东西都是真的，任何与化学物质无关的东西就是假的。表观遗传学告诉我们，社会变化与化学物质的变化并没有什么不同。"一种变化会通过另一种变化体现出来。

幸运的是，环境影响的大门是双向的：事实证明，培养抗压能力能**延长**我们的端粒，甚至在面对疾病或逆境时也是如此。伊帕尔博士及其同事对冥想者的研究，吉恩·布罗迪（Gene Brody）博士对贫困美国黑人青少年的研究，以及另一些针对前列腺癌患者的研究都已经证明了这一点。[17] 这是一个我们会在之后反复讨论的主题：如果加以明智的处理，这些看似糟糕的事情会为我们赋予力量。通过了解逆境的影响，我们也可以找到疗愈的途径。

第 5 章

身体的哗变

免疫系统的叛乱

很多时候，当我感觉糟糕的时候，却不得不假装感觉很好。

——维纳斯·威廉姆斯（Venus Williams）

　　"我好像把自己弄伤了，"美玉⊖前一阵子告诉我，"我本来一切正常，可后来我在跑上楼梯的时候摔了一跤。我把脚趾给磕到了。"她的热情、顽皮和幽默在说话时自然地散发了出来，还带着某种自豪感。对于我们大多数人来说，对于受伤这种痛苦的遭遇来说，这是一种奇怪的反应。但对于 7 年前的美玉来说，在对抗重力的剧烈运动中遭受这样的伤害，似乎是一个不可能实现的梦想。她在 27 岁时被诊断出患有硬皮病，尽管接受了主流医学能够提供的所有治疗，她还是在很短的时间内完全残疾了。她住在波士顿地区，在西方医学最神圣的场所之一接受了评估和治疗。

⊖　这是她的韩语名字。她在美国长大，所以在她一生中的大部分时间里，她都叫"曼迪"（Mandy）。现在她的全名是美玉·伊卡罗（Mee Ok Icaro）。

硬皮病（scleroderma）的名称源于希腊语，意味"坚硬的皮肤"。这是一种自身免疫性疾病，表现为使人衰弱的关节炎症，以及痛苦的结缔组织紧缩。这种疾病有一个更具包容性的名字叫系统性硬化症，因为硬化组织的累积可能发生在许多器官中，包括食道、血管和肺。在美玉的身上，她的手、肩膀和膝盖都出现了令人痛苦的肿胀。"疼痛无处不在，"她回忆道，"我全身都疼。"不久，她就不得不辞去了哈佛大学的一位著名学者的助理工作。她以前每分钟能打120个词，现在却觉得自己的双手像爪子一样僵硬，几乎瘫痪了。2014年我第一次采访她的时候，她面容严峻，似乎戴着僵硬的面具，紧绷的嘴唇几乎盖不住她的牙齿。她几乎认不出来当时的自己——与我们现在看到的她截然不同，现在她很爱笑。

在患病的前几年里，美玉只想结束自己的生命，那时她只有30岁出头。她需要面对判了她死刑的诊断，需要轮椅才能行动，没有帮助甚至不能下床，预计自己活得越久就会越痛苦，于是她调查了借助医疗辅助自杀的可能性。"如果我生活在安乐死合法化的国家，我会符合所有的申请条件。我的痛苦令人难以置信，"她告诉我，"没有任何预后的结果能让我有理由继续活下去。我很快就失去了自己的身体，我知道如果再等下去，我就会被困住，甚至连按按钮都做不到。"

如今，美玉完全不服用任何药物，却能独立行走、旅行、去野外远足——这违背了所有传统的医学逻辑。她目前正在写自己的回忆录，尽管她每分钟只能打50个词：与她不久之前的状态相比，这是真正的胜利。

硬皮病是80多种叫作自身免疫性疾病的相关疾病之一，每一种这样的疾病都代表着患者体内在进行着一场内战。实际上，自身免疫就是指一个人的免疫系统在攻击它本应该保护的身体。这种疾病的具体表现形式，取决于哪些组织或器官成为这种毁灭性的内部叛乱的目标。如果神经系统遭受攻击，就可能表现为多发性硬化；如果肠道遭受攻击，就会表现为乳糜泻或炎性肠病，比如克罗恩病或溃疡性结肠炎；如果关节和结缔组织受到攻击，就会表现为系统性红斑狼疮、类风湿性关节炎或硬皮病；如果皮肤遭受攻击，就会表现为银屑病或自身免疫性湿疹；如果胰腺受到攻击，就会表现为 1 型糖尿病；如果肺部受到攻击，则会表现为肺纤维化；如果大脑受到攻击，也许就会表现为阿尔茨海默病。在许多情况下，会有几个身体部位同时受到影响。影响着全球数百万人的慢性疲劳综合征（也被称为肌痛性脑脊髓炎），也是最近加入这个名单的著名疾病之一。

几乎所有自身免疫性疾病都有一个共同特征，即组织、器官和身体部位受到炎症影响——这就解释了为什么一线治疗措施往往首先是使用抗炎药物。如果像布洛芬这样的非甾体抗炎药，或者像类固醇这样"重武器"效用不够，医生就可能会开一些抑制身体免疫活动的药物。

由于疾病首先影响了美玉的关节，医生认为她得的是类风湿性关节炎。他们开的药是类固醇：实验室制造的、类似天然应激激素皮质醇的物质。皮质醇是肾上腺在面对威胁时分泌的一种物质。最后，类固醇和免疫抑制剂的失败将美玉推向了自杀的绝境边缘。她的医生已经没有什么药可开了。（应该补充的是，美玉的病情非常严重，她的康复完全出乎意料，而且根据标准的医学思维，这实际上是无法解释的。我联系了她在波士顿的家庭医生，向他核实了细节。）

尽管自身免疫性疾病的症状通常具有高度的破坏性，会让人十分痛苦，但在一开始这些症状可能很模糊，难以确定——虽然对于受到这些症状困扰，并寻求证实与支持的患者来说并不那么模糊，但对于寻求准确结果的医生来说的确如此。因此，这些症状往往很相似的疾病有时不会被医生发现，这种情况并不罕见。网球明星维纳斯·威廉姆斯的经历也是如此，她的疾病表现为手部肿胀、持续疲劳和关节畸形：这些症状对任何人来说都很吓人，对精英运动员来说更是如此。"我去看医生，但从没有得到过任何答案，所以我别无选择，只能带病坚持。"她告诉一位报社记者。"你几乎会习惯所有这些症状，"她说，"你会告诉自己，别去管它。坚持下去。随着时间的推移，你会开始怀疑到底发生了什么，自己是不是疯了。"[1]她最终被诊断出患有干燥综合征，这种疾病主要影响那些产生水分的腺体，使人口干、眼干，但也会导致许多器官功能失常，比如肺、肾脏、胰腺和血管。和许多其他人一样，威廉姆斯终于了解到，她身体上的痛苦有着一些客观的原因，甚至有一个名称，这让她松了一口气。

在美玉的案例中，做出诊断的责任落在了患者自己身上：在互联网时代，这是一种并不罕见的角色互换，尤其是在医生已经放弃的情况下。"我的身体变得越来越僵硬，"她回忆道，"就像经历了木乃伊化一样，就像随着时间的推移，我正在逐渐变成一具木乃伊。疾病在我的身体里不断扩散，痛得难以置信……他们给我开了类固醇，告诉我只能维持病情，因为关节炎永远无法治愈——是不治之症。我坚持要做硬皮病检查，就这样我才发现了自己的诊断，此时距症状出现已经过去了六个月。"

自身免疫性疾病是医学界最大的未解之谜之一。大多数自身免疫性疾病都被认为是"特发性"的，意思是"原因不明"。当然，如果不能确定疾病的**原因**，我们治愈或逆转疾病的努力就会受到阻碍。在许多情况下，抑制症状（或者在有些情况下，手术修复或切除受损组织）是现代医学最有效的做法。这些措施的确会使许多人的症状得到可喜的缓解，但无法扭转病情的发展，而且会让许多人处于长期恶化与残疾的境况下，就像美玉那样。

尽管对于医生和患者来说，这种前景不明的情况令人不安，但从科学的角度来讲，这些疾病还带来了许多其他令人头疼的问题。

第一个谜团是，为什么这些疾病变得越来越频发。在许多西方国家，从乳糜泻到炎性肠病，从红斑狼疮到 1 型糖尿病，甚至包括过敏等疾病的发病率都在稳步上升，这让研究者感到很困惑。[2]"在过去的半个世纪里，自身免疫性疾病的患病率……在发达国家急剧上升。"2016 年《纽约时报》(*New York Times*)的一篇文章指出，"据估计，每 13 个美国人中就有 1 人患有这些使人衰弱的、往往是终身性的疾病。"[3]在英国，克罗恩病的确诊人数在 1994 ～ 2014 年增加了两倍多；[4]在 1999 ～ 2010 年，加拿大儿童患炎性肠病的比率每年增长 7%以上，使我的国家成为世界上这种疾病发病率最高的国家之一。[5]

这种趋势立即否定了常见的医学解释：遗传原因。无论遗传如何发挥作用（毫无疑问，遗传在某些情况下会起到一些作用），但从逻辑上讲，遗传都无法解释自身免疫性疾病患病率上升的原因。"基因不会在这么短的时间内发生改变,"美国自身免疫性相关疾病协会主席弗吉尼亚·拉德(Virginia Ladd)2012年接受 Medical News Today 网采访时表示,"自身免疫性疾病的迅速增加……显然表明环境因素在起作用。"[6] 换言之,环境中有某种东西,或某些东西的组合正在使我们的身体发炎。

对于大多数人来说,当我们听到"环境因素"与疾病联系在一起时,我们往往会想到众所周知的物质因素,如空气污染、含铅油漆和手机辐射。有一个有趣但未经证实的理论认为,垃圾食品的消费增多,是全球自身免疫性疾病患病率上升的原因。[7] 研究还没有发现这样的联系。[8] 不管怎样,要充分理解健康和疾病,就需要对"环境"这个词有一个更为全面的认识:一种生物心理社会学的认识。

第二个谜团是,自身免疫性疾病的分布在性别上有着高度的倾斜。大约70% ~ 80% 的患者是女性,对于她们来说,这类疾病是致残和致死的主要原因。例如,女性患类风湿性关节炎的可能性是男性的三倍;受红斑狼疮影响的女性更是高达男性的九倍。美玉所患的系统性硬化症在女性当中的发病率是男性的三倍。[9] 更令人惊讶的是,为什么多发性硬化(一种慢性、令人严重衰弱、可能持续终生的神经系统疾病)的性别失衡会**越来越严重**。

在 20 世纪 30 年代的加拿大,这种疾病的性别比例大致持平;如今,被诊断出多发性硬化的女性比男性多出了两倍。[10] 世界各地都出现了这种趋势。"丹麦女性的多发性硬化发病率正在上升。丹麦女性患多发性硬化的风险在过去 25 年间增加了一倍多,而男性的患病风险几乎没有变化。"《丹麦医学杂志》(*Danish Medical Journal*)近期的一篇文章指出。还有,与拉德博士所说内容一致的是:"对于这种流行病学上的变化,其解释应该在**环境**中去寻找,因为基因只能解释一小部分多发性硬化的风险。这种变化太快了,以至于无法用基因的变化来解释。"[11]

在照顾美玉的专家当中,没有一个人询问过她的在患上这种重创她生活的疾病之前的状况,无论是身体状况还是情绪状况。尽管有大量研究表明,压力、创伤和炎症之间存在联系，尽管数十年来已有多项研究探讨了类风湿性关节炎、多发性硬化和其他自身免疫性疾病之间的这种关联，仍然出现了这样的情况。这种可能的研究思路不仅没有被深入探索，而且在主流圈子里似乎也是一种禁忌。"在谈论这些问题时，我感到有些不自在。"美国最知名教学医院的一位风湿病专家这样告诉我，"自从毕业之后，我大大改变了自己的工作方式，因为我开始在患者身上发现压力与疾病的发作之间存在关联，也发现了心理和生理创伤在他们的疾病中发挥着重要的作用。"由于担心同事疏远她（离谱！），这位医生要求匿名。她亲眼看到自己的患者取得了"显著的好转"——在康复的方面，甚至在有些情况下，患者能完全摆脱药物。然而，她却觉得她在自己的行业里是个叛徒。"我身边全是在大学里受人尊敬的同事，他们都是科研人员，但没有人关心这些事情。"听了这番话，我想起了那位哈佛大学的医生，他告诉我，追随这种思路的医生要"自担风险"，但他的确认为这种情况正在改变。

如果就连偏离正统医学的医生也会感到害怕和被人误解，那么患者会有什么感受呢？西方医学工作中有另一个令人遗憾的特点（不是普遍存在，但我们经常能看到），那就是权力的等级制度：把医生看作地位崇高的专家，把患者当作医疗的被动接受者。尽管医生兢兢业业、心怀善意，但这种失衡会损害患者对于自身健康和疗愈过程的能动性。有关患者生活的重要问题无人问询，而患者又缺乏足够的自信，不能坚持认为他们对于自身的直觉和见解有助于治疗过程——更不要说能否指导治疗过程了。

如果在美玉出现这种痛苦症状的时候，她的医生能问这些问题，他们就会知道，美玉在生命的第一年里就经历过两次严重的遗弃。美玉生于韩国的一个单亲家庭，在她六个月大的时候，她妈妈就把她送到了孤儿院。一岁时，她被一对信仰福音派基督教的夫妇收养并带到了美国，他们按照最严格的方式来抚养她。在不到十岁的时候，她的养母有过一次严重的精神崩溃。在美玉十几岁的时候，她父亲在一次宗教忏悔中向她承认，在她童年早期的大部分时间里，他都在对她进行性虐待，从她两岁时就开始了。她完全压抑了这些记忆，把这些记忆与所有相关的感受（痛苦、恐惧和愤怒）都隐藏在了意识的表面之下。我们会在后面讨论治疗的时候看到，美玉那不可思议的康复，那货真价实的死前复活，都归功于她直面了这种埋藏已久的伤痛。

在她不敢去感受的情感墓园之上，美玉建起了一座引人注目的大厦：一副积极进取的面貌。这种精神面貌不仅让她免于绝望，不再忽视自己的需求，还帮助她取得了她不敢想象的成功。作为世界知名教授的助理，成年后的美玉觉得自己的工作压力很大，她还会习惯性地背负起身边每个人的紧张与压力。"在那种环境里，我真的不像我自己。"她说，"我总是不得不伪装成一个比真实的自己更能干的人。"在我多年的实践与教学经历中，我见过许多自身免疫性疾病患者，他们有一个共同且反复出现的主要特点，那就是隐藏在内心中的痛苦，再加上这样的功能亢进。

就在她痛苦的关节炎发作之前，美玉正处在一段复杂的恋爱关系中，这段关系中的许多起伏波折给她的精神造成了伤害，最终以痛苦的分手告终。她一生中所有不让自己感受的痛苦，所有对被抛弃的恐惧，都表现在了她对失去这段关系的反应里了。这是一种全身的哀伤反应。同样地，训练有素的、治疗她硬皮病的专家也认为，她从童年到现在的任何一段经历都不算是可以接受的证据。"我的身体真的就像一个战场，而我正在节节败退。"美玉告诉我。她的话引起了我的共鸣：长期以来，我一直把自身免疫性疾病想象成一支入侵自己祖国的强大军队，一场针对自己身体的暴力反叛。实际上，由于没有意识层面的情绪出口，情绪也得不到解决，美玉强烈的情绪发动了叛乱，表现为她组织里的炎症。

最近，微生物学家开始讨论"神经源性炎症"，即由神经系统放电引发的应激性炎症；而我们现在知道，神经系统深受情绪的影响。[12]有一项出色的研究发现，早期逆境（比如美玉在童年时期遭受的创伤）与成年后的炎症有关系。美国近期的一项研究发现，童年时期的情感与肢体虐待会使系统性红斑狼疮的患病风险上升一倍多，而且炎症是患这种疾病的可能途径之一。[13]其他研究还发现，压力与免疫系统受损之间有着更多的联系。[14]2007年，英国科学家发现，在童年时期受过虐待的成年人，其肝脏中产生的某些炎症信号物质（例如 C 反应蛋白）在血液中的水平更高，在排除了个人行为与生活方式等影响因素的情况下仍是如此。研究者写道："童年虐待是一种未被研究过的、独立的、可以预防的成年期炎症风险因素。"[15] 他们谨慎地补充道："炎症**可能**是一个重要的发展性中介，将早年生活中的逆境与成年后的不良健康状况联系了起来。"此后的许多研究证明，这句话可以把"可能"两字去掉。

有些医生指出，类风湿性关节炎与某些人格类型或人格特点有关。我们会在第 7 章更多地讨论人格，但是为了避免误解，这里有必要简短地澄清一下。我们所说的人格特质，除了能反映真正的、天生的气质与特点，也能表现出人们小时候适应其情感环境的必然方式。人格特质能反映出一个人的许多东西，但无论他们有多认同这些特质，这些东西都既不是固有的，也不是不可改变的。这些特质也不是性格上的缺点；虽然它们现在可能会给我们带来困难，但它们最初是一种求生的方式。

早在 1892 年，出生在加拿大的、约翰斯·霍普金斯大学的伟大医生威廉·奥斯勒（William Osler，后来由于他对英国医学的贡献，被维多利亚女王封为爵士）就已经注意到"这种疾病与震惊、担忧和悲伤有关"。许多年后，1965 年的一项调查报告了易患类风湿性关节炎的人普遍具有一系列自我克制的特质："强迫性的、自我牺牲式的利他，压制愤怒，以及过度关注社会接受度。"[16] 加拿大自身免疫性疾病专家 C. E. G. 罗宾逊（C. E. G. Robinson）博士在 1957 年写道，他的类风湿性关节炎患者"经常会非常努力地在工作和私人交往中取悦他人，并且会要么隐藏敌意，要么不直接表达敌意。他们中有许多人都是完美主义者。"疾病的发作往往是由压力引起的。他睿智地补充道："处理慢性类风湿性关节炎患者的情绪问题，往往需要花费与治疗关节或全身性疾病一样多的时间……我认为对许多类风湿性关节炎患者来说，情绪与心理方面的因素是最重要的。"[17] 在罗宾逊博士发表这番言论的 40 年之后，美国研究者也发现，在一组类风湿性关节炎的女患者中，人际压力的水平与疾病严重程度相关。[18]

一个典型的例子是来自加拿大一个草原省份的朱莉娅，她现年42岁，在29岁时就被诊断出患有类风湿性关节炎。她在一场机动车事故中被追尾，第二天感到左肩有些疼痛，但很快就好了。只不过她全身各个关节一次又一次地疼痛起来，这种转移既令人迷惑，又难以预测。"我的某个关节疼痛起来，然后疼痛就消失了。"她告诉我，"后来，突然之间我26个关节都疼痛发炎了。"血液检查发现，类风湿性关节炎的一项指标飙升，明确了诊断。她的情绪特征与研究文献中所描述的"高度负责、压制愤怒"的性格一致。这些特征是在她的原生家庭里形成的：她有一个酗酒的父亲，还有一个在情感上依赖他人的母亲，而她不能向母亲透露自己被一位家庭好友性侵的经历，这个朋友也伤害了朱莉娅试图保护的妹妹。

朱莉娅的主治医生从来没有问过她的内心世界。这很重要吗？因为罗宾逊博士和其他人发现，这种人格模式是可以逆转的，因此，也许这种疾病同样可以逆转。尽管医生说她的病情必然会恶化，但朱莉娅现在没有症状，也没有服用药物。"这两天，我和我的类风湿性关节炎进行了一次美好的对话。说起来，我都想哭了。"她对我说，"我很好。"这样的一句话是什么意思呢？为什么这句话在朱莉娅的案例里那么深刻呢？我们稍后会再次探讨这些"美好的对话"，就在我们讲到疗愈的时候（见第27章）。

哀伤与烦恼：米蕾、比安卡和多发性硬化

米蕾今年51岁，是一名来自土耳其的医生，目前在加拿大一家医院担任临床试验协调员。她在18岁时首次出现了复视，也就是看东西重影，但由于没有先进的成像技术，她一开始没有被诊断出来。"我去看了眼科医生，他说，哦，这只是暂时的。"她回忆道，"所以我服用了六周的皮质类固醇，然后症状就消失了。22岁时，这种症状又多次发作。**每次我看我妈妈的时候，都会看到重影。**我到另一个城市学习时，一切正常，但当我回到伊斯坦布尔，每次见到我妈妈时，症状都会再次发作。"24岁时，米蕾做了一次磁共振成像检查，被

确诊为多发性硬化。在移民到加拿大之后，她的症状消失了好几年。但在她怀孕期间，她的丈夫在生意上陷入了困境，开始辱骂她。"他对女性有一种愤怒和仇恨，"她说，"他会把这种情绪投射到我身上。"一种压力会引发另一种压力。"他赚的钱不够雇人，所以我要从早上到下午去医院工作，然后从下午到午夜都得去照看商店。我生孩子后，情况变得更糟了。他大喊大叫，非常生气。他总是贬低我、嘲笑我、奚落我。"最终，米蕾离开了这段婚姻。多年后，她又见到了父母。见到父母之后，她很快就不能走路了——从那以后，这种情况就一直存在。童年时期给她留下的恐惧和愤怒曾经被她压制了，但相关的情绪线索在她回家之后被触发了，进而导致她的神经系统发炎。

多发性硬化也是一种自身免疫性疾病，与这种病相关的个人经历、童年逆境与压力的决定性影响已经得到了广泛的研究。第一个阐释这种疾病的人是法国医生让－马丁·沙可（Jean-Martin Charcot），他有时也被称为现代神经学之父。他在 1872 年提出，多发性硬化是由"长期持续的哀伤与烦恼"造成的。与他同时代的、年轻一些的医学巨擘威廉·奥斯勒对类风湿性关节炎也有一样的看法。从那以后，越来越多的信息支持了沙可的开创性见解。1958 年在蒙特利尔两家医院进行的一项研究发现："大多数多发性硬化患者都是在不幸福的家庭中长大的。婚姻不和、家庭破裂、酗酒、缺乏父母关爱都是不幸福的原因。"绝大多数人在发病之前都承受过长期的情绪压力。导致疾病复发的另一个重要因素是压力，比如"对财务问题的担忧、不幸福的家庭生活、责任的增加。这些因素无论是单独发挥作用，还是与疲劳、过度努力、过度工作、事故、受伤、分娩等其他因素一同起作用，都会导致同样的结果"。[19] 十年后，另一项研究（提出"生物心理社会"这个词的乔治·恩格尔教授也参与了这项研究）也发现："大多数患者……报告称，在症状出现之前有过造成心理压力的经历，那些症状最终导致他们被诊断出多发性硬化，这些发现得到了（能找到的）家庭成员的证实。"[20]

相关证据不断地涌现出来。经历过重大生活压力的多发性硬化患者，其发病率几乎增加了三倍。[21] 最后，2013 年在葡萄牙举行的一次国际会议上发表的一篇大型文献综述发现，多发性硬化患者身上有着一系列模式，包括：

- 在发病前 6 个月至 2 年内出现过较多的不良压力或创伤性事件；
- 压力与疾病的复发存在累积关系，即经历一次生活压力事件后，复发风险会增加一到两倍；经历 3 次或以上生活压力事件，风险会增加 4 倍到近 6 倍；
- 有过童年创伤史，其童年创伤是一般人群的两到三倍；
- 一般来说，他们较少关注自己的情绪，因此保护自己免受压力影响的能力较弱；
- 社会支持能减轻生活压力的影响。[22]

多年来，我采访了数十名多发性硬化患者，其中许多人是在我看到这类研究的很久之前采访的。我目前还没有发现不符合这些普遍性结论的例外。让 - 马丁·沙可在一个半世纪之前所说的"长期持续的哀伤与烦恼"，在很大程度上决定了这种疾病的产生与严重性。其他自身免疫性疾病也是如此，在几乎所有的案例中，都明显存在着某种童年模式，导致人们过度尽责、高度负责、对自身的需求保持情绪上的克制——他们在患病前也承受过压力，比如人际冲突、家庭危机、关系破裂或工作上的额外职责。

对于比安卡（和米蕾一样，她也是个医生）来说，她的多发性硬化的第一个症状也是重影（复视）。现在她已经 37 岁了，她第一次产生症状还是在 20 多岁的时候，那时她正在为学校的考试忙得焦头烂额。她在线上聊天中告诉我（她在布加勒斯特的家中，而我在温哥华）："多年以来，在我出现重影症状的时候，我要么是在准备考试，要么在工作上有很多压力，职业上的压力。我还有些其他症状，比如麻木和刺痛。我总结出了规律，症状通常出现在我有个人问题或情绪问题的时候。"与医学的预期相反，比安卡学会了让疾病为她服务。面对我们多数人都自然会认为是不幸的情况，她学会了与这种疾病做朋友，并让自己接受这种疾病的指引。"我这一辈子都在过度补偿，努力工作，试图取悦他人。"她告诉我，"得了多发性硬化之后，我终于有理由放松下来，专注于我自己了。"

为什么自身免疫性疾病会增多

遗传没能找到答案，对难以捉摸的"环境因素"的搜寻仍在继续；在现代世界，这样的环境因素肯定很多。[23] 然而，我相信，有一个这样的因素是很明显的、无处不在的，而且可悲的是，在很大程度上被我们忽视了。炎症的治疗能为我们提供重要的，甚至明显的线索，帮助我们了解炎症的起源，这个线索可能有助于解开"这些疾病到底从哪里来"的谜团。我们医生经常会对皮肤、关节、大脑、肠道、肺、肾等处的炎症使用大剂量的合成应激激素。之所以会这样做，是因为我们有一个很好的理由：尽管激素有许多潜在的危险副作用，但通常能减轻或改善症状。然而，我们很少想到要问问自己，或者问问患者，压力本身是否可能，仅仅是可能，与我们正在治疗的疾病有关。

有大量证据支持这种观点。最近发表在《美国医学会杂志》上的一项瑞典研究表明，患有与压力相关疾病的人，患上自身免疫性疾病的风险要高得多。[24] 值得注意的是，那些用 SSRI 类药物（使用最广泛的抗抑郁剂⊖，其中最有名的可能就是百忧解）治疗过与压力相关的精神疾病的人，患自身免疫性疾病的风险较低：用甘德斯·柏特博士对于人类心理与生理的相互作用，以及情绪在疾病中的作用的观点来说，这就是**身心**现象的明确证据。

这种现象也不仅存在于人类身上。在 2013 年的一项研究中，实验室小鼠承受了为期三周的压力，旨在模仿"人类在日常生活中遇到的多种压力事件"。小鼠承受的压力就是，将它们浸泡在冷水里，向它们的方向喷洒掠食者的气味，让它们忍受强光、活动限制或隔离——这些都是持续时间长短不一的、不可预测的压力，它们无法轻易适应这些压力。研究者称之为"慢性可变压力"。暴露在这种压力下的小鼠，产生致病性自身免疫的风险升高了。换言之，更有可能产生针对自己身体的免疫活动。[25]

我相信，在我们当下的西方文化中，生活让我们中的许多人都成了实验中

⊖　SSRI 代表"选择性 5- 羟色胺再摄取抑制剂"（selective serotonin reuptake inhibitor），意思是这种药物能阻碍神经化学信使血清素被摄取进神经细胞。

的小鼠，忍受着我们无法控制的"慢性可变压力"。[⊖]

　　这里有必要警告读者：在强调生平因素在疾病中的作用时，我们必须注意避免指责与内疚。"有些人将红斑狼疮视为外部的攻击者，"一位患有红斑狼疮的英国女性写道，"但我更愿意认为这是我自找的……过度的奋斗、总是生活在紧张的情绪里、太多的压力。然而，不管后果如何，我都不会改变自己的生活方式。我就是这样的人，所以这种疾病也就是我。"²⁶

　　这种观点是有一定智慧的，但我也从中听出了一种毫无根据的自责，以及十分典型的自我关怀的缺乏。没有人**是**他们的疾病，也没有人生病是**自找的**——不会是有意识的、故意的，或是罪有应得的。疾病是几代人的痛苦、社会境况、文化境况、童年创伤、背负着人们的压力与情感往事的生理状况的结果，所有这些因素都会与身体和心理的环境相互作用。没错，患者通常会表现出根深蒂固的人格特质，但这种人格并不能代表我们是谁，我们因此而患上的疾病也不能。

　　然而，即使这位英国作家犯了一个错误，即完全与自己的疾病认同，但她仍然巧妙地引导了我们去思考一系列深刻而有意义的问题。对于我们在本章中看到的这种慢性的、自我攻击的病症，作为"外部攻击者"的疾病是否根本就不存在？[⊜]万一疾病实际上不是一种静止的实体，而是一个代表了具体情况下的真实生活的**动态过程**呢？有哪些新的（或旧的）治疗途径——主流医学观点不可想象的治疗途径，可能从这样的观念转变中发展出来？

　　⊖　我将在第 22、23 章中讨论自身免疫性疾病的显著性别差异和种族差异。
　　⊜　显然，面对新型冠状病毒等外部因素时，我们面临着完全不同的挑战。但即使在那种情况下，内部因素和社会环境也会大大影响人们的易感性。

第6章

疾病没有实体

疾病是一个过程

> 癌症不是细胞的疾病，就像堵车不是汽车的疾病一样。研究一辈子内燃机也不能帮助任何人理解我们的交通问题……堵车是车辆与环境之间的正常关系出了问题所导致的。无论车辆本身能否正常运行，都有可能堵车。
>
> ——大卫·史密瑟斯（David Smithers）爵士，
> 《柳叶刀》（*Lancet*），1962

　　V，原名伊芙·恩斯勒[⊖]，因著有《阴道独白》而在 20 世纪 90 年代声名鹊起。《纽约时报》称这部戏剧"可能是过去十年中最重要的政治戏剧"。她在戏剧上的巨大成功促使她开始从事社会活动。作为一个无畏的女权倡导者和捍卫者，她走遍世界各地，在饱受战争蹂躏的刚果共和国目睹了大规模强奸与厌女

　　⊖ 我们初次访谈之后，这位作家兼社会活动家把她的名字改成了 V，放弃了她的强奸犯父亲给她的名字，包括个人的名字和家族的姓氏。她不希望被父亲留下的东西所定义。在本书中，我们尊重这一自我肯定的称号。

暴行造成的血腥后果。

对 V 来说，政治问题就是她个人的问题。在她令人心碎又极为出色的回忆录《我，在世界的身体之中》（*In the Body of the World*）中，她提出了一个十分坦率又深刻的问题："我患上强奸癌了吗？"从很早的时候起，她父亲就对她实施了性侵，并且持续了许多年——长期的侵犯加上严重的情感虐待，以及后来可怕的肢体暴力。与此同时，由于她的母亲被自身童年苦难的遗留问题所困扰，所以对这种情况一直视而不见，或是保持沉默。年幼的伊芙觉得，与自己的父亲有染，是在"背叛"自己的母亲。"当你的父亲对你实施乱伦时，作为一个孩子，你会感觉自己是个叛徒，"她在线上采访中告诉我，"我的母亲因此憎恨我。她憎恨我，是因为他如此喜爱我。"有害的自责是受创伤的孩子所承受的折磨之一。V 在很多时候都厌恶自己，就像其他许多早年间遭受虐待的受害者一样。

"我是怎么得上病的？"她是这样描写自己的癌症的，"是因为 57 年来每天担心自己不够好吗……是因为操心要如何在麦迪逊广场花园里装满 1.8 万人，或者在超级巨蛋体育场里塞满 4 万人吗……是因为多年来，在数百个小镇里的每次演出、演讲之后，总有 200 多个女人排着队，给我看她们的疤痕、伤口和战士般的文身吗……是因为郊区的草坪上有杀虫剂吗……是因为我的第一任丈夫和我的好友出轨吗……是因为我和已婚男子偷情吗……是因为我没有设置足够的边界吗？还是因为我给自己设限太多？"

我问她现在是怎么想的，V 笑了笑，其中也许还有些讽刺的意味。"我认为是上述所有因素共同导致的。"她说，"但我认为，如果说有一个根本原因导致了我的疾病，那就是缺乏足够的认识——我没有深入地处理我的创伤。"然后，她对疾病的本质做了深刻的评论："**疾病不是一种东西**。它是能量流，是电流；是当你在没有觉醒或缺乏联结感时产生的进化与退化，而此时创伤基本上掌控了你的生活。我认为，我们不应该认为疾病是一种东西，因为这样会让它变得像是一种有形的物体，而它实际上是一种心理、精神和情感上的状态。"

这种来之不易的领悟提出了一些陌生的，但可能很有意义的问题。她写道：“如果说，当你生病的时候，你并非处于（疾病的）某个状态中，而是**处在一个过程中**，那会怎样呢？如果癌症就像失恋、找到新工作或者求学的经历一样，是一个老师，那会怎样呢？如果人们不会因为某些'晚期'的诊断而抛弃你、定义你，而是将你看作一个正处于某种能够深化你的灵魂、敞开你的心扉的转变过程之中的人，那又会如何呢？”

V能够从接近晚期的诊断中幸存下来，很大程度上要归功于现代医学的不懈努力与高超技术，包括多次复杂的手术与化疗。但在她看来，这并不是拯救她生命的全部原因。她自己对于疗愈的看法，为这些治疗手段提供了有力的补充：她不把疾病看作一种“东西”、一个外在的敌人，而是把它看作一个过程，这个过程包含了她生命中的一切——现在、过去和未来，而且她甚至将疾病视为一位老师。

不只是战争

我们习惯于把疾病看作一种需要摆脱的东西，或者是要与之战斗的敌人，比如我们会说“抗癌”。（而我要郑重声明，这场“抗战”离胜利还差得很远。）[1]我们告诉自己，有朝一日，有了足够的研究，我们这个社会终将“战胜”癌症，将其彻底消灭；与此同时，我们保持着一种顽强的反抗态度，就像那个流行的话题标签“＃去你的癌症”所表达的那样。我们的日常用语表达了我们斗志旺盛的态度：我们会听说朋友或家人正在勇敢地与“多发性硬化做斗争”，或者正在抗击某些其他疾病；他们要么在斗争中获胜，要么“屈服”于病魔。

这些战斗比喻之所以如此吸引人，可能是因为这些用语的力量感与我们的愤怒与绝望感很相称；然而，这些话并不会因此而变得有用。在之前的一本书中，我引用了加拿大肿瘤学家卡伦·格尔曼（Karen Gelmon）的话。她是乳腺癌领域的领军专家，她对于用军事用语来描述癌症护理与研究持怀疑态度。“身体里出现的是一种流动的问题，有流入也有流出，”她说，“你不能控制它的每一个方面。我们现在需要明白，有些事情你可以影响，有些事情你无能为力。这不是一场战争，是一种寻找平衡与和谐的推拉现象，是要将冲突的力量揉成一个面团。"[2] 我注意到，她所说的"流动"与 V 的说法非常相似：一位女士的说法源自她的专业知识，另一位的说法则源自来之不易的亲身领悟。

除了战争宣言之外，还有一种更普遍的误解蒙蔽了我们对于疾病的看法："我**有**癌症。""她**有**多发性硬化。""我侄子**有**注意缺陷障碍。"每一句这样的话中都蕴含着一个未经检验的假设，即存在一个独立于疾病这种**东西**之外的**我**（或**某个人**），而这种疾病为"我"**所有**——就像"我有一台纯平电视"这句话的意思一样。这就好像在说，这是我的生活，而那边那个东西，就是入侵我生活的疾病。从这个角度来看，疾病是某种外在的东西，有着自身的特性，独立于患病的人而存在。考虑到这种看法给我们带来的影响，是时候换一种新观点了。

我们已经看到，激素、免疫、神经、分子、细胞内、表观遗传学等无数作用途径，让我们的生理与情感、心理、灵性、社会生活密不可分。在 V 看来，导致最终差点儿杀死她的过程的主要根源是创伤和压力，这种看法与现代科学完全一致。英国人进行了一项长达 50 年的研究，对近 1 万人进行了追踪调查，也就是从他们出生开始一直追踪到 50 岁。该研究发现，虐待、社会经济劣势、家庭冲突等早年逆境会大大增加人们 50 岁之前患上癌症的风险。经历过两次或更多这种逆境的女性，在中年时患癌症的风险会增加一倍。[3]

研究者写道："这些发现表明，癌症风险可能与生命早期暴露于压力环境，或接触压力事件有关。"他们再次小心翼翼地使用了"表明"与"可能"这样谨慎的语言。就我的临床感受而言，尽管我很关心人们是如何生病、如何康复的，但这样的研究结果（尽管在多项其他研究中反复出现）并不是在**表明**什么，而是急需我们的关注。应激激素对免疫系统的扰乱作用，是患癌症的风险因素，这早已不是科学上的秘密。我们也看到了压力与创伤是炎症的主要驱动因素，而炎症是"癌症制造机"中的另一个核心部件。正是因为如此，遭受过性虐待、肢体虐待的女孩，在成年后患上子宫内膜异位症的风险要大得多。子宫内膜异位症是一种痛苦且常会致残的疾病，会增加患卵巢癌的风险，而卵巢癌

的起源常常超出了传统医学思维所能理解的范围。⁴从心身、心理神经免疫学的角度来看，这个难题就不那么令人费解了。⊖

我要再次提出一个对这个主题至关重要的问题：如果我们把疾病看作整个有机体的失衡，而不仅仅是分子、细胞或器官遭受入侵，或因为病理原因而变性的表现，又会发生什么？如果我们把西方研究和医学的成果应用于一个系统框架中，寻找导致疾病、促进健康的所有相关因素与条件，又会发生什么？

像这样改变看待疾病的视角，将会彻底改变我们行医的方式。我们不会再把疾病看作一个有形的实体，认为它将它的恶意强加于我们的身体；我们要处理的是一个**过程**，一个与我们的个人经历、生活环境、文化背景都密不可分的过程。这种思维方式上的改变有很多可取之处，不仅是因为它考虑了人际生物学。如果我们不再把疾病看作一种有形的、自主的、具有固定发展轨迹的事物，如果我们能得到恰当的帮助，并且愿意审视内在和外在的因素，我们就能开始在对待疾病的问题上发挥能动性。毕竟，如果疾病是我们生活中某些东西的表现形式，而不仅仅是生活的残酷破坏者，那我们就有选择的余地：我们可以寻求新的理解，提出新的问题，也许还能做出新的选择。我们可以获得我们应有的地位——**成为这个过程的主动参与者**，而不是继续做疾病无助的受害者，只能依赖医疗工作者为我们带来奇迹。

疾病本身既是过往事件的"高潮"，也是未来事态发展的指针。我们的情感因素，包括我们与自己的关系，可能是未来的有力决定因素之一。例如，研究已经证明，在获得诊断时的无助与绝望，会对患有乳腺癌的妇女的生存率产生不利影响，甚至在十年后依然如此。⁵相反，抑郁症状的减少则与更长的生存时间有关。⁶甚至有一项研究发现，在常规巴氏涂片检查中发现宫颈异常，需要进行活组织检查的妇女中，在诊断**前**对生活持悲观态度的人更容易被诊断出癌症。⁷对于男性来说，那些倾向于压抑愤怒的人，其免疫系统对于前列腺癌做出反应的能力会减弱。⁸另一项前列腺研究发现，社会支持会降低那种风险。⁹

⊖ 请回想一下 PTSD 症状与卵巢癌之间的联系（见第 2 章）。

史蒂文·科尔（Steven Cole）博士[○]是一位著述颇丰的研究者，他的研究为这种疾病的发病过程带来了启示。"我们现在知道，**疾病是一个长期的过程**，"他告诉我，"是发生在我们体内的一个生理过程，而我们的生活方式会影响这个过程会以多快的速度达到临床水平……我们对疾病了解得越多，就越不清楚人什么时候有病，什么时候没病。"当然，在关于"正常"的迷思当中，这种细微的差别是难以理解的：你要么"生病"，要么"健康"，你是什么情况应该很明显。但实际上，疾病与健康之间并没有明显的分界线。没有人会突然"患上"自身免疫性疾病，或突然"患上"癌症，尽管疾病也许会突然被我们发现，并造成巨大的影响。

几年前，《纽约客》（New Yorker）刊登了一篇题为《我怎么了》（What's Wrong with Me？）的文章，这篇文章用令人感同身受的第一人称描写了另一种"特发性"[○]自身免疫性疾病。¹⁰这篇文章也完美阐释了疾病是一个长期的过程，而不是一个独立的实体。"我生病了，"作者用一种痛苦的幽默感写道，"就像海明威所说的破产的方式一样——'逐渐地，突然地'。从一个角度来讲述我的故事，那就是我病了很长一段时间。至少6年，直到最后我看的所有医生都相信我病了。还有一种说法，这场病是从2009年开始的，我母亲在那一年去世了，我的压力很大，一种难以承受的疲惫感压垮了我，我的淋巴结疼了好几个月，然后一项检查表明，我最近感染上了EB病毒（Epstein-Barr virus）。"

这个疾病过程的显著特征是：病程较长，专业人士对于身体检查、血液检查或影像学检查中缺乏特异性标记物感到困惑，突然出现的人际压力，而这种压力最终导致了疾病的全面爆发。在文章的最后，作者透露了一个关于这种致命疾病的重要线索，这个线索本应该给她的医生发出信号："今年5月，在进行了多次磁共振成像检查之后，我的内分泌科医生推测，我的下丘脑患有一种'特发性'疾病，可能无法治愈。"

○ 加利福尼亚大学洛杉矶分校医学院的医学、精神病学和生物行为科学教授。
○ 即疾病发生的原因和机制目前尚不清楚或者未知。——译者注

　　线索呢？我们已经看到了：下丘脑是身体和大脑的应激系统中枢，是免疫活动的关键调节器，也是自主神经系统的核心。下丘脑是我们的情绪功能的生理数据的传感器，因此也是我们的人际关系、与自己的关系的传感器。它会把恐惧、丧失、哀伤和压力转化为我们血液、器官、细胞、神经、淋巴结、信使化学物质以及整个有机体中分子内的各种反应。因此，从更宏观的人际生物学角度来看，这位作者的病可能根本不是特发性的，而是慢性与急性压力的结果，这是可以理解的。即使现在的医学技术无法治疗这种问题，它也不一定是无法疗愈的，如果我们用更明智的、基于科学的视角看待疾病过程与心身统一性之间相互关联的复杂性，那就更是如此了。

　　说回癌症，科尔博士及其同事的研究表明，激活人体的应激反应，可能会促进肿瘤的生长与扩散。值得注意的是，正如他们发出的警告一样："压力本身并不会导致癌症；然而，临床与实验数据表明，压力与其他因素（如情绪、应对机制和社会支持）能显著影响促进恶性细胞生长的基本细胞过程与分子过程。"[11]

　　这就引出了一个关键点。压力不会"导致"癌症，原因很简单，我们体内随时都有潜在的恶性细胞。人体内包含超过 37 万亿个细胞，这些细胞处于发育、成熟和衰退等各个不同阶段。恶性转变时有发生，这是细胞分裂的偶然产物。在正常情况下，有机体的防御可以消除这些恶性转变对于健康的威胁。例如，我们从尸检中得知，许多女性都有乳腺癌细胞，就像许多男性都有前列腺癌细胞一样，但这些人从没有患上过癌症。问题是，是什么驱使这些细胞发展为临床疾病？是什么让免疫系统无法成功应对内部威胁？这就是压力的推动作用：比如，通过向血液循环中释放炎性蛋白，从而损伤 DNA，并且在恶性转化过程中阻碍 DNA 修复。这些蛋白质被称为"细胞因子"（cytokine），它们还可以使那些在正常情况下抑制肿瘤生长的基因失活，使支持肿瘤细胞生长和存活的化学信使发挥作用，刺激为肿瘤提供养分的血管分支，并破坏免疫系统。即使从细胞和分子的水平上看，疾病的产生也是一个多方面、多步骤的过程。

　　1962 年，英国著名癌症医生大卫·史密瑟斯发表了一篇颇有前瞻性的论文。他将癌症视为一个过程：不是细胞个体失控的疾病，而是环境失衡的表现，"仅仅是一个长得多的环境因素的发展链，没有明确的起始点"。他写道，医生和研究者并没有认识到癌症"重要的动态特性"；他们看到的是静态的后果，而不是发展变化的过程。[12] 史密瑟斯指出，细胞的活动"只有在与环境相互作用的时候才可能发生，它们的任何活动都不能仅通过细胞内部反应的规律来解释"。此后半个世纪的研究证实了这一充满预见性的论断。

"我现在对因果关系有了更复杂的看法。"史蒂夫·科尔告诉我，"如果你得了一种疾病，那么肯定有一系列的事情出了问题。其中有些因素可能与你的基因有关，有些可能与你接触的病原体有关。其中有些因素与艰苦的生活有关——这种生活方式会对身体，以及原本具有复原能力的组织造成损伤和破坏。最好把疾病看作一种多步骤的因果关系……许多疾病都有一个共同点，那就是炎症，它就像疾病发展的养料一样。我们发现，当人们感到威胁、不安全时，尤其是长时间有这种感觉时，身体就会本能地启动炎性基因。"

自医的医者

长期感到威胁与不安全，正是妇产科医生莉萨·兰金（Lissa Rankin）从小就有的感受，而医学训练让她的这种情绪状态有增无减。她的书《使命的解剖学》（*The Anatomy of a Calling*）用一段噩梦般的叙述开头：作为一名住院医生，她必须整夜从一个产房赶往另一个产房，处理一个接一个艰难的分娩病例，支持四个婴儿全部夭折的父母，同时上级还要斥责她没能很好地压制自己的哀伤，即使在女更衣室里也躲不过这顿骂。"医生，"她写道，"成了控制自己情绪的大师。如果我们感到哀痛，或者有人伤害了我们的感受，又或者我们感到伤心的时候，我们不能哭泣。"我近期和这位加利福尼亚州的医生谈过。"在医学院，"她告诉我，"我的外科教授一直在对我进行性骚扰。一直如此。我只能忍受……我从来没有去找过医学院院长，从来没有告诉过任何人，也没有要求保护，因为那是我伤痛的一部分——他们不允许我寻求帮助，不允许我'需要过度关注'，不允许我抱怨。"

27 岁时，兰金医生因为一次痛苦的心动过速被送进了她所在医院的冠心病监护室，而常用的无创干预措施对她不起作用。接受电击治疗后，她的心率恢复了正常，然后她被直接送回了工作岗位。到了 33 岁，她已经在服用好几种药物，治疗多种疾病，包括治疗高血压和心悸的三种药物，还有抗组胺药和类固醇（这也是一种应激激素），每周还要注射一针治疗过敏的药物。医生告诉她，她余生要一直注射这种药物。她还接受了宫颈异常（一种癌前状态）的治疗，但手术后不久疾病就复发了。一直以来，没有医生问她有什么压力，从而诱发了免疫问题，促进了恶性肿瘤的生长（这听起来很熟悉）。

现在，兰金医生已经完全康复了，不用再服用任何药物。在她身上，疗愈与传统的医学治疗无关，完全要归功于她在指导下进行的个人转变——这是她在 35 岁时开始的一段旅程，当时她几乎想要自杀。"在我辞职后的六个月内，我就停止了所有药物治疗。"她说。她现在是一个母亲，一名治疗师，也是一个研讨会的主持人，还是几本书的作者。她的关键领悟在于，她认识到她的整个生活就是她的几种疾病的基础，既包括身体疾病，也包括心理疾病；这些疾病不是独立的实体，而是她与世界互动的动态过程的表现。"我一直是一个典型的好女孩，成绩优异，名列前茅，总是努力发展我的才智，不是为了满足自己，而是为了被别人接纳。"她告诉我。她发现，这种时时刻刻的压力体现在了她的身体问题上。她必须放下。

正如莉萨·兰金意识到的那样，对疾病所代表的过程保持开放的心态，可以带来很多好处。疾病可能不是我们希望见到的客人，但表现出一点点的好客，欢迎这个不速之客（可以这么说），不会让我们付出任何代价。这样甚至可能给我们一个机会，弄清楚为什么这位客人会前来拜访，以及它可能告诉我们哪些与我们生活有关的事情。

The
Myth
of
Normal

第 7 章

创伤性冲突
依恋与真实性的矛盾

我们大多数的紧张和沮丧都源于一种强迫性的需要，即扮演一个不是自己的角色。

——亚诺什（汉斯）·塞利［János（Hans）Selye］，医学博士，
《生活的压力》（*The Stress of Life*）

根据安妮塔·穆贾尼（Anita Moorjani）的说法，那场几乎要了她命的疾病并不是偶然的不幸。"在我得癌症之前，"这位畅销书作家告诉我，"我害怕让别人失望。我是个喜欢讨好别人的人。我在满足别人的过程中完全迷失了自我，我变得筋疲力尽了。我是个不会说'不'的人；我是个喜欢拯救别人的人，我是那个愿意帮助所有人的人。当我得癌症的时候，我甚至都不知道，我是可以做自己的。经过一次昏迷之后，我才明白这一点。"现年 60 岁的穆贾尼充满活力，她确信，强迫性地压制自身需求所导致的慢性压力，是她患上转移性淋巴瘤的根源之一。在她 43 岁被诊断出这种疾病的时候，医生认为她已经到晚期了。"我的性格就是这样，我需要像癌症这样极端的事情来给我照顾自己的

理由。"

我们当中有许多人都听过这样的感慨：在灾难中"发现宝贵之物"的说法一点儿也不陌生，也不仅局限于卫生危机领域。但是，我们的人格特征可能会助长疾病的发生，这种观点却令许多人深恶痛绝。已故的电影制作人、社会活动家、杰出的作家苏珊·桑塔格（Susan Sontag）在 1978 年写作了文章《疾病的隐喻》（*Illness as Metaphor*），这篇文章至今仍然影响深远。在写作文章的时候，她是一名 45 岁的癌症幸存者。她在文中断然而有力地否认了生病可能意味着任何身体灾祸之外的事情。她写道："疾病是由精神状态所引起的理论……总是能够表明人们对于疾病的身体层面多么缺乏了解。"[1]对她而言，断言情绪会促成疾病，是在助长"带有惩罚意味的，或者多愁善感的幻想"，是在散播"危言耸听的比喻"以及这种比喻的"陷阱"。"我决心不让自己背负罪责。"[2]

桑塔格对于心身联结的排斥不仅在学界引起了共鸣，而且在一些颇负盛名的医学思想中心也引起了共鸣。几年后，《新英格兰医学杂志》（*New England Journal of Medicine*）未来的第一位女编辑玛西娅·安杰尔（Marcia Angell）博士赞同地引用了这篇文章，并嘲笑"精神状态是引发和治愈某些疾病的一个因素"的观点是"民间传说"，是一种"迷思"，其证据充其量只能算"逸事"。与桑塔格一样，安杰尔博士在这种思想中发现了一种指责患者的潜在倾向："患者在背负疾病的重担时，不应该被迫承担导致这种结果的责任，从而进一步加重自己的负担。"[3]

我完全同意，任何人都不应该因为自己的身体，或者身体内部发生的任何事情而感到内疚，无论这种内疚是自己产生的，还是外界强加的。正如我前面所说，这种责备是不恰当、不应该的，也是残忍的，同时缺乏科学根据。但是，我们必须小心，不要犯下一个很容易犯的错误。主张人格特征会促成疾病的发作，认为人格特质、情绪、发展历史和疾病之间存在更广泛的联系，并**不是**指责。这是更加全面地看待问题，目的是预防与疗愈——归根结底是为了自我接纳和自我宽恕。

因此，我要用新的方式来解析桑塔格的观点，这是为了提供更有帮助的视角。尽管我认为她对心身融合的反驳是错误的，在科学上是站不住脚的，但我理解她对于因生病而被指责的担忧。清晰而坦诚地看待那些可能破坏我们生理健康的生平因素，能够帮助我们明智而有效地应对疾病。更好的是，还能帮助我们从一开始就降低疾病的风险。这个道理适既用于个人，也适用于社会。

某些人格特质会带来患病风险，这种观点并不激进；事实上，这是在用现代科学的说法重述很久以前的见解。比如说，人们很早以前就非常了解，暴躁的脾气会通过一些生理途径导致心脏病，这些途径包括血压和心率升高、凝血加剧和血管收缩等。[4, 5, 6] 早在古代，希波克拉底就谈到过"胆汁质"，他认为这种特质是由胆汁（黄色体液）过多造成的。在英语中，我们仍然会习惯性地说坏脾气的人是"胆汁质"的。在传统中医中，肝脏（胆汁的来源）与愤怒、苦涩和怨恨是有关的。1896 年，常被称为现代医学之父的著名内科医生兼医学教师威廉·奥斯勒爵士在巴尔的摩的约翰斯·霍普金斯医院向研究生宣称："容易患上心绞痛（冠状动脉疾病的一种主要症状）的人不是纤弱、神经质的人，而是健壮、心身充满活力、敏锐、雄心勃勃的人……他们总是铆足了劲儿。"他预言了一种现代概念：有紧迫感、强迫性地沉迷某事、急躁、容易心烦意乱、容易患心脏病的 A 型人格——这是一种生物心理社会的动态特征，无论从科学还是"逸事"的角度来看，都很容易理解。

1987 年，心理学家莉迪亚·特莫肖克（Lydia Temoshok）⊖博士提出了后来被称为"C 型人格"的概念，这个概念指的是与恶性肿瘤发作密切相关的特质。⊜从气质谱系上看，这些特质与 A 型特质相去甚远；其中包括"合作与安抚、不自信、耐心、不表达消极情绪（尤其是愤怒）、服从外部权威"。她访谈了 150 名黑色素瘤患者，发现这些患者"特别友善，和蔼得过了头，从不抱怨，也不自信"。这些人被归为"讨好者"：虽然他们对自己的病情感到焦虑，

⊖ 时任马里兰大学医学院行为医学项目主任。
⊜ 事实上，特莫肖克描述的是性格特征，而不是一种完整的"人格"——下文将进一步阐述这种对于她观点的误解。

但他们的担忧都集中在某个外在方向上，与自己无关，并且他们担心自己的疾病会对家人造成影响。我曾在《环球邮报》（*Globe and Mail*）上读到过一篇文章，这篇文章就很好地刻画了这种自我克制。这篇文章的作者是一位刚刚被诊断出乳腺癌的女性。"我很担心我的丈夫，"她忙不迭地告诉医生，"我会没有力气照顾他的。"[7]

　　大约在同一时间，也就是我开始从事医疗工作的十年后，我开始注意到，我的许多患者在生活中都有类似的模式，他们患有各种各样的疾病。过去半个世纪的大量研究揭示了压力（包括自我抑制的压力）能够如何破坏我们的生理机能（包括免疫系统）。尽管我当时对这些研究并不熟悉，但我依然注意到了那些模式。当时我并不知道特莫肖克博士的研究，但我也得出了相似的结论，因为这些现象已经清清楚楚地呈现在了我的面前：我无法忽视我所看到的东西。一次又一次，我发现正是那些"好"人，那些强迫性地将他人的期望与需求置于自身之上的人，那些压抑自身所谓"消极情绪"的人，才会带着慢性疾病，来我的家庭诊所就诊，或者来到我所指导的姑息治疗病房，接受我的照料。令我震惊的是，这些患者得癌症的可能性更高，预后也更差。

　　我相信，原因很简单：压抑使人失去了保护自己免受压力的能力。在一项研究中，研究者通过测量参与者的皮肤对于不愉快的情绪刺激的电反应，来测量他们的生理应激反应，参与者要报告这些刺激对他们的困扰程度。显示器上会展现出侮辱性或贬低性的语句，比如"你活该受苦""你长得真丑""没人爱你"以及"你只能怪你自己"。有三组参与者通过这种方式进行了评估：黑色素瘤患者、心脏病患者和健康的对照组。在黑色素瘤组中，参与者的口头报告（也就是他们在多大程度上会因为那些轻蔑和贬低的信息而**有意识地**感到难过）与他们的皮肤反应所暴露出来的身体压力水平之间存在很大的差异。换句话说，他们把自己的情绪排斥到了意识之外。这必然会影响身体：毕竟，如果你生活在压力之下，**却不知道自己有压力**，那么你几乎无法保护自己免受长期生理后果的影响。因此，科学家得出结论，压抑应该被视为"一种心身的概念，而不仅仅是一种精神上的概念"。[8]

几年后，加州大学伯克利分校的心理学家研究了**压制**（suppression）的生理影响。他们研究的是压制，其定义是"在情绪唤起时**有意识地**抑制自己的情绪表达行为"，而不是压抑（repression），指一种在很大程度上是无意识的过程。如果我知道我很害怕，但我选择对一只能"闻到恐惧"的疯狗隐瞒自己的害怕，那我就在压制自己的感受——这不是在压抑情绪，比如强迫性地假装同意自己感到厌恶的观点，直到后来才意识到这一点。在这项伯克利分校的研究中，研究者向参与者展示了一些通常会引发厌恶的视频，比如正在接受治疗的烧伤患者，或者正在被截肢的手臂。研究者特地要求一些参与者在观看时不要流露情绪，对照组则可以自由地通过面部表情或身体动作来表达情绪。在许多生理指标上，压制情绪组表现出了交感神经（战或逃）系统的高度激活：换言之，他们表现出了应激反应。[9]也许在某些情况下，一个人可以出于完全正当的理由，故意选择不表达自己的感受；如果一个人习惯性或强迫性地做这样的事情，其影响很可能是有害的。

根据我自己和许多其他人的观察，我总结了慢性病患者最常见的人格特征。这些特征可能会让你想起我目前为止提到过的有些案例故事。无论人们表现出了一种、几种，还是所有那些特征，他们都会以各自的方式表现出自我压制或压抑。我发现，这些特征不仅存在于各种慢性病患者身上，而且在他们身上表现得很突出，包括癌症患者、自身免疫性疾病患者、持续性皮肤病患者，以及一系列其他疾病患者，如患有偏头痛、纤维肌痛、子宫内膜异位症、肌痛性脑脊髓炎（也叫慢性疲劳综合征）的患者，等等。

这些特征是（不分先后顺序）：

- 自动、强迫性地关注他人的情感需求，而忽略了自己的情感需求；
- 对社会角色、义务和责任的严格认同（这与下一个特征密切相关）；
- 有过度的紧迫感，侧重于外部、多任务的、过度的责任心，这些特点建立在一种信念之上，即一个人必须通过行动与付出来证明自己的存在是合理的；
- 压抑健康的、自我保护的攻击性与愤怒；

- 怀有两种信念，并强迫性地将这两种信念表现在行为上——"我要为别人的感受负责""我绝不能让任何人失望"。

这些特征，与人的意愿和有意识的选择无关。没有人会在早上醒来时决定"我今天要把全世界人的需求放在首位，不管自己的需求"或者"我等不及要压制我的愤怒和沮丧，换上一张快乐的笑脸了"。也不是每个人生来就有这样的特质：如果你见过新生儿，你就会知道，他们对于表达自己的感受毫无顾忌，他们在哭之前不会考虑再三，免得给他人带来不便。这些人格上的习惯（我们姑且可以这样称呼它们）之所以会在某些人身上发展出来，变得如此突出，其原因既吸引人又发人深省。从根本上说，这些习惯是应对模式，是适应行为，目的是保护某些必不可少、不可或缺的东西。

为什么这些特征，以及它们在慢性病患者人格中普遍存在的现象，经常得不到人们的重视，或者完全被人忽视呢？这就是我们主题的核心：这些特征是人们在这种文化中最**正常**的存在方式。怎么个正常法？它们在很大程度上被人视为可敬的优点，而不是潜在的缺陷。我们往往不会注意到这些危险的自我否定特质，因为它们很容易与那些类似的健康品质混为一谈：慈悲心、荣誉感、勤奋、仁爱、慷慨、有节制、有良知，等等。请注意，尽管后一类品质与前一类非常相似，但不意味着也不要求一个人超越、忽视或压制他真实的自己，以及他的感受和需求。例如，真正的慈悲心是给予他人平等的机会——我们之所以这么做，是因为我们知道并尊重自己的感受。我们可能会钦佩那些在危机之中把别人的需求放在自己之上的人，或者敬佩为许多人的权利而斗争的领导者，但这些牺牲是在有意识、有时间限制的情况下做出的，与当时的情况相符，并且牺牲者充分意识到了风险。

说到看报纸，我有一个相当不同寻常的习惯：长期以来，我一直关注亲人朋友向已故亲友表达敬意的讣告。我注意到这些讣告里常有某种令人心酸的矛盾之处。这些感人至深的悼词里包含爱意与悲伤，往往在无意中颂扬了他们亲爱的逝者自我克制的特质，却没有意识到这些特质可能在逝者的疾病中发挥了核心作用，导致正被人铭记的生命戛然而止。举个例子，有一位安大略省的医生（我们姑且叫他斯坦利）死于癌症。加拿大的全国性报纸《环球邮报》在其每日的"逝者生平"（Lives Lived）栏目刊登的讣告中，对斯坦利与母亲的亲密关系给予了赞许：⊖"斯坦利和他的母亲有着非常特殊的关系，这种关系在他们生活中的各个方面都很重要，直到她去世为止。作为一个有着年幼孩子的已婚男人，斯坦利坚持每天与父母一起吃饭，而他的妻子莉萨和四个孩子总是在家等他。他回家的时候，迎接他的又是一顿可以享用的晚餐。为了不让生活中的这两位女士失望，斯坦利坚持每天吃两顿晚餐，直到体重逐渐增加，引起了人们的诧异。"⊖

　　还有一篇讣告纪念了一位女性。尽管患有转移性癌症，但她"没有放弃自己的任何职责"，包括"几次曲棍球训练、学校董事会、管弦乐队和其他课外活动"，甚至当疾病在全身扩散的时候，她还承担了一些新的职责，而这些都是为了帮助别人。我完全赞成积极参与社区活动。但是，有一种东西叫"对生活的渴望"，还有一种东西叫"从不间断的活动中获得自我意识"，甚至到了在面临灾难的时候也无法停下来照顾自己的地步。

　　再举最后一个例子，有一个鳏夫用这样的文字来纪念自己的妻子（55岁时死于乳腺癌）："在她的一生中，她从未与任何人吵过架……她从不把自我看得过重，只会以谦逊的态度融入环境。"看到"不把自我看得过重"这句话，我们就应该停下来想一想。这个词的本义是深情地表达出不傲慢、不自负的可敬品格，但在我看来，这个词揭示了一种更深层的含义。用健康的方式重视自我——不是有优越感，而是拥有稳定的身份认同，能够自我尊重、自我调节，做出正确的决策，拥有良好的记忆力，等等，这些是一个人健康发展的重要条件。这位哀伤的丈夫所不知道的是，他所描述的，正是一个人对自身感受的终生压抑（尤其是压抑健康的愤怒），这种行为会破坏免疫系统，增加患上恶性肿瘤和其他疾病的风险。

⊖　我曾为《环球邮报》的医疗专栏撰稿，并经常在评论版上发表文章。

⊜　原来的人名出现在了栏目里；我已经改掉了名字，以便进一步保护隐私。除此之外，讣告是逐字引用的。

这种对自我的放弃从何而来？莉迪亚·特莫肖克指出："C型，并不是一种人格，而是一种可以改变的行为模式。"[10] 我完全同意她的观点。正是因为没有人天生就有这种根深蒂固的特质，所以我们可以忘掉它们。这是一条通往疗愈的道路。不管怎样，这都不是一条容易的道路，我们将在后面详细介绍。让我们先看看是否可以追踪这些模式的起源。

在我的每次演讲或研讨会中，有一个反复出现的主题，也许是最核心的主题，那就是两种需求之间不可避免的矛盾。对我们大多数人来说，这是一种终极的冲突：**依恋**与**真实性**。这种冲突是我们社会中最普遍的创伤形式的起点：所谓"最普遍"，就是指没有虐待或严重威胁情况下的、"较小"的创伤，表现为与自我失去联结。

正如我的同事、以前的合著者、心理学家戈登·诺伊费尔德（Gordon Neufeld）博士所定义的那样，**依恋**是对亲近的驱力：与他人亲近，不仅是身体上的亲近，还有情感上的。依恋的主要目的是促进照料行为，或者有利于自己获得照料。对于哺乳动物甚至鸟类而言，依恋是生命所必需的。尤其对于人类婴儿来说，依恋的需求是必须满足的，因为人类是在出生时最不成熟、最依赖他人、最无助的动物之一，并且保持这种状态的时间也是最久的。如果没有可靠的成年人来照顾我们，没有亲近这些照料者的冲动，我们根本无法生存，也许连一天都活不下去。我们将在下一章看到，每个人来到这个世界上的时候都在"期待"依恋，就像我们的肺部期待氧气一样。我们对依恋的渴望是大脑的本能，由庞大而复杂的神经回路调节，这些神经回路控制并促进着一些行为，而这些行为的目的是让我们与那些我们赖以生存的人保持亲密。对许多人来说，这些依恋回路牢牢地凌驾于那些赋予我们理性、客观决策或有意识的意志的回路之上，这在很大程度上解释了多个领域内的行为。

在婴儿期，我们的依赖性是一种必需的、长期的命题。从哭泣到讨人喜爱，婴儿发出的两种不容忽视的信号，都是大自然赋予我们的行为，目的是让照料者照料我们，为我们付出。但是，即使我们不再需要尿布，对依恋的需求也不会消失：它在我们的一生中不断地推动着我们。我们在第3章中已经看到，不尽如人意的依恋甚至会对成年人的生理造成严重的破坏。我们最早的依恋关系（以及重要的是，我们为了维持这种关系而形成的应对方式）之所以至关重要，是因为它们形成了我们处理**所有**重要关系的模板，即使我们已经长大，不再处于"要么依恋，要么死亡"的阶段仍然如此。我们把这些关系带入了与配偶、伴侣、雇主、朋友和同事的互动中：带入了我们个人、职业、社交甚至政治生活的方方面面。因此，依恋是文化的一个主要关注点——正如我们所见，大众媒体上始终少不了谁爱谁，谁离开谁，谁对谁撒谎的琐碎八卦。依恋，以及依恋的挫折［就像我们和米克·贾格尔（Mick Jagger）[⊖]一样都无法获得的"满足感"］总是萦绕在我们的脑海里。

我们的另一个核心需求是**真实性**。其定义各不相同，但我认为有一个最适合这里的定义：忠于自我的品质，以及通过对自我的深刻了解来塑造自己生活的能力。可能不太显而易见的是，真实性并不是抽象的抱负，也不是"新时代运动"的倡导者所探索的、奢侈的自我提升。就像依恋一样，真实性是一种根植于求生本能的驱力。从最具体和最务实的角度来说，它的意思很简单：当直觉出现的时候，了解并尊重自己的直觉。想象一下，当我们的非洲祖先行走在大草原上的时候，突然感觉到某种天敌的存在：如果他对危险的直觉被压制了，那他还能活多久？

"真实性"（authenticity）的基本词根是希腊语"autos"，即"自我"，与"作者"（author）和"权威"（authority）有着密切的关系。要做真实的人，就要忠于自我意识，这种自我意识源于自身独特而真实的本性；人们要装上这个内在的 GPS，并听从它的导航。健康的自我意识并不排斥关心他人，或者受他人的影响。这种自我意识不是僵化的，而是具有广泛的包容性。真实性的唯一要求是，我们要成为自己生活的真正作者和权威，而不能把这个位置让给外界强加的期望。

不幸的根源并不在于我们拥有这两种需求，而在于生活常常让这两种需求对立起来。我们面临的困境是：**如果我们对真实性、对体验真实感受的需求会**

⊖   滚石乐队成员，该队有一首歌曲名叫《满足》(Satisfaction)。——译者注

危及我们对依恋的需求，那会发生什么？换言之，如果一种不可或缺的需求与另一种需求发生冲突，那会发生什么？这种情况可能包括父母的成瘾问题、精神疾病、家庭暴力与贫困、公开的冲突或极度的不幸福——这些都是社会给儿童和成人带来的压力。即使没有这些情况，依恋与真实性之间的可悲冲突也可能会展现出来。如果没有人看见和接纳真实的我们，就足以造成这种情况。

孩子经常收到这样的信息：他们的某些部分是可以接受的，其他部分则不然。这种分裂的态度如果被内化，就不可避免地会导致一个人自我意识的分裂。不耐烦地说"好孩子不会大喊大叫"这句话，会带有一种意料之外但最为有效的威胁："愤怒的孩子没人爱。"表现得"友善"（即隐藏自己的愤怒），努力让父母接纳自己，可能会成为孩子的生存之道。或者，孩子可能会把"只有我把事做好，我才是可爱的"这一想法内化，让自己的生活充满完美主义与僵化的角色认同，排斥自己脆弱的一面，但孩子需要知道，失败是被允许的，甚至做一个平凡无奇的人也是被允许的，即便如此，他仍然能获得他所需要的爱。

尽管这两种需求都是必不可少的，但它们有着等级之分：在生命的最初阶段，依恋总是排在第一位的。所以，当这两者在孩子的生活中发生冲突时，结果几乎是肯定的。如果要在"隐藏自己的感受（甚至向自己隐瞒），我就能得到我所需要的基本照料"与"做我自己，但没人照顾我"之间做出选择，我一定会选择第一个选项。因此，我们真实的自我就在一场可悲的交易中被一点点地牺牲掉了，我们通过放弃真实的自己和自己的感受，来确保我们的身体与情感的生存。

事实上，我们并没有有意识地选择这样的应对机制，这就导致这种机制变得更为顽固。当这些机制不能再为我们服务的时候，我们无法强迫它们消失，因为我们不记得没有它们的情形了，也不了解没有它们的自己是什么样子。这些应对机制就像墙纸一样，融入了背景之中；它们是我们的"新常态"，是我们实实在在的**第二**天性，与我们最初、最真实的本性截然不同。当这些模式在我们的神经系统中站稳脚跟的时候，我们就会感觉到有一种需求：变成世界所要求的样子。这种需求会与我们的真实自我、我们寻求爱的方式纠缠在一起。

此后，我们会把不真实误认为生存之道，因为在我们成长的岁月里，这两者是同义词，至少在年幼的我们看来是如此。

我们总喜欢夸耀自己有一种神奇的能力，能够适应多样化、有挑战性的环境，但在这里，我们看到了这种能力的危险性。毕竟，大多数适应都是针对特定情境的，而不是永远适用于所有情况的反应。这里有一个从新闻头条里借用来的类比：在写这一段的时候（2021 年 2 月），寒冷的天气笼罩了得克萨斯州。人们会通过多穿衣服、在有电的时候给家里供暖、用温暖的毯子包裹自己等方式来适应，而这些都是在恶劣的冬季生存的必要策略。这些行为应该是暂时的，到了炎炎夏日，我们如果不抛弃这些做法，那么同样的适应行为就可能危及健康和生命。为了在生命早期的逆境中生存下来，我们对自己的人格做出了内在的调整。随着环境的变化，这种适应会带来同样的风险，但我们对这种危险的认识却少得多。无论天气如何变化，这种防护装备却一直牢牢地焊在我们的人格上，永远脱不下来。

许多我们认为**“是我们”**的人格特征（甚至我们可能以此为傲），实际上都带着我们与自己失去联结的伤疤，这种伤疤在很久以前就留下了。认识到这一点，就能令人茅塞顿开。可以这么说，这些伤疤的来源最容易从它们的“形状”上看出来：在许多情况下，特定的特质可以追溯到特定的创伤类型。例如，如果我们没有得到我们所需要的不带任何目的的、无条件的关注，那么为了防止失去关注，我们会采取的一种办法，就是关注身体的吸引力，或者关注其他引人注意的属性或成就。如果一个孩子不能持续地、无条件地觉得自己是**可爱的**，那么他很可能在长大后变得异常可爱或迷人，就像许多政客或媒体人物一样。如果一个人在早年间没有得到**重视**或**认可**，那么他就可能对地位或财富产生强烈的渴望。如果我们感觉不到真实的自己是重要的，那么我们就可能通过成为强迫性的助人者来寻求意义——这是一种我再熟悉不过的综合征。

关于这种真实自我的消失，我还要补充最后一点：如前所述，我们对我们失去的东西做出了很多补偿行为，然而在我们的文化中，许多这些补偿不仅被视为正常，甚至还是令人钦佩的。这些补偿行为被视为“强项”，常常以伪装的方式包裹和掩盖真实的自我。

用戈登·诺伊费尔德的话来说，这些特质和随之而来的行为"具有高度的成瘾性"。有趣的是，这种吸引力之所以存在，正是因为它们**不起作用**，或者更准确地说，只是暂时起作用。我很喜欢内科医生、创伤研究者文森特·费利蒂（Vincent Felitti）关于成瘾的敏锐评论："你很难厌倦那种几乎能够满足你的东西。"就像瘾君子在吸毒后立即体验到快感一样，我们用补偿性的虚假优点换来的解脱并不会持久：我们渴望得到的越来越多，会一次、一次、又一次地做出这种行为。事实上，这个类比完全符合生理学原理，因为当我们感到被爱、被重视或被接纳的时候，大脑所释放的化学物质中有我们自己体内的阿片类物质，也就是内啡肽。就像海洛因之类的阿片制剂不会让人感到满足一样，重视、赞赏、认可或成功带来的短暂内啡肽冲击也不可能消除灵魂中的痛苦。我们不得不坚持不懈地寻找那些让我们感到短暂解脱的外部资源，只不过一旦兴奋感消失了，我们就不得不再次寻找。因此，我们会形成看似稳固的人格：我们不断地体会到同样的情绪，以及相关的身体状态，并且我们不断地做出同样的行为。但是，将人格视为一种**反复出现**的现象，而不是一种**固定**或**永久**的现象，才更接近于事实。人格就像快速投放的一帧帧电影画面一样，这些画面创造了一种单一、连续叙事的视觉错觉。

对于我们大多数人来说，可能需要经历某种危机，才会质疑我们的行动根基，也就是自我概念的真实性与可靠性。产生这种意识之前，我们的自我概念可能隐藏了某些关于我们自身的、更真实的东西。这种危机可能会表现为某种关系上的灾难，比如离婚或濒临离婚；破坏身心功能、令人虚弱的成瘾——持续到我们无法再忽视或容忍的地步；可能是在四五十岁时困扰我们的中年困惑；当我们自以为过着幸福快乐的生活时，突然间陷入抑郁；或是像安妮塔·穆贾尼那样的病痛。所有这些事情都能表明，我们需要从根本上重新评估我们认为自己是谁。而且，这些事情往往看起来很不可思议，似乎是上天赋予了它们这样的功能。

值得注意的是，在苏珊·桑塔格的私人沉思录中，她在无意中准确指出了她的癌症所代表的情感动力，这是一个完美的比喻。她在日记中写道："我被自怜和自我轻视消耗殆尽了。"[11]癌症当然是一种消耗人的疾病，因为它能从内部破坏身体。她还把自我厌恶的根源归结于她痛苦的童年。"每个童年不幸的人都是愤怒的。我一开始（很早的时候）肯定也是愤怒的。然后我对这种愤怒'做'了一些事情。它变成什么了呢？自我憎恨。"诡异的是，桑塔格是在1971年，刚刚被诊断出乳腺癌的时候发现了这一令人忌讳的联系。大约8年后，她写了《疾病的隐喻》。"我想到的第一件事是：我到底做了什么，才落得这样的下场？我过着错误的生活，我太压抑了。"在这里，"错误"这个词很微妙，当然，这在很大程度上取决于使用这个词的意思。桑塔格的生活方式并非**不正确**，这是一种苛责的观点，但这个词也暗示着，她没有过上她想要的生活。

　　知道了我所知道的一切，现在再重读《疾病的隐喻》，我感到很难过。桑塔格比任何人都更有力、更明确地摒弃了情感、人格与疾病之间的联系，而且这种摒弃还带有苦涩与无意识的讽刺。这位充满悲剧色彩的伟大思想者的生与死，可以告诉我们很多东西。

　　桑塔格在还是婴儿的时候就被母亲遗弃了，几年后母女短暂团聚，但她再度遭到了抛弃。她很早就学会了压抑自己的愤怒："我总是为她找借口。我不允许自己愤怒，不释放自己的怒火。"成年后，她说自己"充满怨恨，但不敢表现出来"。"在小时候，我被严重地忽略、忽视、无视了。"作为弥补，她发展出了一些性格特征，这些特征促使她在这个世界上取得了成功。"我身上最健康的一点，就是我'忍受'、生存、恢复、做事和成功的能力。这与我最大的神经质缺陷密切相关——**我很善于摆脱自己的感受**……在我还是小孩子的时候，我感到自己被遗弃了，没有人爱我。对此，我的反应是，我想变得很优秀。"

　　"内疚感很可怕。"桑塔格心酸地说道（没错，这的确很令人心酸）。但是，没有选择，就没有罪责。对于人类来说，没有比婴儿期和童年早期更缺乏能动性和选择权的情况了。生存的重要性压倒了一切，而这种生存依赖于维持依恋，无论要牺牲多少真实性。这就是为什么许多人的童年都有一个显著的特征，即依恋与真实性之间存在着尖锐的矛盾（尤其是在一个滋生压力，又从压力中汲取养分的文化里），其结果是可想而知的，其影响是终生的。

这是我明白的另一件事，我希望这件事能像鼓舞我一样鼓舞你：在疗愈的道路上，我们要把责备与内疚抛在脑后，变自我指责为好奇，变羞耻为"反应能力"——这不仅是必需的，而且总是可能的。"我的改变就是，我意识到了我是有选择的。"安妮塔·穆贾尼说道，"如果你总是习惯于做某事，你就甚至不能意识到自己在做这事，甚至不能意识到你在压制自己，因为你正处于求生模式中。"

不真实的开始可能不是一种选择，但有了意识与自我关怀，真实就可以是一种选择。

The
Myth
of
Normal

第二部分

我们成长过程中遇到的扭曲

如果我们的社会能真正意识到，孩子在生命最初几年里的情感联系有多重要，它就不会再容许孩子在无法健康成长的环境中成长，也不会让父母在这样的环境中挣扎。

——斯坦利·格林斯潘（Stanley Greenspan）[⊖]，医学博士，
《心灵的成长》(*The Growth of the Mind*)

⊖ 斯坦利·格林斯潘（1941—2010），美国国家心理健康研究所临床婴儿发展项目前主任。

第 8 章

我们到底是谁

人类的天性与需求

在社会秩序或社会变革的学说之下，总有一些关于人性的构想，无论是隐含的还是明显的。

——诺姆·乔姆斯基（Noam Chomsky），《乔姆斯基、福柯论辩录》(*The Chomsky-Foucault Debate: On Human Nature*)

我们的本性是什么？这个问题由来已久，在一定程度上是因为它很难回答。考虑到人类无穷无尽的行为与成就（从扶助生命的行为，到置人死地的行为），"做人"这件事似乎具有相当多变的内涵。

虽然可能很难说清，一本 21 世纪的、关于健康的书为什么要关注这种宽泛又难以捉摸的话题，但我相信这个问题是很重要的，具有深远的影响。任何生物的相对健康，都是其基本需求是否得到满足的函数。因此，知道我们是什么样的人，就等于知道我们需要什么，这样才能充分**成为**那样的人。我们认为自己是什么样的人，决定了我们个人与集体的生活方式，也决定了一种文化在多大程度上能够（或不能）满足维持最佳健康与身心功能的要求。

　　每个社会都会对人性做出假设，我们的社会也不例外。对于某些人（通常是我们自己）操纵他人、自私自利的行为，我们常会耸着肩膀说："这就是人性。""有趣的是，"教育工作者艾尔菲·科恩（Alfie Kohn）指出，"凡是需要我们用这种敷衍的方式来解释的特征，几乎都是令人讨厌的；面对慷慨的行为，我们很少用'这就是人性'来搪塞。"[1]我们这种文化有一种倾向（无论我们对这种倾向持赞同还是失望的态度），那就是认为人天生具有攻击性、占有欲以及顽固的个人主义。我们可能很珍视善良、慈善和社群观念，这可以说是我们"更好的本性"，但谈起这些品质的时候，我们往往带有一种满怀希望的情感，好像它们是某种根深蒂固的规则中的例外一样。

　　并非每种文化都认为这是人性的实质。研究太平洋地区社会的人类学家马歇尔·萨林斯（Marshall Sahlins）写道："在人类历史的大多数时期内，我们所知道的自私自利是不自然的……这被认为是疯狂的……这种贪婪与其说是人性的体现，不如说是人性的丧失。"[2]有些民族甚至给这种疯狂起了个名字。克里语中的"维提科"（wétiko，在奥吉布瓦语和波瓦坦语等其他原住民语言中略有不同）指的就是一种贪婪和强势的生物、灵魂或心态，能够"吞噬"人们，驱使他们剥削和恐吓其他人。[值得注意的是，在秘鲁安第斯山脉的盖丘亚语中有一种类似的东西，被称为"皮希塔科"（pishtako），这种东西与渴求黄金、冷血无情的西班牙殖民者联系在了一起。]这种对于狭隘的自我利益的不懈追求，根本不能代表我们的本性，反而是人性的反面——"一种传染性很强、传播很迅速的疾病"，美国原住民学者杰克·福布斯（Jack Forbes）如是说。[3]

　　我认为讨论固定的人性是没有帮助的，甚至是有误导性的。粗略地看一下我们的历史就会发现，我们不是只有一面：我们可能既高尚又自恋，既才智出众又愚蠢可笑。似乎上述所有都是我们。那么我们应该从何谈起？

　　我们可以把我们的本性看作一系列可能的结果，而不是许多相互对立的、关于"人类是什么"的看法。我非常喜欢斯坦福大学神经学与生物学教授罗伯特·萨波斯基（Robert Sapolsky）⊖的这种看法："人性的本质就是，**我们不会**

⊖　他写了《行为：暴力、竞争、利他，人类行为背后的生物学》（*Behave: The Biology of Humans at Our Best and Our Worst*）一书。

特别受到我们本性的约束。"如果说我们会受到什么东西的约束,那可能就是人类的多样性;尽管听起来可能很奇怪,但我们神奇的适应能力也可能是一种负担。由于我们的本性很容易受到影响,所以不同的环境就会唤醒不同的我们——从良善到糟糕。如果我们将人类在某时、某地的特定行为方式固定化,也就是在思想上把它视为不可改变的,那就混淆了"我们此时的存在方式"与"我们是谁"。这种错误会让我们不去思考其他的可能性,即使我们目前的行为方式对我们不好也是如此。这样一来,我们就会复制那些不利于我们健康的环境,让悲惨的故事继续上演。这就是为什么我们在努力让世界变得更健康的时候,最好摆脱关于"我们是谁"的所有固定的、限制性的信念,转而询问什么样的环境会引发什么样的结果。

我们的身体里有一些基本的需求和潜能。我们的天性如何展现,取决于这些需求是否得到了满足,这些潜能是否得到了鼓励。这个道理适用于整个生命周期,但在发育过程之中最为重要。我们可以按照时间顺序,追溯从受精卵到青春期的发育轨迹。当然,在许多方面,我们从未停止成长、改变、适应和发展;如果幸运的话,我们会变得更健康、更聪明。

比其他因素更重要的是环境,也就是发展的条件(能或不能满足我们的多种需求),决定了哪些潜能会表现出来,哪些不会。不但我们是如此,其他生命形式也是如此。以橡子为例。我们可以说,成长为橡树是橡子的天性,但前提是气候、土壤适宜,而且没有勤奋觅食的松鼠把橡子叼走作为过冬的食物。即使橡子成功生根发芽,它长成的橡树的大小和健康,也取决于土壤能够提供的养分、气候条件、阳光与灌溉,以及它与其他植物的间距或接近程度,等等。

如果我们要健康成长,也有一些需求必须由环境来满足。在探索这些条件之前,我们需要再次抛弃"遗传特质能解释人类行为"的迷思。并不能。尽管我们有一定的生物学结构,但我们的基因并没有规定我们必须有特定的感受、信念或行为。正如罗伯特·萨波斯基在我们谈话时所说的那样:"与地球上所有其他物种相比,我们受遗传的影响是最小的。"例如,由于我们的适应和创造能力，我们能够生活的环境比其他任何大型哺乳动物都广泛得多。此外，正如我们在讨论表观遗传学时所看到的，基因本身是不活跃的，它的表达取决于环境。因此，我们的生物学特质如何在我们的生活中表现出来，其决定性因素是经历。"总之，人的基因决定了他们**不会受到基因的决定**。"这句妙语出自两位法国科学家之口，他们用生物学的术语重申了萨波斯基关于"人性的本质"的名言。[4]

虽然我们天生就能在各种各样的环境中适应和生存，适应能力肯定比橡树强得多，但我们不一定在所有的环境中都能处于最佳或最健康的状态。有些环境，无论是物理、情感还是社会环境，会让维持健康变得举步维艰，或者成为幸运者的奢侈品，而不是普遍存在的常态。

人类健康所必须满足的需求并非拍脑袋想出来的。这些需求与人科动物和古人类[⊖]祖先一样古老，有数百万年的历史，而我们人类这个物种出现得相对较晚，最多只有 20 万年的历史。要想有逻辑地讨论人类的需求，我们就必须考虑，在口述或文字记载的历史出现之前，这些需求是如何发展的。我们所谓的文明只占我们这个物种存在时间的 5% 多一点；对于整个人属动物的历史来说，文明存在的时间只占不到 1%。决定了"我们是谁"和"我们需要什么"的进化大熔炉，其所处的环境与我们现在的完全不同。因此，尽管文明体现了我们潜能的多个方面，但文明本身并不能可靠地衡量我们的潜能。

在《富足人生的原动力：找回失落的爱与幸福》（*The Continuum Concept: In Search of Happiness Lost*）中，琼·利德洛夫（Jean Liedloff）提出，所有生命的发展都是"对环境的一种**期望**"。肺可以看作对氧气的期望，细胞是对水和养分的期望，耳朵则是对声波振动的期望。这就是进化的本质：生物及其所有组成部分的长期演变，让生物能够在特定环境下准备好走上生命之路。从器官到有机体，再到各个物种，所有生命都是如此。"如果一个人想知道，对于任何一个物种来说什么是对的，**他就必须知道这个物种所固有的期望**。"利德洛夫补

⊖ "人科"（hominid）：所有的类人猿，包括人类，还有大猩猩、倭黑猩猩和黑猩猩。"古人类"（hominin）：被认为是人类或人类直系祖先的物种。

充道（加粗部分是原话）。⁵ 固有的期望就是天生的需求，如果这种需求得不到满足，就会干扰我们的生理与心理平衡，导致糟糕的健康后果，身体、精神与社会性方面的后果。

这就是固有期望在真实情况中的样子：你走进街角的一家商店，挑了一根巧克力棒。你微笑着和柜台后面的人打招呼。收银员今天心情不好，也许是因为牙痛，也许是因为家庭危机，或是他最喜欢的球队在比赛的最后一刻遭遇惨败。他闷闷不乐地看着你（甚至可能他根本不看你），咕哝着收下你的钱，然后粗鲁地把零钱递给你。你的生理状态会发生变化：你的身体收紧，心率上升，呼吸变浅，你会感到紧张。你感到恼火。根据你自己的心理状态，你可能会感到愤怒，甚至会希望坏事发生在这个家伙身上。

为什么会这样？根据神经科学家、开创性的研究者斯蒂芬·波格斯（Stephen Porges）的说法，我们的固有需求具有相互性，我们需要得到情感共鸣的回应，也就是需要得到"很好的满足"（well met），就像那句古老的问候语说的一样。⊖这就是波格斯所说神经期望（neural expectancy）。我们的大脑可能会把收银员缺乏热情的反应当作一种攻击，一种对安全的威胁。

考虑到我们这个物种的发展历程，我们的神经系统对相互性、人际联结怀有固有期望，就是合情合理的了。在人类进化史上的大部分时间里，直到大约1万～1.5万年前，人类都生活在小规模的采猎群体里。⁶诚然，如果用时钟上一个小时的时间跨度来代表人类存在的时间，那么我们在新环境中生活的时间也不过是6分钟左右。利德洛夫称，对于我们的这些祖先来说，"友好的关系比交易更重要"。她对在丛林里生活的土著民族的直接观察，与研究者［如圣母大学名誉教授、心理学家达西亚·纳瓦埃斯（Darcia Narvaez）］所整理的大量关于采猎民族的研究相吻合。我们了解到，这些群体的价值观强调好客、分享、慷慨与互惠交换——其目的不是个人致富，而是建立联结。这些价值观很明智，是经过了时间考验的共同生存准则。他们创造的传统，从父母传递给孩

⊖ "well met"原本是一句古老的问候语，意思是"很高兴见到你"，原本"met"是指"见面"，但在这里，"met"是指"满足"，因此有双关的意思。——译者注

子，一代又一代地传承了下来。这种传统在人类历史的大部分时间里，一直是我们生活的显著特征。没错，我们也有暴力、糟糕的行为，以及所有其他恶行；我们从来都不是"完美的"。但我们知道如何创造集体环境，让我们的人性蓬勃发展；可以说，除此之外，我们一无所知。

即使在人类社会定居下来之后（即不再是游牧民族），这样的生存准则，以及将其融入文化行为中的传统，也能存在相当长的时间。几百年来，与原住民接触过的西方人都发现了这一点。"集体为他们服务，而他们也为集体服务。"弗朗斯·德瓦尔（Frans de Waal）在谈到卡拉哈里沙漠的布须曼人时这样写道。布须曼人也被称为桑人，是一个被广泛认为代表着史前生活方式的群体。"布须曼人会花很多时间和精力来交换小礼物，这些礼物可能来自许多千米之外的地方，也可能在祖祖辈辈之间传了好几代。"[7]

如果古人类物种的成员都认为自己是孤立的个体，天然地将自己的同类视为对手，那么没有一个物种能够在进化过程中存活足够长的时间。与我们目前的生活方式相反，传统的利己主义观点应该是这样的：**强化自己在集体中的人际联结与成员身份，让集体中的每个人都受益。**真正的自利不应该与怀疑他人和竞争混为一谈。

因此，我的暂行的假设是，在其他条件都相同的情况下，我们的本性**期待**，甚至**更喜欢**一种相互关怀、相对和谐、平衡的基本状态，这种状态需要通过良好的人际联结才能获得。这并不是说我们的本性就**是**这样的，而是说我们的本性**希望**获得这种状态。有这种状态，我们就能茁壮成长；没有这种状态，我们就会受苦。

那么，我们该如何看待那种现代公认的智慧，即我们从根本上就是好斗的、自私的？这样的想法从何而来？

在资本主义制度下，所有关于人性的理念与表现，都反映出了个人主义的、竞争性的观念，并试图证明这是不可避免的现状。这是合情合理的：如果人们认为常态是自然的，那么常态就会持续下去；然而，如果有人怀疑，事情的现状可能并非原本的样子……那么，现状就可能不会持续太久。因此，物质主义文化产生了一些观念（实际上是迷思），将自私、好斗而进取、强势作为行为基准，鼓励那些不太重视与他人、与大自然本身建立联结的性格特征。达西亚·纳瓦埃斯对我说，在现代社会中，人们已经变成了"非典型物种"，这是一个发人深省的想法：没有其他物种能够对自己不真实，放弃自己的需求，更不用说还能说服自己事情原本就应该如此。

　　下面的章节将会探讨，当今的文化如何导致人们从被怀上的那一刻起，就在沿着不健康的路线加速发展，导致了一种"正常"现象；但从我们这个物种的需求和进化史的角度来看，这种"正常"是完全异常的。很明显，这是对健康的巨大危害。

The
Myth
of
Normal

第9章

坚实或脆弱的基础

儿童必不可少的需求

我们生下来就不知道自己是谁，我们也不知道如何思考。
我们只知道如何去感受。正是我们的感受、我们被抚养的方式
创造了我们未来生活的轨迹。

——娜塔莎·哈扎诺夫（Natasha Khazanov）[⊖]

1997 年的一天早上 6 点，拉菲·卡沃基安（Raffi Cavoukian）突然醒了过来。"我突然从床上坐起来，"他告诉我，"嘴张得大大的，睁大了双眼，'尊重孩子'这四个字出现在了我的眼前，这既是一句话，也是一种哲学。"在接下来的十年里，这位深受全世界人民喜爱的儿童民谣歌手暂停了音乐会舞台和录音室里的工作，为创造一个尊重儿童的世界而思索、奔走并发出倡议。他一直怀着这个决心。¹说起这些的时候，他的眼中充满了幽默的热情以及对年轻人的尊重，这些情感都深深地融入了他的音乐——这种精神也激励了我蹒跚学步

⊖　来自私人交流。哈扎诺夫博士是旧金山的一名神经心理学家。

的儿子亚伦，在万圣节拿起尤克里里，在脸上画上胡须，打扮成他的音乐家英雄。"尊重孩子的核心就是尊重人格。"拉菲说，"孩子来我这儿是为了学习他们自己的歌曲。"

儿童发展需要什么，这个问题既不抽象也不感性；它具有迫切的现实重要性。虽然我们经常把童年称为"成长期"，但社会规范却用令人沮丧的现实告诉我们，这段时期并没有那么重要，也没什么重要的东西正在"成长"。个人与集体要为此付出的代价，远远高出我们的想象。

"我们会从内心深处发现自己是谁。"拉菲说，"这种成长相当于弄清了生而为人的感觉。我的用词很谨慎——生而为人的**感觉**。"我们的文化常常要求感性知识服从于理性。这种颠倒的排序方式破坏了我们养育孩子的方式，这反过来又强化了整个错误的文化。这位歌手断言，最重要的是，"我们都是重感觉的动物"。

科学是支持他的。神经科学家安东尼奥·达马西奥（Antonio Damasio）在他的权威著作《笛卡尔的错误：情绪、推理和人脑》（*Descartes' Error: Emotion, Reason and the Human Brain*）中探讨了感觉的首要地位。"大自然所建立的理性系统，似乎不但建立在生物调节系统的基础之上，而且后者还是前者的**起点和组成部分**。"他写道（加粗部分是他的标注）。[2] **生物调节**是指我们大脑和身体的内稳态[⊖]结构和情绪结构的运作过程。在出生前，这些结构的发育形成比思维皮层早了好几个月。从更宏观的角度来看，这些结构在人类的进化过程中远比思维皮层出现得早。

神经系统的这些区域为我们的思想和有意识的感受提供了无意识的支架，因此也为我们的行为提供了支架。"在婴儿的心理生理结构中，最早形成的部分，就是那些对他一生影响最深远的部分。"琼·利德洛夫指出，"在他能够思考之前，他所感受到的东西是一种**强有力的决定因素，决定了当他能够思考的时候，他会思考哪些东西**。"[3] 事实上，这种影响远远不仅限于思考的内容：研

　⊖　内稳态是指身体维持所有子系统正常运作的稳定性、恒常性的过程，包括体温、pH 值调节等许多过程。

究清楚地表明，早年经历会塑造行为、情绪模式、无意识信念、学习风格、关系模式，以及处理压力和自我调节的能力。

美国儿科学会的官方期刊《儿科学》(*Pediatrics*) 发表过一篇文章，这篇文章中有两段简短的文字很好地总结了这一新知［这篇文章的作者隶属于哈佛大学儿童发展中心（可能是世界上最重要的儿童研究机构）］：

> 大脑的结构是通过一个持续的过程形成的。这个过程**始于出生之前**，一直持续到成年，并且会为随后的所有健康、学习和行为打下或坚实或脆弱的基础。
>
> 遗传与经历的相互作用实际上塑造了发展中的大脑回路。而且，**成人－儿童关系中的相互回应**对于这个过程会产生关键影响，这种影响在童年早期尤为重要。[4]

换言之，早年的发展会为以后的学习、行为和健康（或糟糕的健康）打下基础，无论这种基础牢不牢固。如果我们能听进去这些研究者的话，就会注意到当前西方文化中有许多需要立即改革的东西。

如果情绪是认知的基石，那么关系就是这块基石之下的地质板块。在这些关系之中，孩子与照料者之间的早期情感互动，会对大脑模式的形成产生重要影响。同样，无意识的东西是最先出现的，然后才有智力之类的东西。[5]用著名发展精神病学家斯坦利·格林斯潘及其同事的话来说："心灵的主要建筑师是情感互动，而非智力互动。"[6]

根据这样的发展顺序，儿童的安全感、对世界的信任、与他人的关系，以及与自身真实情绪的联系（这是最重要的），都取决于**有情感共鸣的、无压力的、在情感上可靠的**照料者能否提供始终如一的照料。照料者的压力越大、注意力越不集中，孩子心灵的情绪结构就越不稳定。

如果这种说法听起来像是对父母的控诉，这根本不是我的本意。尽管有过于啰唆的风险，但请让我再次声明，责备父母不仅是残酷的、不公平的，而且是荒谬的。现在只用说这句话就够了：早期照料的质量在很大程度上取决于照料行为发生的社会背景（甚至社会背景能起到决定性作用）。我们接下来会看到，儿童正在越来越多地受到各种强大因素，如社会、经济和文化上的因素的影响。这些因素压垮了孩子的内在情绪系统，并且在很多方面上迫使他们的情绪系统服从与健康毫无关系的指令；事实上，这些指令对心灵的健康成长是有害的。"现代的制度与社会模式正在严重危害心理的健康成长。"格林斯潘博士说，"几乎在日常生活的每个方面，包括在育儿、教育和家庭生活中，人们越来越不重视那些塑造心理的情感体验。"我们看到的结果是，越来越多的儿童、青少年和年轻人患上所谓的精神疾病[⊖]，如注意缺陷多动障碍、抑郁和焦虑；或者在现实生活中、在社交媒体上从事攻击行为或自伤行为。

戈登·诺伊费尔德博士在布鲁塞尔举行的欧洲议会的会议上说："人类潜能的实现是自发的，但不是必然的……我们都会变老，但不是所有人都会长大。**因此，要真正'养大'一个孩子，就要让这个孩子充分实现他（她）作为一个人的潜能。**"[7]那么，在我们的现代文化中，我们为什么总是达不成那个目标？问题的根源在于，我们未能把握住成长中的孩子的需求。

诺伊费尔德精辟地总结了所有年轻人，无论其气质类型如何，首先需要的是什么："孩子必须感受到，我们邀请他们以真实的样子出现在我们面前。"考虑到这一点，父母的首要任务（除了满足孩子的生存需求之外），就是用语言、行动和充满活力的陪伴（这是最重要的）向孩子传达一条简单的信息：他（她）正是父母所爱、欢迎和想要的那个人。孩子不需要做任何事，也不需要做任何改变就能得到那种爱。事实上，孩子也**做不了**任何事，因为这种持久的接纳是赢不来的，也是无法收回的。这种爱不取决于孩子的行为或人格；它就在那里，无论孩子表现得是"好"还是"坏"，是"淘气"还是"乖"。

那么，我们会忽视危险或不可接受的行为吗？不，那不是慈爱的做法，因为孩子的需求还包括指引和引导，其中包括设置边界。相反，我们会尽自己最大的努力去监控和限制不良行为，**但心中怀着无条件的爱**：这种态度能让孩子明白，他们所做的任何事都不会威胁到你们的关系，即使这种行为会引起一时

⊖ 我之所以用"所谓的"这个修饰语，其原因将在第 17、18 章讨论。

的愤怒或需要纠正。有了这样的态度，我们甚至就能从更大、更宽容的视角看待孩子的"不当行为"——也许这种行为表达出了一种未被满足的需要，一种未得到倾听的交流，一种未经处理的情绪。我们要理解并回应孩子"见诸行为"的需求与情绪，而不是简单地惩罚他们的行为，消除他们的感受。

诺伊费尔德所说的成熟是"自发而非必然的"，在这里非常重要。千万年来，相同的进化过程让我们成为社会性的、有共情能力的生物；而这种进化过程也假定（回想一下第8章的内容，我们也可以说"期待"）我们应该有一种特定的发展环境。"我们确实是为爱而生的，"科学作家迈雅·萨拉维茨（Maia Szalavitz）和儿童精神病学家、神经科学家布鲁斯·佩里（Bruce Perry）称，"（但）我们的生物学天赋是一种潜能，而不是保证。"[8] 某些经历会浇灌大自然在我们心中种下的爱与共情的种子；但如果没有持续的养分供应，种子的生长就会受到损害。

这些经历的本质可以用一个词来表达：安全感。

本书的合著者，我的大儿子丹尼尔指出，缺乏安全感是他早年记忆的一个主要特征。"我分不清关系的好坏，"他说，"因为好可能随时变成坏，这取决于你们俩的心情，或者你们在某一天的关系状态。在小时候，我经常做噩梦，梦见脚下的地面不断裂开，而我会掉进另一个世界，这个过程会不断重复。这些梦也不难解读——在我童年的世界里，**地板并不是地板**。"的确，如果没有安全型依恋的"地板"，年轻人就很难在稳定的基础上体验自己的生活。

尽管我们很爱我们的三个孩子，但蕾和我当时不知道如何提供他们所需的稳定环境，因为我们在自己的早年生活中缺乏一些重要的抚育经历。20世纪末的生活环境也没能帮助我们创造所需的环境：我们的关系紧张，我也有严重的工作狂倾向，而我的医学训练与实践经历让这些因素变得根深蒂固、更加严重。我们并不是唯一有这种问题的父母。

安全感从何而来？同样地，与照料者进行温暖的、有情感共鸣的互动是最关键的因素。杜克大学2010年的一项研究称："早年的抚育和温情，对成年后的心理健康具有持久的积极影响。"科学家对近500对母婴进行了调查，记录了母亲对 8 个月大的婴儿的慈爱程度，并将她们划分为不同类别，例如将宠爱与温柔的程度划分为"温暖""偶尔消极""爱抚"或"过度"。大多数母亲都被划分为"温暖"，约 1.5% 的母亲被划分为"过度"。30 多年后，这些成年后的儿童接受了一系列心理健康测试，以评估他们的情绪困扰与焦虑程度。在婴儿期接受过最高水平母爱的成年人，其情绪困扰程度最低。[9] 主要研究者大胆地说："也许你不能太慈爱……但从政策制定的角度上讲，这项研究无疑是支持保障父母拥有足够时间来培养亲子感情的。"我认为这是西方文化的疯狂之处，如此基本、如此重要的东西居然受到了如此大的威胁，以至于我们甚至不得不敦促政策制定人去"保障"它。

很长一段时间依赖，人们一直认为，婴儿之所以与照料者建立联系，只是因为他们对食物、温暖和住所有着无助的依赖。我们现在知道，社交与情感需求同样被进化编码进了我们的神经回路。要想理想地发展，这些需求也要得到满足。神经科学家雅克·潘克塞普将控制这些需求的大脑系统称为"**惊恐 / 哀伤**"系统，因为这些情绪就像汽车警报一样，在**缺乏**安全（最重要的）依恋的情况下就会被激活。这表明：我们天生就想要依恋，想要与彼此建立联结；而我们之所以能做到这一点，是因为我们在早年间与照料者建立起了情感联结。不但如此，这种本能的作用是双向的：用潘克塞普博士的话说，婴儿"生来就会哭泣"，正是为了激活控制抚育行为的大脑结构，唤起父母的关爱行为。这些结构与行为就是潘克塞普博士所说的**照料系统**。[⊖]

思索着这些信息，我又回想起了母亲的日记。这次想起的东西与战争或纳粹无关，只是一个 24 岁的女性试图在文化规范的束缚下爱她的孩子，包括遵守与她的母性本能背道而驰的医嘱。根据当时的惯例，医生规定必须严格按照时间表来给我喂奶。作为一名医生的孝顺女儿，我母亲不敢违抗医嘱。在医院里陪着几周大的我时，我母亲写道：

⊖ 世界知名的潘克塞普博士提出，有七个主要的大脑系统负责控制我们的核心情绪模式。他用大写字母拼出了每个系统的名称。除了照料（CARE）和惊恐 / 哀伤（PAIN/GRIEF）之外，还有**恐惧**（FEAR）、**愤怒**（RAGE）、**搜寻**（SEEKING）、**欲望**（LUST）与**游戏**（PLAY）。

你可真是折腾死我了。这次你从 12 点半就开始嚎叫，直到凌晨两点，护士进来建议我给你喝一点儿奶才停下来。喝了奶，你终于睡着了。我贪心的儿子，我必须告诫你，不要养成这样的习惯。事实上，我们很快就要放弃在早上 7 点喂奶了。相信我，我的小宝贝，当我听到你呜咽着抱怨时，我的心都碎成两半了。很抱歉，但你现在已经足够大了，应该明白晚上是用来睡觉的，不是用来吃饭的。

这就是我的母亲。她在长达 90 分钟的时间里，遵照医生的指示，忍受着我绝望的声音和她自己的痛苦。她一直在尽自己所能用她招牌式的、干巴巴的幽默感来应对困难，直到 2001 年去世。

现在我已经精通有关亲子依恋的神经生物学，再读这些文字时，我看到了一个年轻的女人。在她大脑中，潘克塞普所说的本能的**照料**系统与文化的思维方式并不一致。作为一个母亲，她屈从于医学权威违背自然规律的指令，这导致她的心很痛。

这些泛黄纸页中的那个婴儿呢？他经历了什么？在大约 30 年后的 1975 年，琼·利德洛夫在《富足人生的原动力》一书中警告她的读者："现在流行的做法是让婴儿哭到心碎，哭到他放弃、麻木，变成一个'好宝宝'为止。"确实，我成了一个很好的宝宝。即使在四五岁的时候，我就学会了在黎明前乖乖地躺在床上，强忍着中耳感染的刺痛，静静地独自啜泣，以免惊扰熟睡的父母。

虽然这种情况无疑与大多数父母的意愿相反，但如果一个孩子在哭泣时得不到回应，没有人喂他，在难过时不能靠着父母温暖的身体，那他就会明确地学到一堂无言的课程：他的需求不会得到满足，他必须不断地努力让自己平静下来，他真实的样子并不可爱。我可怜的母亲用她的不回应，对我的**惊恐 / 哀伤**系统施压，也让我的大脑学会了一些长期的倾向，以便将这个系统的过度激活表达出来，这些倾向就是焦虑和抑郁。"如果我们的大脑得不到足够的照料，"达西亚·纳瓦埃斯写道，"大脑就会对压力更加敏感，更容易受我们求生系统的控制，也就是更容易受恐惧、惊恐和愤怒的控制。"我对这种感觉可太熟悉了。

"这个问题，"戈登·诺伊费尔德对我说，"变成了'孩子必不可少的需求是什么'。"他所说的"必不可少"是指，孩子想要实现大自然所赋予他的潜能就必须满足的需求；如果这种需求得不到满足，就会产生消极的后果。正如他对欧洲议会所说的："真正的成熟，才是成为一个健全的人且具备人道主义精神的关键，而**不是**学校教育、学习或遗传。"我们不能**教**人成熟，也不能通过哄骗、引诱或强迫让孩子成熟。我们要做的，就是确保孩子的发展环境能够满足他们必须满足的需求；在这个基础之上，大自然就差不多能解决剩下的问题了。在诺伊费尔德博士的精辟论述中，人类的成熟需要满足四个必不可少的需求。这四个需求既是同时存在的，也是层层递进的，就像金字塔一样。读者，我邀请你思考一下，我们的文化在多大程度上满足了孩子的这些需求，或者在多大程度上没能满足他们。[⊖]

1. 依恋关系：孩子需要与那些负责照料他们的人拥有深刻的接触感与联结感。

请看一看我自己对于这种接触感的神经期望（这是千万年的进化过程灌输给幼年的我的），是如何在我出生后的前几天和前几周内遭到打压的。请记住，重要的是孩子的依恋感；父母对孩子有没有、有多少爱与联结感并不是关键。包括我和我的妻子在内，许多年轻而心怀善意的父母都犯了一个错误，即通过**他们**的感受、**他们**感到有多少依恋来衡量亲子之间的关系。然而，影响最大的因素，与其说是**给予**了孩子什么，不如说是孩子**接受**了什么。只有相对成熟、得到了良好支持的父母才能理解孩子的情感需求与自己的不同。

2. 依恋中的安全感：可以让孩子放松下来，不必付出大量的努力，也能做真实的自己，呈现自己本来的面貌。

一旦小孩子有了基本的安全感，他们就能轻松自在了。这就是诺伊费尔德博士所说的"放松"。在这种状态下，孩子不需要努力与父母建立依恋关系，

⊖　根据达西亚·纳瓦埃斯博士的研究，诺伊费尔德博士的论述恰好反映了小型采猎群体教养方式所提倡的基本要求。见第 12 章。

也不需要努力维持关系的平衡。这种状态是肥沃的土壤，有了这种土壤，孩子才能健康地发展。在这个基础之上，我们才能指望情绪、社会性与智力的发展。

尽管母亲很爱我，但我从出生的那一刻起，就不得不付出努力——天真的孩子得不到放松。她既焦虑又半开玩笑地说，我在还没有三周大的时候，就应该"足够大了，应该明白晚上是用来睡觉的，不是用来吃饭的"。其实还得过上**好几年**，我的生理结构才让我拥有"明白"的能力，更不要说能够明白我的需求是可以讨价还价的。

3. 允许孩子感受自己的情绪，尤其是哀伤、愤怒、悲伤与痛苦。换言之，就是有保持脆弱的安全感。

"情绪是成熟的发动机，如果孩子失去了柔软的感受，就会陷在不成熟的状态里。"诺伊费尔德解释道。为了让孩子能够感受自己的情绪，环境必须允许他们安全地体验情绪，这意味着孩子的**情绪表达不会威胁到**他们与父母的**依恋关系**。

出于一些我们已经有所觉察的原因，许多孩子无法体验他们真实的感受（见第7章）。由于社会上有一种对于循规蹈矩的期望，行为主义"专家"的育儿建议大行其道，孩子的这种问题怎么可能不愈演愈烈呢？看看心理学家、畅销书作家乔丹·彼得森（Jordan Peterson）开出的处方吧："生气的孩子应该独自坐着，直到他平静下来。然后我们就应该允许他回归正常生活。这意味着孩子赢了，而不是他的愤怒赢了。我们的规矩是'只要你能表现良好，就可以和我们待在一起'。这对孩子、父母和社会来说，都是一笔很好的交易。"[10]

是吗？注意这个假设：小孩子生气既不正常，也不可接受。这样一来，对于孩子的任何积极回应都明显是有条件的，这与孩子对于无条件的温情的天生需求是背道而驰的。父母不接纳他的真实自我，只接纳他的行为**表现**。问题在于：即便父母在这场行为改正的游戏中获胜了，孩子也输了。我们已经向孩子灌输了一种焦虑：如果他的情绪表露出来，就会遭到排斥。这会让孩子的身体和心理健康都付出沉重的代价。虽然情绪的表达可以被抑制，甚至情绪的有意识体验也能被阻碍，但情绪本身是一种无法被抹去的能量。将感受从意识中赶出去，我们其实只是把感受送到了内心深处——一个困扰许多人的情绪地下室。

通过自己的亲身经历，我知道早年间对自己的痛苦表现得冷漠，不仅使我远离了悲伤，也使我远离了快乐。直到今天，重新找到快乐（或者更好的说法是，体验全新的快乐）仍然是我人生旅途的一部分。

4. 拥有自由玩耍的体验才能成熟。

玩耍不是"因长大而放弃"的琐事，而是所有哺乳动物健康发展的必要条件。雅克·潘克塞普为负责真正娱乐的神经系统创造了一个名称，就像**惊恐/哀伤**与**照料**系统一样。"**游戏**系统，"他写道，"可能在新皮层的表观遗传发展和成熟过程中发挥着特别重要的作用。"他断言，缺乏安全的婴儿期联结、缺乏早期的游戏经历，可能是各种问题的促成因素，例如注意缺陷多动障碍，以及成年期的易激惹和攻击性。[11]当孩子处于压力下，或需求得不到满足的时候，真正的游戏体验，也就是那种无其他目的、互动性的、激发快乐与想象力、面对面（现在比以往任何时候都更为少见）的游戏体验是最容易丧失的。（这类游戏也和令人分心的、让人精神恍惚的数字技术是不相容的。这是一个令人烦恼的问题，我们将在第 13 章继续讨论。）

如果说，发展的总体目标是为孩子培养一种切身的感受，让他们感觉到自己生活在一个抚育他们、充满爱的世界里（用拉菲的经典说法说，这是"生而为人的感觉"），那我们就彻底搞错了重点。要做到这一点，就需要有一个运转良好的文化，以及遵循自然法则的社会结构来支持父母，确保孩子那些必不可少的需求得到满足。我们下一章要讨论的主题是，孩子的那么多需求如何以及为什么没有得到满足。

第 10 章

门槛上的麻烦
在我们来到这个世界之前

特里斯舛的不幸早在他出生前九个月就开始了。

——沃尔特·项狄（Walter Shandy），出自《项狄传》
（*The Life and Opinions of Tristram Shandy, Gentleman*，1759），
劳伦斯·斯特恩（Laurence Sterne）

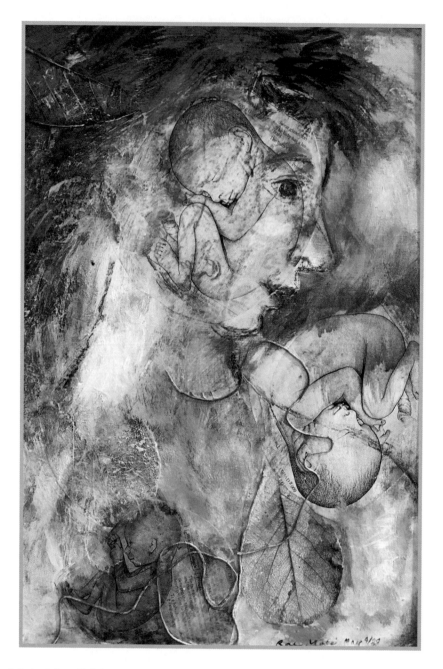

　　《孕期的自画像》(*Gestation Self-Portrait*)，蕾·马泰，1988 年，综合材料。在本章
谈到的孕期前半段，蕾创作了这幅画。

　　　　亲爱的小儿子／女儿，我能感觉到你在我身体里踢腿。我现在非
　　常伤心、沮丧、害怕，但我爱你，我会用尽所有的爱来保护你、滋养
　　你。你感受到的这股肾上腺素不是为你而生，也不是因你而生的。有
　　一天我会告诉你我怀你时的事情。如果你还怀着矛盾或痛苦的回忆，
　　我希望，当我告诉你真相的时候，你的伤痛能够痊愈。亲爱的孩子：
　　等你爸爸了解你以后，他也会爱你的。他不像我一样，能够感觉到你
　　就在自己体内。

　　当我们意外怀上第三个孩子的时候，我的妻子写下了上面的话。这对我们
来说是一段艰难的时期，对蕾来说更为艰难。她压力很大、不快乐、焦虑；这
本应是一段快乐、共同准备迎接未来的时光，却变成了一段孤独的苦旅。我，
这个故事中的爸爸，当时40多岁，表面上是个成功的医生和专栏作家。然而，
在我自己的内心里，以及在这个四壁之内的家中，我到底是谁呢？一个抑郁、
焦虑、心理不成熟的男人，好几年后他才解决了自己的核心创伤；这个男人的
家人忍受着他那不正常、不稳定、情绪化的敌意行为；在家里，这个男人的工
作狂表现为身体与情感上的缺位，甚至忽视；这个男人沉湎于自己内心中的复
杂情绪，不知道如何为自己的行为和精神状态负责，也不知道如何为这些行为
和精神状态对自己家人（尤其是他未来的孩子）的影响负责。

　　蕾为她腹中的婴儿写下的日记表明，她在直觉上比我更了解人类的发展，
更了解这种文化中常常扭曲人类自然发展的动态因素。在我们讨论创伤的章节
中，我指出，在成为环境的创造者之前，我们首先是环境的**造物**。在我们发展
出构建世界的能力之前，世界首先塑造了我们。世界是通过什么媒介塑造我们
的？起初，是通过我们父母的身体、心灵和环境，父母自己则是由他们周围的
世界状态，以及前几代人的经历所塑造的。从这个角度来看，我们自己的身心
从一开始就是更宏观的文化的产物，是一段从母体受孕开始的生命历程。

　　在继续往下谈之前，我有必要发出一个警告。许多读者会对"从母体受
孕开始"这句话感到不安，而作为一名医生，我深知女性的选择权被剥夺的痛

苦。在本章或本书中的任何地方，都没有否认在做这种人生抉择时的自主权。

我们需要讨论人类的发展，以及人类从子宫到坟墓的生命轨迹，这一点从来没有像现在这样重要。这也是一个很敏感的问题。最重要的原因是，正视任何涉及伤害儿童的事情都很困难，往往会带来痛苦。更糟糕的是，当这些话题出现的时候，父母可能会感到他们正在被评判、批评或指责，这带来了两方面的不幸：第一，因为有太多的父母（我自己就是其中之一，而且我生了三个孩子）已经背负了沉重的内疚感，已经充满戒备心了；第二，因为指责既没有帮助，也毫无道理。我们都在竭尽全力。我的观点（实际上，也是本书的主旨）是，我们**值得变得更好**，而且如果我们能吸收现有的、不断增长的知识，我们就**可以做到**这一点。我的目的只是阐明我们整个文化需要理解的动态因素。本章和下一章会从我们的生命起始谈起，探讨为什么西方文化未能遵循进化所规定的妊娠、出生的发展规律。

蕾在孕期日记中预见到，孩子会有着"矛盾或痛苦的回忆"，这并不是一种充满诗意的灵感。孩子可能无法有意识地想起子宫内的经历，但这种记忆可能会以一种不同形式的记忆存在：嵌入人体细胞和神经系统的情绪与神经印记。精神病学家托马斯·韦尔尼（Thomas Verny）称这个过程为**"全身记忆"**（bodywide memory）。韦尔尼是认识到宫内时期对情绪健康具有长期影响的先驱者，他在 1982 年发表了开创性著作《胎儿的秘密生活》（*The Secret Life of the Unborn Child*）。在续作中，他写道："在我们出生之前，甚至在子宫里的我们产生视觉或听觉之前，我们就在细胞内记录下了自己生命的经历与历史。"[1]

近几十年来，大量的新知识强调了女性在孕期所处的物理环境、健康以及情绪平衡对于婴儿的理想发育有着至关重要的影响。与此同时，我们这个时代也让大量儿童、青少年和年轻人面临着焦虑、抑郁和其他心理健康挑战。遗传本身也无法解释这种突然的变化。如果我们真想扭转这样的趋势，关键就在于关注**环境**，找出因果之间的关联。"环境不是从出生时开始存在的，环境始于你拥有环境的那一刻。"神经科学家罗伯特·萨波斯基说，"在你还是个胎儿的时候，你就会受到妈妈的血液循环、激素水平和营养物质等所有因素的影响。"[2]

有一种很早就开始发挥作用的因素，那就是孕妇所承受的压力——情绪、经济、个人、职业与社会等方面的压力。正如医生、精神分析师乌尔苏拉·福尔茨–伯尔斯（Ursula Volz-Boers）所说："子宫内的生活并不像有些人试图让我们相信的那样，就像在天堂里一样。我们会接受父母所有的快乐，也会吸收所有的焦虑和困难。"[3] 当然，即便对于最早出现的因素来说，也有在它之前的因素：当代社会为育儿环境、家庭、成长中的孩子施加了难以承受的压力，而且正如表观遗传学所告诉我们的，这种压力还影响了 DNA 本身的激活。我们需要考虑，我们的文化（包括就业、医疗卫生与保险制度）在多大程度上支持或破坏了妇女在社会生活中重视胎儿需求的能力。

有多少妇女在产前检查中被问及了她们的精神与情绪状态，她们在家庭或工作中可能感受到的压力？甚至，有多少未来的医生学过要提这样的问题？有多少配偶得到了帮助，让他们了解到有责任保护怀孕的伴侣免受过度的压力与艰难？有多少企业能为怀孕的员工提供福利？最后这个问题的答案特别令人沮丧：女性经常谈到对于怀孕很不友好的工作环境，尤其是在低薪的工作中。但即便是在支持性的工作场所里，女性也常常要承担她们内化的、施加在自己身上的压力——在崇尚能力的社会中表现出色、进步甚至出类拔萃的压力。工作很少只"留在工作场所"。

正如蕾的直觉，婴儿能直接感受到母亲的压力。《纽约时报》早在 2004 年就报道过："通过专注地倾听胎儿的动静与心跳，研究者发现，压力大或抑郁母亲的胎儿，与情绪健康的母亲的胎儿所做出的反应不同。研究表明，在出生后，这些婴儿出现学习、行为问题的风险会显著增加。随着年龄的增长，他们自身也可能更容易变得抑郁或焦虑。"母亲产前的压力会影响许多神经递质，如血清素、多巴胺等重要的神经递质，这些物质在后来的情绪调节、冲动控制、注意、动机和攻击性调节中发挥着关键的作用；而且，这些神经递质与该文章中提到的学习、行为和情绪问题都有关系。在孕期承受压力的母亲所生的婴儿，这些大脑化学物质的水平较低，而应激激素皮质醇的水平较高。毫不意外的是，这项研究也表明，这些新生儿的学习技能也较差，他们对于社会性刺激的反应较少，在情绪激动时也不容易让自己平静下来。[4]

　　除了这些大脑物质的水平以外，还有证据表明，母亲在孕期和产后的精神状态会影响婴儿大脑的**结构**。在一项研究中，加拿大卡尔加里大学亲子心理健康基金会主席、护理学教授妮科尔·莱图尔诺（Nicole Letourneau）博士及其同事研究了在孕期 6 ～ 9 个月内患有抑郁症的母亲的学龄前孩子，对这些孩子的大脑进行磁共振成像扫描时发现，这些孩子的灰质，也就是大脑皮层更薄。他们指出，这种大脑扫描结果可能预示着孩子日后会出现各种问题，例如抑郁、焦虑、冲动控制问题与注意力问题。[5]产后抑郁症也能产生类似的影响，这表明在孩子出生前和出生后都存在着某些关键时期，在此期间，孩子特别容易受到环境的影响。这些发现与其他多项研究的结果一致，那些研究都指出，母亲的压力会影响一些大脑结构，比如处理恐惧和其他情绪的杏仁核，[6]还会对自闭症等神经系统疾病产生影响。[7]

　　还有些研究结果有力地表明，许多成年人的健康挑战，都更有可能是由于宫内应激引起的——从精神疾病到高血压，从心脏病到糖尿病，从免疫功能障碍到炎症，从葡萄糖代谢不良到激素失衡，等等。[8]一篇重要的文献综述谈到，研究者中有一种"普遍共识"，即所谓的成人疾病的发展性起源都始于子宫。[9]

　　还记得端粒吗？也就是染色体健康与衰老的标志。研究发现，对于 20 多岁的成年人来说，如果他们的母亲在孕期承受了重大压力，那他们的端粒就会更短。也就是说，他们早衰了。[10]从我们论述表观遗传学的内容可知，母亲在孕期的高压力会对后代的基因功能产生消极影响，可能会损害他们的应激反应能力，产生终生的影响。研究表明，这样的影响会一直持续到中年。[11]

　　母亲在孕期的压力甚至与婴儿肠道微生物群落的构成不良（也就是菌群组合不太健康）有关。该结论是基于出生几天甚至几个月内的新生儿粪便样本得出的，这些婴儿出现肠道问题和过敏的可能性更高。[12]（剖宫产的婴儿没有经过母亲的产道，许多这样的婴儿的肠道微生物群落会有缺陷。）

　　虽然母亲的情绪压力对孩子的发展和未来的健康有直接的影响，但压力并不是一个孤立的因素：人际生物学再次发挥了重要的作用。就像蕾和我的情况一样，女性的心理状态与父亲的心理状态之间存在着复杂的相互作用。近期一项瑞典的大型调查表明，从孕前到孕中期结束的一年中，父亲的抑郁会使极端早产（妊娠 22 周～ 31 周）的风险增加将近 40%。事实上，这种影响比母亲自身抑郁更大，后者只会增加中度早产（32 周后）的风险。[13]"父亲抑郁也会影响精子质量，对婴儿的 DNA 产生表观遗传学影响，还会影响胎盘的功能。"一位研究者指出。

乍一看，父亲抑郁比母亲抑郁带来的风险更大，这似乎很反常。就和以往一样，背景是最重要的。在我们这个世界上，生育的社会背景在各个方面（包括亲密关系）都赋予了女性难以为继、充满压力的角色。除了生儿育女之外，女性还背负了减轻男性在生活中的心理 – 情绪压力的期望。养育孩子也许是大自然赋予的使命，但养育一个成年男子既不自然，也不可能。难怪父亲的压力会被"外包"给母亲，让孩子甚至胎儿都会付出代价。

这里还有一种可以预见的社会经济联系。韦恩州立大学近期有一项研究考察了资源少、压力大的美国城市环境。该研究扫描了胎儿的大脑，发现那些自称在过去三个月里抑郁、焦虑、担忧、压力水平升高的母亲，其胎儿的大脑连接出现了异常。[14]不用说，营养、空气质量等生理因素能与社会经济地位产生相互作用，使儿童更容易出现抑郁、焦虑和注意缺陷多动障碍等问题。[15]"穷人在各个方面都更容易受到这些因素的影响，无论是糟糕的空气、心理压力，还是其他东西。"纽约西奈山医疗中心生殖内分泌学家、预防医学部副主任莎娜·斯旺（Shanna Swan）博士指出，"这是一个社会问题，改变不应该局限于个人层面。应该有社会层面的改变。"[16]因此，即使从基本的生物学意义上看，机会的不平等也是始于子宫的。[17]

早在我们有大脑扫描、血液检查、超声波检查以及胎儿心脏监测器之前，古人就能凭直觉理解宫内环境的重要性。我曾经在不列颠哥伦比亚省的一个"第一民族"⊖团体中谈到过成瘾问题，引用了上面提到的关于产前发展的研究。事后，一个年轻人过来找我。"你知道吗，"他说，"我们的传统是，如果

⊖　在加拿大，"第一民族"（First Nations）是原住民部落和社区的集合名称。——译者注

你生气或难过，你甚至不能靠近孕妇。我们不想让你的烦恼影响她的孩子。"在一些非洲部落社会中，婴儿还在妈妈肚子里的时候就要参加仪式，受到人们的欢迎，包括用歌曲来欢迎他们日后来到这个世界上。[18] 想象一下，当你被隆重地迎接到你的新家，也就是外部世界时，听到你已经熟悉的旋律和歌词时会有什么感觉。

这些集体传统大多因为殖民主义和个体化的趋势消失了，但我们仍然可以从中学到经验，并运用这些经验。

"我们知道，产前抑郁、压力和焦虑可以预测孩子的行为问题。"莱图尔诺教授告诉我，"我们可以尝试在几年后纠正孩子的这些行为，也可以给孩子用药；或者，我们可以为孕妇提供她们当时需要的支持。"

支持。如果我们想要建立一个提供支持的世界，那我们可以首先询问潜在的受支持者，这个词对她们来说意味着什么。我近期问过蕾（如果时间能够重来，我肯定早就会这么问她），当时什么东西能够支持她。她的回答既明智又准确，我不可能比她说得更好了：

"如果我能有个社群，就会有所帮助。我希望我们的文化中有一种更广泛的共识，意识到孕育一个孩子需要什么。如果有一个医生、社工或家人能够支持我，情况就会好一些。我希望医生能问我的情绪如何，哪怕只问一次……希望有人给我的丈夫打电话说，'你知道你在伤害孩子吗？无论你和你妻子之间有什么问题，你现在的任务是保护她，保护她的孩子'。我们都需要意识到，进入孕期就应该像走进一座圣殿——这里有一个婴儿正在生长。

"一旦女性怀孕，心理健康就应该立刻成为一门课程，就像产前有关于生理分娩的课程一样，情感分娩也应该有课程。女性的注意力必须放在孩子身上，而不是放在丈夫甚至工作上；丈夫的注意力，每个人的注意力，都必须是支持女性。父母需要知道，他们的任务是共同努力，当妻子怀孕的时候，丈夫也怀孕了。社会需要保护孕妇，因为每个人都在参与孕育这个孩子。生一个孩子需要全世界的合作。"

第 11 章

我能有什么选择
在医疗化的文化中分娩

> 21 世纪伊始，我们必须为分娩重新赋予人性，意识到我们
> 对大自然的支配是有限的。
>
> ——米歇尔·奥当（Michel Odent）[⊖]

在我作为家庭医生的几十年中，我参与了近千次接生。标准的手术程序是对产妇进行会阴切开术，我在医学院学的就是这样。"现在要切开一点点了。"当婴儿的头部到达会阴，准备从产道中出来的时候，我会这样宣布。在阴道口附近注射局部麻醉剂后，我会切一个几厘米长的切口，"接住"婴儿，然后把婴儿递给护士。之后，我会着手修复我切开的伤口。我只知道这种方法。

几年后，我偶然从一些助产士那里了解到，在大多数分娩过程中，会阴切开术是完全不必要的。20 世纪 80 年代，助产士仍然在不列颠哥伦比亚省这样操作。她们和蔼地解释道，这是一个自然发生的有机过程，能够让孩子在没有

⊖ 来自与著名法国产科医生、《智人的分娩与进化》（*Childbirth and the Evolution of Homo sapiens*）等书作者的私人交流。

我的手术干预的情况下出生：没想到，更多的惊喜随之而来。事实证明，女性不用把脚放在固定架上，甚至不必倚靠在窄窄的金属装置上也能生孩子。当我质疑一位助产士的智慧时，她建议说："你可以试着躺下来，把腿抬在半空中拉屎。"另一个令人吃惊的消息是，如果没有并发症，新生儿最好应该交给母亲，进行皮肤接触，而不是在强光下戳来戳去，或者把塑料吸管塞进他嘴里。我们也不需要立即切断脐带：脐带可以继续搏动，直到自行停止，为婴儿输送更多富含氧气的红细胞。[1]就好像大自然知道它在做什么一样。

现代产科的出现，带来了许多值得感激的事物，使许多妇女和婴儿免于原本可以避免的痛苦、疾病和死亡。问题是，尽管产科取得了成功，但它遵循西方医学的机械式方法，所以产科实践忽视了母亲和婴儿真实而自然的需求。事实上，它常常践踏这些需求。把婴儿带到这个世界上来，不仅仅是推、拉、切、接的问题。出生是人类发展的一个重要门槛，如何跨越这个门槛，可能会带来终生的后果。当今的医学实践将出生过程病态化了，这与大自然和人体的智慧背道而驰。更糟糕的是，医学甚至经常违背自己的承诺，即尊重科学规律，以及"首先，**不伤害**"的原则。我们不必为了尊重根植于古老经验的传统智慧而放弃医学工作的伟大成就。我们可以两者兼得。

我不会提倡用任何一种特定的方式分娩——无论是"自然"分娩还是其他方式，也不会指责任何一种方式，更不会评判任何女性在这件重要事情上的个人选择。与本书的整体侧重点一致，我的关注点在于，如今做出这种选择的文化背景，包括这些选择是**由谁**做出的，以及是**以何种方式**做出的。正如诗人艾德丽安·里奇（Adrienne Rich）在《女人所生》（*Of Woman Born*）一书中所说："为了让所有女性在这个过程中拥有真正的选择，我们需要充分理解父权文化中的母性所体现的力量与无力。"在女性生命中这个最重要的时期，将她们贬低为被动接受医疗的人，会剥夺她们的尊严，而且这种影响不仅仅是象征性的：这样会破坏人类数百万年进化而来的生理、激素和心理过程，而这些过程的存在，就是为了确保母子之间建立必要的联结，确保我们后代的健康发展。

　　几年前，我与米歇尔·奥当博士交流过。他以拥护和倡导非医疗化分娩而闻名于世。"我们必须去除分娩中的工业化意味，不要再干扰母亲和婴儿之间的第一次接触。"他用富有魅力的法语口音说道。"想象一下，"他笑着说，"一只母猩猩正在生孩子，而你试图抱起它的新生儿。然后你就会明白什么是母亲的保护和攻击本能了。在我们的文明中，这种本能已经被压抑很长时间了。"压制先天的知识，是现代医学的不良倾向之一。

　　在一个健全的社会中，只有在必要的时候才会采取医疗干预措施，从而降低风险，最大限度地促进健康，并确保患者的生存；而对我们来说，医疗却成了默认的措施。一个明显的例子是，剖宫产率急剧上升：在必要的时候，这是救命的干预，在不需要的时候，却是可能有害的干扰。根据最准确的估计，大约 10%～15% 的产妇要做剖宫产，这样才能确保得到健康的结果。在我的家乡不列颠哥伦比亚省，这一比例现在接近 40%。世界上许多其他地方也是如此，有些国家的比例甚至超过了这一数字；在世界范围内，这种手术分娩的数量在 2000～2015 年翻了一番。《柳叶刀》在 2018 年进行的一项详细的、几乎包含全世界的调查指出："观察发现，在低风险分娩的案例中，尤其是在巴西等地受教育程度较高的妇女之中，剖宫产的使用率明显较高。"[2]

　　如果这类手术的广泛应用能带来一些明显的"附加值"，那就是可以接受的，但事实并非如此。"在过去 30 年中，剖宫产的使用率超过了 10%～15% 的最佳比率，而且这种做法并没有为产妇带来明显的益处。"《柳叶刀》的报告指出。[3] 就连美国妇产科学会也在 2014 年表示"对剖宫产的过度使用感到严重担忧"。[4]

　　1986 年，奥当博士在一次产科研讨会上说："如果我们想为产科的工作找出安全的替代方案，就必须重新重视助产学。"当时，北美医学界还在为阻止助产士发挥其传统作用而进行顽固的斗争。在许多地区，这场斗争远没有结束，而在许多其他地区，充其量只能算勉强休战。"重新重视助产学，就等于把分娩这件事交回到产妇手上。"奥当补充道，"想象一下，如果外科团队为助产士和产妇服务，而不是控制她们，未来会是什么样子。"[5] 实际上，他在暗示医学应该是大自然的随从，而不是大自然的统治者——这是对"主治医生"一词的彻底重新诠释。

这个问题的重点在于自主性，这是人类不可或缺的需求。生育体现了一种文化中隐含或公开的价值观，即谁掌握权力，以及人们对自己的身体拥有多少真正的控制权。现代研究表明，产妇护理干预可能会干扰激素过程，减少激素的益处，并制造新的挑战。[6]萨拉·巴克利（Sarah Buckley）是一位新西兰的医生、社会活动倡导者，并且写作了一本备受推崇的、关于生育的正常生理过程的书。我问她，该如何解释医疗干预的快速增长。我以为我会得到一个完全基于医学考量的答案。事实上，她的回答敏锐指出了人们如何适应这种更宏观的、关于"正常"的迷思。"医生，"巴克利博士说，"代表的是我们的社会对于母亲的期望。在母亲处于非常开放又脆弱的时候，我们将这样的期望强加在她们身上了（即科技比身体更优越），而女性的身体从本质上说必定会崩溃。很明显，这种文化想给女性灌输这样的想法——她们的身体天生就有缺陷，需要高科技的护理。"她补充道，这种想法会继续"影响母亲如何养育孩子，并让孩子符合文化的要求"。

尽管系统性的性别歧视尤其对女性不利，但不必要的医疗干预还有一个更宏观的原因，这个原因是西方医学观点的基础：对自然过程的不信任，对事情可能、也许或将会出错感到恐惧。[○]迈克尔·克莱因（Michael Klein）是位于温哥华的不列颠哥伦比亚妇女医院家庭医学科的前主任，他对医疗化分娩进行了深入的研究。"我们在一个偏见很深的环境中学习，这个环境认为分娩是可怕的、危险的。"他这样对我说。主导医学培训的思维模式"认为分娩不过是一场迟早会发生的事故，是一场让你骨盆底弯曲变形的危机"。上医学院和实习期间，我所受的训练让我去寻找分娩的问题、并发症和危险。到目前为止，这一切似乎还好。但问题在于，我所受的训练根本没有鼓励我**顺应大自然**。只能由我的患者和助产士同事来教我，分娩不只是把孩子从母亲身体里取出来的机械过程——这件事有着根深蒂固的、从进化中产生的目的，既包括生理上的目

○　在美国那种动不动就打官司的制度下，还有对吃官司和高昂保险费的恐惧。

的，也包括情感上的目的。

谢莉·多尔曼（Sherri Dolman）是我后来认识的一名加利福尼亚州的女性。她在怀孕期间为争取自主权进行了激烈而持久的斗争。尽管她最后取得了胜利，但她的故事却是一个医学上的恐怖故事。"我努力了三年才怀上那个孩子，"她告诉我，"但当我怀上的时候，却再也不能为孩子或我自己做决定了。我这辈子都忘不了那段经历。"谢莉被迫接受了她不想做的剖宫产手术，事实后来也证明，她根本不需要剖宫产。"我的医生不尊重我的决定，"她说，"我认为他不尊重我，没有把我当作一个独立自主的人。我相信，他认为他比我懂得多。我实在想象不出一件这样的事，就是男人会被告知他能做什么，不能做什么，可每天都有人这样告诉女人。"

34岁的时候，谢莉已经有了一个17岁的儿子。当她还是个胆怯的青年时，她的儿子就已经出生了。因为分娩进程缓慢（可能是由于她精神紧张），所以她做了剖宫产。她打算下次生孩子要顺产。经过三年的努力，她和伴侣怀上了一个女儿。"从那一刻起，我就发誓这次我不会做剖宫产了。我会按照大自然的意思把我的女儿生出来。我会信任自己的身体，我也会得到我所需要的支持来做这件事。"她做了充足的功课，尽可能多地询问了各路医生。"他们都说，'一次剖宫产，终生剖宫产'。他们甚至不愿意和我谈论这件事。他们告诉我，'我愿意收治你，但我们会给你安排剖宫产'。"

从医学上讲，医生们错了。在谢莉怀上女儿的时候，剖宫产后阴道分娩的安全性早有记录。研究已经证明，所谓的风险，即子宫在分娩收缩的压力下撕裂的风险，是可以忽略不计的，完全不应妨碍非医疗化分娩。事实上，有一位高风险围产期专家对谢莉的子宫进行了详细的扫描评估，并得出结论：她发生那种意外的可能性，并不比她在从未怀过孕的情况下大。这位产科医生对于顺产依然犹豫不决，这表明医学的偏见实在是根深蒂固。唯一最终同意支持谢莉选择自然分娩的医生，在最后一刻临阵退缩了。

在常规胎儿监测过程中，医生没有发现任何异常，但他们却禁止谢莉离开医院，威胁要扣留她，并恐吓她接受手术分娩。在这次痛苦的经历后，她产生了她所说的"某种创伤后应激障碍"。"我没法正常生活了。作为一名母亲，我觉得自己很失败，在女儿降生到这个世界上的最初时刻，我却不能安慰她、抚摸她。我觉得她的出生和我一点儿关系都没有。我觉得失去了和她的联系。她在需要我的时候会哭，但我觉得这样并不够。在她出生后的第一年里，我每天晚上都是哭着入睡的。"

谢莉后来生的两个孩子成了她的救赎，她重新获得了完全的自主权。

在助产士的照料下，她在第三次怀孕结束时成功、顺利地完成了顺产。虽然她说这次生产"非常非常痛苦"，但她认为这是她生命中"最不可思议、最令人振奋的经历"之一。和许多女性一样，谢莉能够自己做出选择，这是她能够承受痛苦的关键。"不管有多疼，我都得到了支持，而且能够控制自己的身体。无论发生什么事，这都给了我极大的力量——归根结底，重要的是能够掌控自己的身体。"十年后，说起这件事，她仍会热泪盈眶。"这是喜悦的泪水，"她很快向我保证，"我女儿总是跟我说，'讲讲我是怎么出生的吧'。当我和她贴在一起的时候，她拉了我一身，她觉得这件事很好笑，每次我讲这个故事她都会大笑起来。哪怕只是和她分享这件事，就是一次亲密的经历。这是生活的一部分。"2011 年，谢莉又生了一个孩子，一个 9 磅 3 盎司（约 4.15 千克）的健康男孩。那次分娩也是顺产，也是在医院里得到了助产士的照料；而在五年前，她曾被十位有职业认证的产科医生严厉告诫，不要尝试这种分娩方式。

胜利并不总是千篇一律的，也不应该如此。"从我的医疗经验来看，你不应该太执着于任何事情。"麻醉科住院医生丹妮尔说，"尽管如此，我对事情还是有自己的信念和想法……我原本打算在家里，泡在水里生孩子，就在我们在森林里租的那间小屋里。"事情并没有如愿。他们在家尝试了很长时间，却几乎没有进展，助产士建议住院并接受硬膜外麻醉，让丹妮尔放松一下。为了促进分娩，医生给她注射了生育激素催产素，但无济于事。丹妮尔接受了现实：她必须进行手术分娩。直到今天，她依然为自己的这段经历感到高兴。

虽然丹妮尔的分娩过程与谢莉不同，但两人的分娩在一个核心方面上是相似的：母亲觉得自己掌握了主动权。"有人听我的话。每个人都抽出时间倾听了我的担忧。就连外科医生助理（一个待在家庭诊所里的女性）也来找我。她见到了我，看着我的眼睛，全身心地听我讲话。我觉得和大家待在一起很安全。"在这些话中，我听到了决定女性生育体验质量的第二个因素：安全感与支持。

一个尊重妇女的优势与弱点的医疗卫生制度，最有可能让女性获得她们能够珍视一生的分娩体验。这种观点贯穿了《生育建议（让人放心的那种）》[*A Is for Advice (The Reassuring Kind)*] 这本书的始终，这是一本小而经典的孕期指南，作者是生于布鲁克林、住在不列颠哥伦比亚的助产士伊拉娜·斯坦格 – 罗斯（Ilana Stanger-Ross）。"对自身生育经历感受最积极的女性，"她观察到，"是那些觉得自己理解所有决定，并且在决策过程中拥有发言权的女性。对于那些一直希望'自然'分娩，但分娩情况复杂的女性来说依然如此（虽然这些复杂型分娩需要多次干预，最终还要进行手术）。"[7]

学习了生育的生理学，就会惊叹于大自然的内在智慧，惊叹于它在进化过程中最高水平的杰作——人体。生育生物学的基本要点是：哺乳动物的分娩不仅仅是将婴儿从子宫中挤出来的过程。这是为孩子的一生做准备的过程。正如大自然所设计的那样，分娩会促进雌激素、催产素和催乳素等激素的释放，这些激素会激活一系列控制情绪与行为的神经系统，从而确保婴儿短期和长期的健康：温暖、养育、情感联结、保护，等等。换言之，生育准备好了母婴关系的模板，而母婴关系本身就是儿童早期发展的核心。[8]

我已经有几十年没参与给孩子接生这件事了，当我和斯坦格 – 罗斯交流的时候，她说到的一个词让我感到措手不及："产科创伤。""这已经成了一个术语。"她说，"不幸的是，很多女性觉得她们的分娩经历是一次创伤，这种感觉当然会对亲子关系造成影响。如果分娩是一次创伤，那么当你怀里抱着新生儿的时候，这种感受会变成什么呢？"

恰好在我写完这一章的那天，我通过一次对话看到了这种令人担忧的趋势，那简直是一个教科书般的例证。当时我正在接受一位纽约记者的视频采访，这位记者正在报道在纽约肆虐的新冠疫情。在采访中，考特妮（我姑且这么叫她）骄傲地给我看了她三个月大的小天使。得知我在写什么时，她滔滔不绝地讲起了她最近在西奈山医院接受纽约最著名、最受尊敬的产科医生治疗的可怕经历。这是一个再清晰不过的产科创伤被视为常态的故事。

考特妮当时 37 岁，身体健康，她希望自己能顺利分娩。在怀孕 30 周的时候，医生打电话给她，好像是在下命令似的，说考虑到她的年龄，应该在第 39 周的时候引产。那位医生说，对于所有 35 岁以上的产妇，这是"我们这儿的标准操作"。"从去年五月我走进她办公室的时候起，她就知道我的年龄了。"考特妮说，"我太惊讶了，就挂了电话——几乎一句话也说不出来。我必须喝半杯酒。我很难过，一整晚都没睡。"从那时起，事情越来越糟。考特妮痛苦地回忆道："事情突然没有了回转的余地，她开始对我发号施令。这不是我所期望的那种照料。我不习惯被医生欺负，也不习惯有人居高临下地对待我。她的语气变得特别恶毒……然后还不停地说，'这孩子**真是大**，他**大得离谱**'。我对她说，'等等，我听说胎儿生长监测对胎儿体重的预测很不准'。她答道，'在西奈山很准。他至少要长到 9 磅（约 4.08 千克）了'。"［婴儿的实际出生体重：不到 8 磅（约 3.63 千克）。］

考特妮考虑过另找一个医生，但她已经到了怀孕后期，并且仍然敬畏这位专家的资历，所以她没换医生。"到了 38 周，她每周都会说，'你的情况看来不适合顺产，真的不适合。我不知道还能跟你说什么'。我只是一直说，'我真的不想剖宫产'。这就是我们一周又一周的关系写照。在怀孕最后的三四周里，我的精神状态非常糟糕：抽泣、精神崩溃……到了约定的时间，我们来到西奈山医院，当时的情景太可怕了。我们在候诊室里等了三个小时，遇到了各种事，我不断地对伴侣说，'我为什么要到这儿来？我们完全有权利回布鲁克林自然分娩'。"在她生命中最脆弱的时刻，她感到自己失去了力量，她的直觉也被否定了，被一个备受推崇的医学专家恐吓了。而且，由于成长于一个"专家"权威高于个人的文化中，考特妮缺乏维护自己的必要力量。她最后同意了引产，并且经过了 15 小时徒劳无功的分娩，只能接受手术。

"我太虚弱了，一直呕吐。这一切就像是我最可怕的噩梦。我说，'去他的，我们还是做剖宫产吧。我现在还有什么选择呢'。"于是我们匆匆忙忙地进入了手术室，我在手术台上吐了，我极度崩溃，绝望地哭了。我被吓得魂飞魄散，浑身发抖。他们开始了手术，这场手术似乎没完没了。然后她对我说，'哦，没想到你的腹肌这么强壮'。没错，因为我练普拉提已经20年了。我在想，'你为什么没发现？九个月来，你一直在给我做定期检查，并且几周前就定下这次手术了'。第二天早上她对我说，'我要打电话给西奈山投诉，你的胎儿生长监测太不准了！'这简直太离谱了，编都编不出来！在住院的那一周里，我晚上躺在床上睡不着，为自己受到的侵犯而哭泣。"

我问考特妮，她有没有想过找一位助产士。她说："我还没那么激进。我完全相信医疗制度。"

请注意，这个折磨人的故事发生在优越的白人中产的背景下。对于贫困的女性，尤其是有色人种女性，母亲在临产时受到的对待可能要残酷得多，其后果甚至可能是致命的。世界卫生组织在2019年报告称："（在一项全球调查中）42%的女性表示，她们在卫生中心分娩时遭受过肢体或言语上的虐待或歧视，其中一些女性曾遭受殴打、扇耳光、吼叫、嘲笑，或者被人强行按住。"[9]这种情况并不局限于所谓的第三世界。在我自己的国家，最近出现了一段手机视频，显示魁北克一家医院的工作人员在嘲笑和辱骂一名原住民产妇。

———

"对我来说，理想的分娩是一个女人独自待在安静的房间里，灯光昏暗，有一个助产士平静地坐在她身边织毛衣。"米歇尔·奥当对我说。相对于明亮的灯光、嘈杂的机器，以及熙熙攘攘、威逼利诱的医务人员对分娩过程的有害影响，这是一种讽刺但又准确的评论。

这就让我们回到了我们在讲人性的那一章中关于"内在期望"的讨论。我们就像所有有机体一样，在来到这个世界上的时候，都怀着对生活的期待，这种期待会在一定的范围内实现。作为适应性很强的生物，我们可以忍受不太理想的环境，但这是有代价的。"要使婴儿的出生经历没有创伤，就必须满足婴儿和他母亲的古老期望，只有这样，别无他法。"琼·利德洛夫在她对丛林原住民社会的研究中写道。她指出，其他哺乳动物会在黑暗、安静、孤独的地方分娩，而我们会"用钢制器械、明亮灯光、橡胶手套、消毒剂与麻醉剂的气味、吵闹的声音或机械的声音"来招致分娩创伤。[10]

　　即使旁人没看出任何不寻常之处，母亲也能感觉到不舒服。我还记得，在我们第一次生孩子时，护士不停地对我妻子说"用力，姑娘，用力"。妻子小声对我说："请让那个女人闭嘴。"⊖在缺乏安全感和情感联结的情况下，人的身体会紧绷，尤其是在让人敏感的激素作用下。由于无视女性对于安静、安全和情感共鸣的需求，医院创造了一个自我延续的循环，引发了许多分娩并发症，然后他们必须通过干预予以解决。

　　伊拉娜·斯坦格 – 罗斯用下面的话总结了传统智慧与现代科学，在一个更健全的医疗体系之下，这些话甚至根本不必说："对待一个临产的人时，我们需要把她当作一个完整的人，一个正在经历神圣生命过程的人。"她告诉我："她们不是生病的患者。她们是临产的人——**这是一件非常正常的事**。"

⊖　多年后，在不列颠哥伦比亚省妇女医院的产房里，那位兢兢业业的护士与我成了非常友好的同事。

第 12 章

月球上的园艺

育儿的困境

> 我们都失去了自己的孩子……看看他们——在街头上参与暴力，在商场里无所事事，在电视前神情恍惚。在我们的生活中，发生了一些可怕的事情，把孩子从我们身边夺走了。
>
> ——拉塞尔·班克斯（Russell Banks），《美好的未来》
> （*The Sweet Hereafter*）

现代社会充斥着育儿的专业知识。看看任何一家书店，你都会发现书架上摆满了帮助父母在这个困难领域中前行的书籍，从受孕到大学辍学，应有尽有。育儿博客、社交媒体群以及线上讲座比比皆是。TED演讲网站上有一个播放列表，名字就叫"来自育儿前线的故事"（Stories from the Front Lines of Parenting）。即使有些开玩笑的成分，但这种"战场"语言也引起了许多人的共鸣；成为"好父母"的斗争，似乎是一场与时间、与自己，甚至与孩子的持久战。我们走到书架前就已经迷了路，迫切渴望找到方向。我们想养好自己的孩子，只是不知道该怎么做。要是有个内在的指南针来指引我们就好了。

好消息是，我们的确有这个指南针：由于我们是人类，我们都有养育孩子的自然动力和天赋。坏消息是，社会的指导性假设和普遍偏见让我们疏远了这种天生的知识：这种知识是我们人类固有的，是无法教授的，只能被激活或屏蔽。

在本章中，我们将探讨现代西方文化对于"正常"的观念会如何以两种方式影响育儿：①影响我们的育儿本能；②创造孤立、有压力的环境，从而对养育健康的孩子造成不利的影响。如果说养育一个孩子需要全世界的参与，那么一种有毒的文化就会让我们忘记如何养育孩子。

按部就班地压制本能

最近，有一本育儿手册成了畅销书，作者是一位没有发展心理学背景的经济学家，只不过她本人是一位母亲。在分析了一堆数据之后，艾米莉·奥斯特（Emily Oster）写出了《一个经济学家的育儿指南》（*Cribsheet: A Data-Driven Guide to Better, More Relaxed Parenting, from Birth to Preschool*）。这本书贬低了许多古老的育儿活动，诸如母乳喂养、与新生儿睡在一起。一篇对该书持赞同态度的《纽约客》专题报道说："（该）书里有一个反复重复的主题，那就是父母的偏好很重要。**你想要什么？**"读者的赞誉很能说明问题：这本书的主导原则是父母**喜欢**什么，而不是孩子**需要**什么。这里有一个问题：任何文化背景，都必然会以它自身的样子来塑造其成员的偏好。我们成年人在非自然环境下的"偏好"，很可能与我们天性的选择背道而驰。当今的父母往往会从文化中得到暗示，但这种文化既不了解孩子的发展需求，**也**不了解父母为满足这些需求所提出的要求。

奥斯特的用意无疑是好的。在她的书出版前后，《纽约时报》在网上发表了一篇她的专栏文章，题为《所有内疚的父母都需要的数据》（The Data All Guilt-Ridden Parents Need）。[1] 让父母从内疚感中解脱出来是一个值得称道的目标。但即使是最精心挑选的数据也无法缓解内疚感。抛开这一点不谈，如果说问题比这更加复杂呢？如果父母的焦虑并不是因为缺乏信息或数据，而是因为长久以来的文化导致他们与内心最深处的本能产生隔阂了呢？就像本能的基因一样，本能不会自动或自主呈现出来。相反，本能必须被适当的环境唤醒，否则我们很容易与本能失去联结。对于人类和其他被迫生活在非自然环境中的动物来说都是如此。我们也许可以认为，在我们这个时代，"育儿专家"的激增正是这种失去联结的标志，而不是它的解决办法。

当然，在这方面，21世纪早期的文化并不是独一无二的。正如有关人性的理论一样，西方文明的所有育儿态度、方法和学说都反映（并强化）了特定的时代和地域背景。这是一条不容乐观的发展轨迹，其中包括了杀婴、恐怖事件和虐待行为：当然，所有这些行为在当时都被视为正常。心理历史学家劳埃德·德莫斯（Lloyd deMause）写道，大约在14世纪，"没有比孩子的身体塑造更流行的观念了。人们将孩子视为柔软的蜡、石膏或黏土，有待敲打成型"。[2]这样做的目的是破坏孩子从出生起就有的独立精神。他指出，也正是在这个时期，育儿手册开始大量涌现。

19世纪中期出现了德莫斯所说的**社会化模式**（socializing mode），其目的是培养一种具有正常社会功能的人格，一种"与他人相处融洽"的人格，即符合社会期望的人格。这种方法成了"20世纪所有心理学理论的来源"。其中有一种理论受到了最具代表性的本杰明·斯波克（Benjamin Spock）博士的推广，他是千万人心中的育儿专家。在他影响了好几代人的畅销书《斯波克育儿经》（*Baby and Child Care*）中，有一位好医生提出了一种治疗他所谓的"婴儿期长期睡眠抗拒"（chronic resistance to sleep in infancy）的方法。他写道，为了确保婴儿"实施这种暴政的企图"不会得逞，父母可以"亲切但坚定地说晚安，走出房间，不要再回去"。你没看错：婴儿的"暴政"。婴儿的生理和情感本能是渴望亲近父母的身体，所有哺乳动物的孩子都是如此。

时至今日，父母从"专家"和同辈那里得到的许多建议仍然以社会化模式为主导思想。最近，乔丹·彼得森就如何养育"家门之外的成熟居民"发表了看法。在他的超级畅销书《人生十二法则：现代人应对混乱生活的一剂良药》

（*12 Rules for Life: An Antidote to Chaos*）中，彼得森告诫父母："毕竟，你爱你的孩子。如果他们的行为让你不喜欢他们，想想他们会对其他人，那些远不如你关心他们的人造成什么影响。那些人会惩罚他们……不要让那种事情发生。最好让你的'小怪物'知道，什么事情是可取的，什么不是。"[3] 为了达成这个目标，彼得森建议用手势和肢体上的恐吓。

　　与把孩子当作没有生命的橡皮泥相比，"社会化"可能是一种更仁慈的方法，但它的重点依然不是孩子的需求，而是社会的命令，父母则在无意间为社会充当了善意的代理人。要想了解还有什么别的育儿方法，可以看看那些比我们自己的文化更经得起时间考验、更了解自然的文化，这样是更有益的。这些文化不需要"育儿专家"，因为智慧是代代相传的，无论是通过教导，还是简单的模仿。与斯波克博士的建议不同，一位年长的克里族妇女曾经告诉我："在我们的部族里，孩子直到两岁，我们才允许他接触地面。他们会一直待在我们的怀里。"我们也可以将彼得森管理"小怪物"的建议，与人类学家阿什利·蒙塔古（Ashley Montagu）对加拿大西北部的奈兹利克因纽特人（Netsilik Inuit）育儿传统的描述进行比较："虽然这位奈兹利克族的母亲生活在最艰难的条件下，但她也是一个很平静的人，能够给予孩子温暖与关爱。她从不责备自己的婴儿，也不用任何方式干涉他，除了回应他的需求。"[4] 不知何故，这些孩子似乎总能成长为有生产力的、社会化的（没错）族群成员，即使没有受到彼得森博士的严厉训诫。

　　事实证明，我们天生的育儿本能能够完美地做到许多"专家"让我们忽略的事情：满足孩子的发展需求。

　　令人意外的是，我们此时讨论的**不仅仅**是孩子的需求。从真正的意义上讲，我们甚至不能只谈论婴儿的需求，而不考虑母亲的需求。"不存在'一个婴儿'这种东西。"英国儿科医生 D. W. 温尼科特（D. W. Winnicott）曾解释说，"如果你给我看一个婴儿，你必然会让我看到另一个正在照料婴儿的人……我们会看到一个'照料对子'（nursing couple）……这个单位不是个体，而是个体与环境的结合。"[5] 或者，用阿什利·蒙塔古的话来说："当一个婴儿出生时，母亲也诞生了。有相当多的证据表明，在这个时候，以及随后的几个月里，母亲对于接触的需求，超过了婴儿的这种需求。"[6]这也是一件好事：如果照料孩子的人缺乏内在的生理和情感动力，为人父母就会比现在更加艰难。如果满足孩子的生存需求不能给父母带来回报，那么这些需求得到满足的婴儿就更少了。一如既往，我们的人际–生理特性巧妙地决定了我们的需求是相互的。（我们文化中的做事方式造成了一些不幸的影响，其中之一就是，压力往往会削弱这种内在动力，让养育儿女变得更令人沮丧、畏惧，而这件事原本不应如此。）

诗人艾德丽安·里奇对这种相互性表达了深刻的喜悦："我记得，当我给每个孩子喂奶的时候，能看到他们的眼睛睁得大大的，看着我的眼睛。此时我意识到，我们彼此紧紧地联系在一起，不仅是通过嘴巴和乳房，也通过我们相互注视的目光——深邃、平静、热情、深蓝色、全情投入的眼睛。我记得，当我乳房胀满乳汁，让孩子们吮吸时的愉悦感，在那个时候，世界上没有什么东西能给我带来身体上的愉悦，除了成瘾性进食带来的充满负罪感的愉悦。"[7]从神经生物学的角度来看，里奇说得很对。在影像学研究中，婴儿的微笑会激活母亲大脑中的奖赏区域，垃圾食品或成瘾性药物同样会激活这些区域，这些区域的激活会释放令人快乐的化学物质，引起相同的快感。[8]大自然，真是个无良的毒贩子。⊖

就像所有复杂的大脑结构一样，哺乳动物的情感联结系统（无论是鲸鱼、黑猩猩、老鼠还是人类的）的发展与激活都依赖于经验。为了让大脑的抚育回路发挥作用（也可以说是"上线"），必须由环境来唤起这些回路，并维持这些回路的活动。用神经科学家雅克·潘克塞普（就是他提出了**惊恐 / 哀伤**、**游戏**、**照料**等系统的名称）的话来说，男人和女人大脑中都有潜在的育儿回路，"等待合适的环境来放大它们的潜能"。潘克塞普博士发现并确定了一些特定的大

⊖　我是开玩笑的，但也有认真的成分。在人生早期，如果这些让人感觉良好的化学物质的供应不足，就会与后来的成瘾模式（无论是对物质还是对强迫性的行为模式成瘾）产生联系。这就是我上一本书《空洞的心：成瘾的真相与疗愈》（*In the Realm of Hungry Ghosts: Close Encounters with Addiction*）的主题，并且将在本书第 15、16 章再次讨论。

脑中心、回路、连接，以及相关的神经化学物质，所有这些东西编排了他所说的"母亲与婴儿之间的迷人情感芭蕾"。其中包括一些化学信使，如血管升压素、催产素和内啡肽（身体中自然产生的阿片类物质），所有这些物质都会通过父母的养育习惯被唤醒，而这些习惯对于孩子的生存至关重要。还记得吗，这些化学物质混合在一起，会形成自然分娩时所释放的"爱的鸡尾酒"。皮肤接触与孩子吃奶也会使母亲体内产生这些物质。因此，婴儿与父母的生理就是这样，由他们的互动共同调节的，而这些互动（或互动缺失）的影响可能会给年轻人留下终生的印记。同样，在缺乏这种互动的情况下，育儿的本能就可能会减弱，对亲子关系产生长期的影响。[9] 在这个方面，就像在其他关键的方面一样，我们的文化已经变得极度缺乏接触了。

我们不要忘了，文明（始于新石器时代革命以及农业的出现）不过是我们这个物种存在过程中的一段小插曲，在古人类出现在地球上的数百万年里，只占了不到 1.2 万年，而从我们这个物种出现到现在，也已经过去了最多 20 万年。在文明出现之前，许多地方直到近代，人们都生活在小型采猎群体中（甚至时至今日，在一些与世隔绝的地方依然如此）。"我们祖先（以及表亲，小群体中的采猎者）共有的早期经历，**为人类本性**（即生而为人的本质）**的发展提供了一种社会环境。**"达西亚·纳瓦埃斯博士写道（加粗部分是她的标注）。她的研究发现，采猎群体有七种共同的早期育儿方式，这些方式组成了她所说的"进化的巢穴"（evolved nest）。当你读到这些育儿方式的时候，我邀请你将这些方式与我们这个时代普通婴幼儿的体验进行比较。

在我们的文化产生的压力之下，即便是受过良好教育的中产父母也会难以满足如下的需求（前提是他们能够意识到这些需求的存在）：

- 舒缓的围产期体验；
- 迅速回应婴儿的需求，防止痛苦；
- 大量的触摸和持续的身体接触，包括在运动中的触摸（抱与握持）；
- 频繁的、由婴儿主动要求的母乳喂养，持续 2～5 年，平均断奶年龄为 4 岁；

- 由多名热情、敏感的成年照料者组成的群体；

- 积极的社会支持氛围（支持母亲与婴儿）；

- 与不同年龄段的同伴在大自然中创造性地、自由地玩耍。[10]

"这个巢穴，"纳瓦埃斯博士告诉我，"包括了母亲在孕期放松、没有压力，分娩过程轻松，围产期体验舒适，没有母婴分离，没有婴儿包皮环切，[⊖]没有痛苦的手术，母乳喂养，而且在第一年里要有充满爱意的抚摸，其实在整个童年、在一生中也都需要这种抚摸。"请回想一下，我在第 8 章引用过纳瓦埃斯的观点，即人类是**非典型物种**——人类是地球上唯一经常压制自身对健康成长的内在需求的物种。"在我们的文化中，"她说，"我们的孩子几乎没有这种进化的巢穴。我们缺少帮助婴儿充分发展潜能，让他们各系统正常发育的大多数组成要素。这就是巢穴的缺失。"

在那些接待过她的南美原住民之中，琼·利德洛夫曾经观察到，有人违背了部落的育儿习俗，而这些习俗早已被证明是父母管教孩子的基本规则："有一天，我看到一个年轻的父亲对他一岁多的儿子失去了耐心。他大喊大叫，我看到他做了一些激烈的动作，甚至可能打了孩子。婴儿发出震耳欲聋的尖叫声，带着明显的恐惧。听到婴儿所造成的可怕声音，那个父亲呆立在那里，仿佛受到了惩罚一样；很显然，他违背了自然的规律。我住在他们隔壁，所以我经常看见他们一家，但我再也没有看到那个男人做出不尊重他儿子尊严的事情。"[11]

"尊严"这个词很引人注目：我们中有多少人会用这种方式看待婴儿？然而，这种忽视可能只会突显我们对于孩子的不了解。请设想：即使你从来不会说婴儿是"有尊严的"，你也很可能遇到过不少**义愤填膺**的婴儿。这个词也不是一种比喻。即便是婴儿也会知道自己的身体和情感何时受到了忽视和侵犯（也许他们对此尤其清楚）。利德洛夫讲的那个事例，与纳瓦埃斯博士对于小型

⊖　当她提到包皮环切术时，我感到有些不安——我曾经亲手做过这种手术，在北美，这种手术对健康没有好处，并且已经被证明会对孩子造成伤害，尤其是用我所学到的医疗方法来做。

采猎群体的研究发现一致，和我们对于原住民文化的普遍观察也是吻合的：总的来说，无论在过去还是现在，他们都不会把打孩子作为常态。在登上"新世界"的海岸时，欧洲的基督徒仍沉浸在耶稣的温和精神中（这也许只是他们的一厢情愿），当看到北美的"野蛮人"不愿体罚儿童时，他们感到无比震惊。[12] 相比之下，用一位 17 世纪马萨诸塞州牧师的话来说，清教徒的规范做法则是"使用棍棒与责备"。[13]

从那以后，这种育儿的风气可能已经逐渐式微，但并没有完全消失。乔丹·彼得森写道（加粗部分是他的标注）："坚持**绝不体罚**理论的前提是，'不'这个字可以在没有惩罚威胁的情况下，有效地制止另一个人的行为。"[14] 说这句话的时候，这位好教授所指的"另一个人"是一个两岁的孩子，在这段论述的其他地方，他欣然将这个孩子称为"顽固的坏蛋"。对于沉迷于行为主义思想的彼得森来说，管教通常就是吓唬孩子。他写道，这是我们可以做到的事情，因为我们"比孩子更高大、更强壮、更有能力"，因此可以兑现我们的威胁。他自豪地说："我女儿小的时候，我可以用一个凶恶的眼神让她一动都不敢动。"在 2011 年和 2012 年，英国《电讯报》（*Telegraph*）用两个新闻头条表明，这样的态度远不是个例：《棍棒已被搁置太久：允许教师采用轻微体罚，便能改善课堂纪律》(The Rod Has Been Spared for Far Too Long: Allowing Teachers Even the Lightest Touch of Physical Force Will Improve Discipline)，《学校纪律：不打不成器——怎样扭转禁止鞭打后的纪律大滑坡》(School Discipline: Sparing the Rod Has Spoiled the Children—What Can Be Done to Reverse the Collapse of Discipline Since the Banning of the Cane?)。

再说回科学界，美国儿科学会在回顾了近百项研究后，于 2018 年发表了一份与祖先智慧如出一辙的声明。这份声明呼吁人们停止打屁股，以及对儿童和青少年进行严厉口头惩罚等行为。这个由 6.7 万名儿科专家组成的组织指出，从长远来看，这些做法只会增强儿童的攻击性，并破坏其自我控制能力与责任心的发展。这种管教行为会提高儿童的应激激素水平，从而可能损害健康大脑的发展，并导致心理健康问题。[15] 最近，哈佛大学的一项研究表明，打屁股对孩子的神经系统和心理造成的伤害，可能与更加激烈的暴力行为一样严重。[16]好消息是，这种趋势正在转变，年轻父母越来越不愿意采用体罚。这或许是未来科学帮助我们重拾旧智慧的一个可喜的例子。

在现代，另一个与本能和身体失去联结的例子，就是母乳喂养。北美和全球的大规模调查发现，母乳喂养对于孩子和母亲的身体健康都有好处。[17]洛丽·费尔德曼－温特（Lori Feldman-Winter）博士告诉《纽约客》，经济学家艾米莉·奥斯特贬低母乳喂养，在科学上是完全错误的。"基本上和反疫苗者一样坏。"这位医生说。⊖

奥斯特在其他地方还写道："做母亲可能是一件孤独、被孤立的事情。"太对了——但做母亲这件事本身并不是这样的，只有在一个使人彼此疏远的文化中做母亲才是如此。在月球上搞园艺，无疑是一件令人发狂的事情，但这并不能说明任何关于园艺的事情，只能告诉我们，如果我们希望取得成功，就必须具备一定的条件。奥斯特曾讲述了她参加她兄弟婚礼的经历："试图在100华氏度（约37.8摄氏度）的衣橱里喂我尖叫的女儿。"对于我们的文化强加给婴儿和母亲的反常压力，我很难想出比这个衣橱更贴切的比喻了：遭受羞辱、人人敬而远之，不得不躲在与世隔绝的地方，忍受着窒息、拥挤、闷热的狭小空间。考虑到人际神经生物学的原理，婴儿会尖声哭喊又有什么好奇怪的呢？在有压力的环境下（我在做家庭医生时经常看到这样的环境），母乳喂养本身可能会成为一件繁重而令人沮丧的劳动，变成母亲和婴儿痛苦的根源。

某些"睡眠训练"可能也会造成同样的痛苦。"婴儿需要训练才会睡觉"的假设建立在一种文化的观点之上，即孩子应该服从于父母的时间安排和目标。对于要工作的父母，或者压力大、缺乏支持的父母来说，这可能是一种合理的，甚至是不可避免的希望。但我们应该明白，这样做的代价是什么。心理学家戈登·诺伊费尔德指出，身体接触是婴儿与父母建立联结的唯一方式。婴儿"抗拒"被父母哄睡，不愿让父母遵循斯波克式的育儿建议（"亲切但坚定

⊖　澄清一下，费尔德曼－温特关于反疫苗者的言论早在新型冠状病毒出现前就发表了。

地说晚安，走出房间，不要再回去"），这只是他基本需求的一种表达。拒绝对婴儿的痛苦做出反应，可能也会削弱我们为人父母的本能，其后果可能在孩子的婴儿期结束之后依然存在。

2006 年，我在报纸上写了一篇文章，题为《为什么我不再相信婴儿应该哭着入睡》（Why I No Longer Believe Babies Should Cry Themselves to Sleep）。我在这篇文章中指出，让小婴儿独自一人待着，会给他们的大脑造成压力，具有潜在的消极影响。这样也会让母亲伤心。我在文中引用了我已故岳母莫妮卡的一段话，她有过一段痛苦的回忆。在 20 世纪 40 年代末、50 年代初，她还是一个年轻的母亲。她曾听从医生的建议，对婴儿的哭泣不予理睬。"这种做法对我来说简直是折磨，"她告诉我，"违背了我所有的母性情感。"几年后，这家报纸的网站重新发表了这篇文章，文章很快被分享了 8 万多次，得到了许多回应。其中有一条评论很经典："这篇文章只不过是一堆屁话，作者根本不懂前额叶皮质。婴儿的大脑模式决定了，他绝不可能在那么小的年纪受到永久性的心理损伤。你的前额叶皮质也不可能永久性地习得能够影响你成年生活的模式。不可能。如果是这样的话，那么统治这个地球的最近三代人（婴儿潮一代、前婴儿潮一代、X 世代）⊖都是情绪不稳定、深受心理问题困扰的人。""看来，"我心想，"我已不用再多说什么了。"

为什么父母的压力影响重大

小孩子会利用成年照料者的情绪与神经系统来调节自身的内部状态，这种现象存在于整个童年时期，但这一点在婴儿期尤为重要。这种人际与生理的关系很简单：成年人的压力越大，孩子的压力也就越大。

大量研究表明，当父母有压力的时候，他们对孩子的耐心就会减少，对孩子的惩罚也会更严厉。压力会削弱他们保持平静、做出回应、与孩子保持情感

⊖　分别指出生于 1946 ～ 1964 年、1928 ～ 1945 年以及 1965 ～ 1980 年的三代人。——译者注

共鸣的能力。最近，一些顶尖研究者所撰写的一篇文献综述指出："在父母所处的压力更大的环境中，孩子不仅受到的保护更少，更容易受到环境压力的伤害，而且更有可能与照料者建立起容易引发压力的关系。"[18] 另一项研究表明，虽然较大的压力会导致母亲产生更加严厉的态度，但支持水平的提高会减少这样的态度。当代科学再次证实了古代智慧。

父母的压力也会通过不太明显的方式表现出来，比如心不在焉、情感缺位。许多父母虽然很慈爱，但他们经常被人际关系、经济或个人等方面的实实在在的问题所困扰，这就导致他们不那么关注孩子，或者不那么"用心"。这种情况肯定会影响孩子的发展，就像父母的愤怒或冷漠一样。"灵长类动物实验表明，即使幼崽能看到母亲，但无法与母亲建立心理上的联结，幼崽也会产生严重的分离反应。"著名研究者、心理学家与理论学家艾伦·舒尔（Allan Schore）说。[19] 舒尔博士将这种缺乏接触的现象称为"邻近分离"（proximate separation）——那么近，却又那么远。在我们的社会中，由于父母习以为常的压力，许多孩子都体验过这种动态关系。孩子会接收到一则信息："你不配得到我的关注。你必须努力赢得我的关注。"无论我们能否清晰地回忆起这种经历，这种经历的印记始终存在于我们的无意识和神经系统中。

经济困难带来的疏离感，会让这种情况变得更有压力。"现代父母的无情养育模式背后，有着一个强有力的动机：经济焦虑。"《纽约时报》在 2018 年的报道称，"这是有史以来的第一次，美国孩子很可能不如他们的父母富裕。对于父母来说，要给孩子最好的人生起点，就意味着尽一切努力，确保他们的孩子能爬到更高的阶层，或者至少不要从他们出生的那个阶层掉下来。"[20] 这种忧心忡忡的、以地位为导向的育儿方式带来了意想不到的影响，那就是孩子必不可少的情感需求让位给了父母的绝望：父母要尽一切努力确保孩子在学业和经济上的成功。最近，有一个人告诉我，他看到一位中产母亲对她 5 岁的儿子大喊大叫，因为他不愿意做作业。"你没有考虑你未来的学业！"这个可怜的妈妈对一个学龄前儿童这样喊道。如果这个孩子能这样反驳就好了："是吗？你没有考虑到我未来的心理与情绪健康！"

对于某些社会阶层的双亲家庭来说，让父母双方都去工作可能是一种可行的选择。"我爱我的孩子！他们很棒，"奥斯特写道，"但我不愿意和他们待在家里，这并不是说我更喜欢我的工作。如果让我来选的话，我一定会选孩子。但和他们待在一起的时间的'边际价值'下降得很快……和孩子们相处的第一个小时很好，但到了第四个小时，我就准备好做我的研究了。我的工作的边际价值不会下降得这么快——高值也没那么高，但每小时满意度的下降速度要慢得多。"[21]奥斯特是明智的，她重视自己花在育儿上的时间的质量，而不仅仅是数量，她完全有权利做出自己的选择，我们所有人也是如此。长久以来，女性通过家务活以外的事情，通过有意义的工作来表达自我、获得认可的机会在不断地受到打压。

当然，无论是回到有意义的工作岗位的机会，还是重新开始工作的压力（无论这些对育儿有何影响），对于女性来说都是不平等的：一如既往，阶层是一个非常重要的因素。许多父母会因为经济上的迫切需要而被迫参加工作，或者过早地重返工作岗位。如果他们几乎无法维持当下的生活，那又怎么能考虑孩子的未来呢？这种情况在美国尤其严重，只有不到20%的新妈妈可以享受带薪产假。致力于儿童发展的非营利组织"从零到三"（Zero to Three）的首席政策官迈拉·琼斯-泰勒（Myra Jones-Taylor）在接受《卫报》采访时表示，这种问题在有色人种家庭更严重。她说："父母根本不能待在家里陪孩子。"[22]有些国家的政策要文明得多，尤其是在北欧，就连父亲也可以享受陪产假。

1/4的美国女性在分娩后的两周内就要重返工作岗位，这仅仅是美国妇产科医师学会所建议的产假长度的1/3。即使是美国妇产科医师学会建议的产假也少得可怜，似乎也只是为了让母亲的身体从分娩的阵痛中恢复过来，尤其是考虑到如今有多少人生孩子需要手术干预。这种短短的产后假期，完全没有考虑到孩子的需求。根据儿童的神经生物学需要，为了儿童的健康发展，他们与母亲待在一起的时间应该长得多：理想的情况是**至少9个月**，直到婴儿达到相对的生理成熟阶段。突然与母亲分离对婴儿来说是一种打击。我们从动物研究中得知，即使那些依赖期比我们短得多的动物也是如此。[⊖]

孤独的父母

英国人类学家科林·特恩布尔（Colin Turnbull）曾经在中非的刚果民主共和国与俾格米人一起生活了三年。这些部落居民一直沿袭着数千年来的生活方式，可能几乎没有什么改变，直到近年来，这种情况才发生了改变。他在经典著作《森林人》（*The Forest People*）中讲述了自己的观察。他写道："婴儿……当然知道自己的亲生父母是谁，而且对他们怀有特殊的感情，父母对婴儿也是一样。但从很小的时候起，婴儿就知道自己是所有人的孩子，因为他们都是森林的孩子。"[23] 在小型采猎社会中，大家庭与部族形成了一个不可或缺的网络，为成员提供温暖和及时的支持。育儿不是一场双人秀（更不是一场独角戏），它原本是在一个广泛的依恋圈，即多代同堂的部族内发挥作用的。在这个依恋圈内，大家会塑造、鼓励和共享始终如一的情感。

还有少数其他照料者会**补充**这个依恋圈，这是一种既体贴，又完全符合常识的现象。纳瓦埃斯将这些其他照料者称为"协育母亲"（allomother），allo 这个前缀源于希腊语，意为"非常规的东西"。协育母亲会"在妈妈需要休息的时候带孩子……她们会抱着孩子、轻轻摇晃孩子，并和孩子一起玩。她们会负责日常事务……她们是母子、父子关系的缓冲"。我们从许多研究中得知，父母得到的支持越多，他们对孩子的回应就越多。"几乎所有社会都曾有过这样的传统，"纳瓦埃斯写道，"为母亲和新生儿安排一段'休息期'。在此期间，社群里的女性会来照顾这个母亲，为她提供营养丰富的饮食，促进母乳喂养与康复。她们会照顾家里的一切事务，这样母亲就能躺在床上，把全部的注意力放在与孩子培养感情和给孩子喂奶上了。"[24] 基本上，这些文化都有一种社会

⊖　例如，比自然条件下提前一周断奶的老鼠，在成年后更有可能习惯摄入酒精。

化的"全民托儿"政策，给他们带来了巨大的益处。

2020 年 5 月中旬，就在我撰写这一章的时候，阿富汗喀布尔的一家医院发生了可怕的恐怖袭击，造成 24 人死亡，其中包括一些要给孩子喂奶的母亲。有些妇女赶到那里去养育那些孤儿，这是我看过的最感人的新闻了。"我今天来这里是为了给这些婴儿喂奶，"一位戴着新冠防护口罩的当地年轻妇女说道，"因为他们在这场血腥的袭击中失去了母亲。我有一个四个月大的孩子……我来这儿是为了给他们喂奶，给他们母爱。"[25] 也许，协育母亲的本能就像母亲的本能一样自然。

归根结底，如果可以这么说的话，大自然也许根本不希望让艾米莉·奥斯特这样痛苦而困惑的年轻母亲独自躲在衣橱里挣扎，也不希望她压抑自己与孩子平静地建立联结的本能与渴望。并不是育儿这份"工作"给母亲和父亲施加了这些压力；可以说，问题在于社会文化的"工作场所"。

说我们已经远离了集体育儿模式，实在是一种轻描淡写的说法。如今孤立的核心家庭单位，与我们"在进化中形成的生态环境"相去甚远。随着经济和技术的"进步"，每过十年，那种"生态环境"的痕迹就会变得越来越模糊。随着进化形成的模式被打破，我们不得不忍受恶果：我们的许多遗传本能都变得不合时宜了。

想想咱们的本地社区在短短几代人的时间里发生了什么。我和我这个年龄段的许多人仍然记得，在我们长大的社区里，几乎每个人都相互认识；孩子们整天在街上玩耍；我们认识那里的每一个成年人，他们都是我们的替代父母，总是时刻关照着我们，或者在我们不守规矩的时候提醒我们。各家各户都在附近的商店购物；食杂店、面包店、五金店和汽车维修店都在步行可及的范围内提供商品与服务。（就我个人的经历而言，我在布达佩斯度过了童年，我家外面的人行道几乎和操场一样宽，也是附近公寓楼里的几十个孩子的游乐场。我上次去匈牙利做演讲的时候，回到了我住过的老社区，却发现那里的人行道很窄，有一条多车道的公路沿着人行道向两边伸展，在公路的对面，有一家麦当劳的免下车外卖店，还有一家加油站。）

这些记忆现在看来多么古怪，几乎就像儿童节目《芝麻街》（*Sesame Street*）里的东西。当地的小店几乎已绝迹。尽管一些地方的公共设施建得越来越好，但总的来说，越来越多的人会开车到很远的地方，去那些没有灵魂或者没有窗户的地方上班或购物。我们遇到的再也不是我们认识的人，而是提供大规模生产的产品的陌生人。无论是在银行、加油站，还是在大型商店的收银台，那里的经济活动曾经是由人际关系决定的，但现在已经越来越多地变成了缺乏情感的、更机械化的交易。郊区的人行道多半已空空如也，不再有不同年龄的孩子嬉闹玩耍：在大多数情况下，孩子在学校里被分成了相同的年龄组。谋生的需求迫使许多人远离了他们的大家庭。

去教堂做礼拜、参与社会活动的人越来越少。"在过去的 30 多年里，我们在不知不觉间疏远了彼此，也远离了社群。"哈佛大学公共政策教授罗伯特·D. 帕特南（Robert D. Putnam）在 2000 年写道。[26]

我们原本是天生的社会性动物，现在却已经成了离开了水的鱼。

母亲是受这些变化影响最严重的群体之一，她们对于人际联结的需求尤为迫切。艾德丽安·里奇指出，在 20 世纪中叶的相对富裕时期，"搬到郊区，搬进较小的私人房屋，后来再搬进更大的房子，这些现象把'家'与其他人的家隔离开来……住在新公寓里的上班族母亲，以及刚富裕起来的学者的妻子都失去了一些东西——她们变成了足不出户、与世隔绝的妇女，这种情况变得更加极端了"。[27]在全球化的影响下，这种趋势在世界上变得越发明显。

然而，理想化地怀旧是没有意义的，社群的凝聚力和支持的减少也是显而易见、令人叹息的。詹姆斯·加尔巴里诺（James Garbarino）终生致力于研究儿童发展，也是芝加哥洛约拉大学的人本主义心理学教授，他在一次访谈中告诉我："几十年前，我们还有较稳固的社会关系。尽管个人主义的价值观是存在的，但将人们联系在一起的社会结构更为明显。许多这样的社会结构现在已经萎缩了，或者人们选择了退出，但他们并没有意识到这些社会结构对他们过去的幸福有多重要。人们并没有意识到这些社会结构有多重要，所以他们觉得离开不需要花费任何代价。"歌手琼妮·米歇尔（Joni Mitchell）说得没错：我们真的不知道我们拥有什么，直到我们失去它的那一刻。

　　如果一种文化将自然法则视为异常，这种文化就会陷入困境。为了完成进化赋予我们的任务，为了发挥并信任我们完成这项任务的本能，我们需要彼此，需要社群与社会的支持，正如我们的孩子需要我们一样。孤立的育儿是一种充满压力的育儿，试图遵循"育儿工业复合体"（抱歉，德怀特·艾森豪威尔）的"专家"提出的那些最新的违背本能的建议，也会令人充满压力。[⊖]反过来，有问题的育儿方式则是滋生个人问题和社会问题的温床。

　　⊖　在艾森豪威尔总统任期即将结束的时候，他发出过有关"军事工业复合体"的著名警告。

第 13 章

强迫大脑走向错误的方向
被伤害的童年

一个社会对待孩子的方式，最能反映出这个社会的灵魂。

——纳尔逊·曼德拉（Nelson Mandela）[⊖]

"有没有人批评你指责母亲？"我问哈佛大学儿科医生、研究者杰克·肖恩科夫（Jack Shonkoff）。"我对此非常担心。"他说，"如果我们谈论人际关系的环境有多重要，你就可能陷入滑坡谬误，人们就会说'父母做得不好——这都是他们的错'。"肖恩科夫博士的研究在很大程度上阐明了早期发展的科学，并总结出了一个核心困境，所有认真处理早期发展问题的人都会面临的困境："你不能说，父母在孩子的生活中非常重要，可一旦出了问题，那与父母无关。但事实是，父母在抚养孩子的时候离不开社会的影响。"

要想明智地看待这个问题，就需要更广阔的视野。没错，父母应该对孩子负责，但这个世界并不是由他们创造的，而他们必须在这里养育自己的孩子。

⊖ 1995 年 5 月 8 日，这位南非总统在比勒陀利亚的曼德拉儿童基金会启动仪式上讲了这番话。

西方文化生态不支持有情感共鸣的、身心投入的、回应及时的、相互联结的育儿方式。我们已经看到，这种不稳定始于子宫（胎儿早在这时就已经开始承受压力了），始于机械化的分娩、父母本能的衰弱，以及对儿童发展需求的否认。如今随着父母的经济和社会压力越发难以承受，社群关系不断受到侵蚀，这种不稳定仍在继续；而且，随着父母在如何养育孩子方面不断得到错误的信息，这种情况变得越来越严重了。由于教育制度常常给学生施加竞争的压力，这一过程最终导致儿童和青少年遭受剥削，以满足消费市场的繁荣发展。

父母付出了最大的爱，尽了最大的努力；我知道我是这样的。我也清楚地知道，我的"最大"和"最好"是有限的，会因为我对自身、对育儿的了解不足而受到限制。无论我们的目的有多么高尚，我们实现目的的能力在很大程度上会受到我们的早期经历和未疗愈的创伤的影响，也会受到社会期望（而我们会负责将这种期望传递给孩子）与生活压力的影响。知道了这一点，能否让我从内疚中解脱出来，尤其是在我看到自己年轻时的缺陷给孩子们留下的印记时？不能，这种事不会自动发生。但至少我能意识到，内疚与指责是无用的，而且无关紧要，尤其是当我们了解了背景信息之后。詹姆斯·加尔巴里诺在1995年敦促道："我们要停止责备父母，好好审视一下在这个有害环境中抚养孩子所面临的挑战。"[1]

加尔巴里诺当时是康奈尔大学家庭生活发展中心主任、人类发展学教授。他注意到，对抚养儿童有害的社会环境有许多方面，其中包括"暴力、贫困及父母和子女面临的其他经济压力、关系破裂、恶劣、绝望、偏执、疏远——所有让家庭和社群失去信心的东西"。他还写过"许多其他难以察觉但同样严重的事物"。排在第一位的就是**"成年人离开孩子的生活"**。[2] 在人们眼中，这种对于进化规则的公然破坏是理所当然的，以至于我们甚至几乎没有注意到这一点。更糟的是，我们误认为这是生活的自然状态。

群体与家庭关系弱化会自动产生一个后果，那就是我们的孩子必须在别处寻找他们所需的依恋。就像许多物种的幼崽一样，孩子必须**依恋**生活中的某个人：他们的神经生理构造决定了这一点。如果没有可靠的依恋对象，他们就会感到恐惧和不知所措。他们的大脑连接会变得……一塌糊涂。基本上，与学习、健康的社会互动或情绪调节等能力有关的重要大脑回路都无法正常发展。

孩子的大脑没有告诉他应该依恋谁。可以说，大自然的假设是，父母会一直陪在孩子身边。孩子的身体和神经系统中天生就蕴含这样的期望。不成熟的大脑无法忍受戈登·诺伊费尔德所说的"依恋空白"，即一种没有依恋对象的状态。正如刚出生的小鸭子，在妈妈不在的情况下，会信任地跟随它看到的第一个生物，例如离它最近的鹅、松鼠、公园管理员，甚至是电动玩具车，那种依恋的真空也必须由孩子身边的人来填补。

对于当今的年轻人来说，从很小的时候起，这些"身边的人"通常是同龄人。由于曾经由多代成年人主导的社群逐渐衰落，儿童和青少年不得不从彼此那里寻求接纳。从发展的角度来讲，这是徒劳的。

需要明确的是，与同龄人建立密切关系的愿望（乃至需求）是自然的、健康的。这种友谊可能是一生中最宝贵的情感联结之一。但从情感发展的角度来看，**以同伴为导向的依恋**（孩子不再以成年人为**主要**依恋来源和对象，转而依恋同龄人）会带来灾难性的后果。[^①]不成熟的生灵无法成功指引彼此走向心理成熟，就像盲人不能给盲人引路一样——大家都知道这一点。亚伦是我两个儿子中较小的那一个，他现在已经43岁了，他后来就意识到了这种依恋模式给他造成了哪些缺陷。"十几岁的时候，我特别在意朋友对我的看法，他们有多喜欢我，以及如何才能满足他们的期望。"他最近回忆道，"这让我在成年后依然不成熟。"当然，他以同伴为导向的问题，并不是同伴本身导致的：在他幼儿时期，他的父母不是能够产生情感共鸣的成年人，无法给他很好的陪伴，自然就会导致这样的结果。

我们已经讨论过，情感上的安全感是成熟的先决条件，而这种安全感是在安全的关系中形成的，这种关系有一个基础，那就是无条件的价值感。一般而言，一旦孩子完全被同龄人的世界所吸引，他们就失去了主要与成年人建立联

[^①]: 在戈登·诺伊费尔德与我合著的《每个孩子都需要被看见》（*Hold On to Your Kids: Why Parents Need to Matter More Than Peers*）一书中，深入阐述了这种以同伴为导向的现象。

结的安全感。[⊖]

　　在那些能够分清主次的文化中，年轻人的友谊会在社群里开花结果，并且由慈爱的成年人监督。在我们的社会里，同伴互动并不在保护性的成人关系的背景之下，而是远离了成人关系。

　　如果孩子在醒着的大部分时间里，都远离了关心他们的成年人，他们的大脑就会被迫在相互竞争的依恋关系中做出选择：选择亲子关系的自然呼唤，还是同伴世界的诱惑之歌。如果父母在这场竞争中输了，孩子就必然会选择同伴。这意味着他们也输了。充满诱惑性的流行文化把不成熟的青少年明星当作偶像，供千百万儿童和青少年在社交媒体上"追随"（这个词很能说明问题）。在以前的时代，这些年轻人会把成熟的成年人视为效仿的对象。

　　读到这里，有些父母可能会抗议："但我孩子的朋友看起来都很可爱、乐于接纳、思想开放！"尽管这些品质可能都是真实的、可贵的，但如果一个孩子**主要**从同龄人那里获得帮助和安慰，那他的这种做法更多的是一种"应对"，这并不是什么好兆头，在年幼的时候尤其如此。最好的同伴也难以为了维持成长中的安全感，提供所需要的持久联结。这种关系有一个缺点，那就是孩子不能指望彼此保持内部的一致性：我们许多人都能回忆起，在某个不愉快的开学日，我们会惊讶地发现，过了一个夏天，我们曾经的好朋友变得不那么友好了。同伴也不能给予彼此无条件的积极关注，而这种关注是健康成长所必需的，可即便是心怀善意的成年人往往也难以提供这种关注。一般而言，不成熟的同伴从本质上就无法接纳彼此"本来的样子"；不能为脆弱的情绪体验提供足够的空间，更不要说允许这些情绪的公开表达了；不能缓解彼此的压力；也不能欢迎甚至容忍彼此性情上的差异。如果任由同伴群体自行发展，他们就只能提供这样的接纳：高度的条件性——因此是不安全的，并且往往会要求成员压抑自我、服从，而不是展现真正的个性。

　　在更严重的情况下，以同伴为导向会让孩子面临被拒绝、排斥和欺负的威

⊖　当然，前提是成年人自身情绪稳定、支持孩子，并且能够提供安全感。对于受虐待的孩子而言，同伴团体虽然不足以提供足够的依恋，但在某些情况下仍然可能是救命稻草。

胁。娜塔莉·安吉尔（Natalie Angier）2001 年发表在《纽约时报》上的一篇文章写道："新闻里充斥着霸凌的报道。在一项有史以来规模最大的儿童发展研究中，（美国）国立卫生研究院的研究者称，大约 1/4 的中学生是严重、长期霸凌的加害者或受害者（某些孩子两者皆是）。这些霸凌行为包括威胁、嘲笑、辱骂、拳打脚踢、扇耳光、讥笑和冷嘲热讽。"[3] 欧洲也有类似的情况。[4] 从西班牙到德国，从英国到捷克共和国，政府官员和学校管理者都不得不面对这个问题。世界卫生组织在 2012 年估计，1/3 的儿童曾表示被同龄人霸凌过。[5] 如今，我们已经听到过太多这样的说法：儿童或青少年对现实生活中的痛苦表现出（或至少假装出）漠不关心的样子，甚至还能从中找到"乐趣"。我们经常看到青少年在社交媒体上分享关于霸凌或性侵犯的报道，就好像这些是生活中的趣事一样，哪怕由此带来的痛苦会导致自杀和自残。

2019 年，温哥华郊区的一名问题青少年因服药过量而死，震惊了世界。《国家邮报》（*National Post*）报道："8 月 7 日，新闻报道称，14 岁的男孩卡森·克里梅尼（Carson Crimeni）既孤独又渴望融入同伴群体，他在不列颠哥伦比亚省兰里市的一个滑板公园里和一群年龄稍长的青少年一起吸毒。他变得越来越语无伦次，这些大孩子给他拍了视频。他们在一旁嘲笑他。他们把视频上传到网上并四处传播。他在视频里穿着灰色连帽衫和黑色裤子，显得很瘦小。据《环球新闻》（*Global News*）报道，有人在另一段视频下写道'他吹了 15 瓶酒'。在之后的视频里，他双眼突出，开始旋转。他的连帽衫湿透了。他擦了擦鼻子。"几个小时后，这个男孩被发现时已奄奄一息，已经没救了。据加拿大广播公司报道，即使在这个可怕的时刻，"还有一名青少年在社交媒体上发布了一张救护车的照片，并且打趣地写道，'卡森差点儿玩儿完，哈哈'。"[6] 很快，就已经没必要说"差点儿"了。

卡森·克里梅尼的悲剧也许是一个极端的例子，但现在的许多孩子都有可能遭受同龄人的排斥、嘲笑或霸凌，而他们自己也可能成为霸凌者。在这样的氛围中，孩子为了保护自己，会屏蔽自身的脆弱情绪。这种对脆弱的逃避（无论是受到家庭的压力，还是受到同伴群体的影响）阻碍了成熟，阻碍了真正独立的自我的出现。

"有迹象表明，如今的孩子正在失去他们的温情。"戈登·诺伊费尔德在他的欧洲议会演讲中说道，[7]"许多孩子失去了悲伤与失望……失去了惊慌感……失去了羞耻和尴尬的感受。有趣的是，研究表明，如果孩子不会脸红，他们就失去了共情能力。事实证明，关心也是一种脆弱的感受，因为它会让我们失望。我们知道，最伤心的体验就是面对分离……不幸的是，今天的孩子比以往任何时候都要承受更多的分离（与父母），参与更多的同伴互动。"他总结道，这样的结果是孩子"大大失去感受的能力"，因为其大脑防御系统陷入了"防御状态……需要对抗难以承受的脆弱感"。我们再次看到孩子脆弱的情绪系统被削弱了，他们生而为人的切身感受也受到了损害。

可是，为什么孩子要对自身的脆弱保持开放的态度呢？我们**想让**他们受伤吗？戈登和我在我们合著的书中谈到了这个问题。

> 我们的情绪不是奢侈品，而是我们的一个重要方面。我们拥有情绪，不仅仅是为了享受感受带来的乐趣，也是因为它们对于生存具有至关重要的作用。情绪会为我们指引方向，为我们解释世界，为我们提供重要的信息。没有这些信息，我们就无法健康成长。情绪会告诉我们什么是危险的，什么是有益的，什么会威胁我们的生存，以及什么能滋养我们的成长。想象一下，如果我们看不到，听不到，尝不出味道，感觉不到冷、热或身体上的疼痛，那我们会受到多大的限制。封闭自己的情绪，就等于失去了我们感官系统中不可或缺的部分，除此之外，我们也失去了自我不可或缺的一部分。情绪让生活变得有价值、令人兴奋、富有挑战和有意义。情绪能推动着我们去探索世界，激励着我们去发现，为我们的成长添砖加瓦。在细胞层面上，人类要么处于防御模式，要么处于成长模式，但不能同时处于这两种状态。当孩子变得不再脆弱时，他们就不会再认为生活充满了无限的可能性，不会再认为自己具有无限的潜能，也不会再把世界看作一个

欢迎、培养他们自我表达的舞台。以同伴为导向，将坚强强加给了孩子。这种坚强把孩子禁锢在他们的局限与恐惧之中。难怪现在有那么多孩子因为抑郁、焦虑和其他障碍而接受治疗。

那种只有成年人才能给予的爱、关注与安全感，能够让孩子不再需要让自己变得坚强，并让他们在生活中重新找到希望与冒险——这些是危险活动、极限运动或毒品永远无法带来的东西。如果没有这种安全感，孩子就会被迫牺牲自己成长与心理成熟的能力，无法建立有意义的人际关系，无法追求他们最深刻、最强烈的自我表达的欲望。归根结底，逃避脆弱就是逃避自我。如果我们不能与孩子建立紧密的关系，最终的代价就是，他们会失去保持最真实自我的能力。

为什么逃避脆弱会阻碍成熟？自然界中没有什么事物能够不经过脆弱的过程就"成为自己"：最粗壮的树木想要成长，就需要长出柔软的嫩枝，正如最坚硬的甲壳动物也必须先脱壳、变软才能长大一样。我们也是如此：没有脆弱的情绪，就没有成长。即便是我们"更坚强"的品质，如坚韧、决心、信心和勇气（真实的品质，而非虚张声势），也只能在那些更柔弱的状态之后才能产生。

除了阻碍成熟之外，屏蔽脆弱的感受还会强化空虚感。这样会助长无聊感，损害真正的亲密关系，破坏好奇心与学习能力，使人不愿关注当下，并通过竞争性的活动、时时刻刻的背景噪声、危险的社交情境与行为，以及对消费品的渴望来追求强迫性的过度刺激，并通过精神活性物质来试图逃避现实。

对利润的渴求让物质主义的社会欣欣向荣，这样的社会非常善于利用儿童和青少年的伪需求，而这些伪需求都是由文化产生的。"我们应该认真关注我们这个社会的灵魂。"不列颠哥伦比亚大学法学教授乔尔·巴肯（Joel Bakan）在《受困的童年》（*Childhood Under Siege*）一书中写道。[8]巴肯的文字一丝不苟，又令人震惊，他在书中阐释了企业如何采用多种方式，通过他们对于儿童情感需求的深刻理解与险恶用心来牟取利益。在美国社会里，这种操纵一直是有意为之的，并且未来也会一直如此。1983 年，那些公司在直接面向儿童的广告上花费了 1 亿美元。过去了仅不到 30 年，这一数字就飙升至 150 亿美元。⊖

父母的压力和以同伴为导向的依恋，削弱了孩子与照料他们的成人之间的关系，与此同时，企业对孩子不成熟的心灵也在大肆围剿，利用并加剧了这种亲子隔阂所造成的空虚。这些因素共同作用，耗尽了童年丰富的情感，而这些情感都是我们茁壮成长所依赖的。十年前，巴肯就发出过警告："美国的儿童平均每年要看 30 000 个电视广告，其中大部分广告直接向孩子兜售产品……这些广告都传递出一种微妙而具有腐蚀性的信息，即他们会通过与产品的关系——与物的关系，而不是与人的关系获得快乐；快餐与玩具公司知道什么对他们最好，而父母和老师不知道；企业商标是他们社会价值与身份认同的真正基础。"9 从那时起，随着社交媒体和数字广告的进一步传播，这样的趋势只会加速。

巴肯采访了一些世界领先的儿童营销人员。丹麦的马丁·林斯龙（Martin Lindstrom）就是其中之一，他对自己的工作表示了严重的怀疑。根据林斯龙的说法，巴肯写道："孩子频繁、深入地接触市场营销，正在'给孩子和他们的未来制造一场灾难……这很不健康，而我们现在看到的只是开始'。"林斯龙预测，他的行业会继续侵蚀儿童的想象力和创造力。尽管如此，他还是在继续做这份工作。"这些营销人员很聪明、有洞察力，但相当邪恶，"巴肯告诉我，"因为他们知道自己在做什么。只要跟他（林斯龙）谈谈，你就知道，他有自己的孩子，他对这一切很不赞同，认为事情在朝着可怕的方向发展。"

正如巴肯所总结的那样，林斯龙对儿童心理的理解惊人地准确："对孩子来说，情绪是一切的驱动力……营销人员要想成功，就必须在最深的层面上调动最基本的情感。**爱**，也就是抚育、情感和浪漫，就是一种基本情绪……**恐惧**，比如暴力、恐怖、惊悚、残忍和战争，则是另一种基本情绪。还有**掌控感**，孩子渴望从成年人那里获得独立。"（加粗部分是原文的标注。）这种巧妙的

⊖ 尽管这些都是美国的数据，但鉴于美国文化在世界上具有高度的传染性，其影响是全球性的。

分析，并不是要帮助孩子的心理变得更健康、更有尊严，帮助他们获得真正的掌控感与独立性，恰恰相反：这是为了把孩子的心理变成猎物与终生的俘虏，任由利益驱动的市场主体摆布。这种做法会直接破坏童年生活：在这段成长的时期里，大自然原本希望年轻人逐渐发展他的全部能力，在情感上变得成熟，加深共情能力与自我理解，学习如何以互利共赢的方式与人建立联系，开始发掘自己的创造性潜能，并形成培养下一代的"模板"。

公司强加给孩子的一切都有负面影响：包括预先定制好的游乐类型、电子游戏、大规模生产的玩具、小工具、以同伴为中心的线上平台，以及针对幼儿和学龄前儿童的、过于浮夸和肤浅的电视节目；而且，那些光鲜亮丽、缺乏灵魂、带有色情意味的性描写也变得越来越普遍，青少年甚至更小的孩子都能越来越多地接触到这些东西。"我们正在强迫大脑朝错误的方向发展。"林斯龙向巴肯坦言道。从心理学和神经生物学的角度来看，这位营销奇才是完全正确的。Facebook 公司（最近改名为"Meta"）就曾通过旗下的 Instagram 品牌，故意营销损害青春期女生心理健康的节目，这只是公司伤害儿童心理的最新事例。[10]

无处不在、无可逃避的、商业化的数字设备和媒体对儿童的大脑和心灵所造成的威胁，从一开始就引起了人们的警觉，但这种威胁仍然在蔓延、扩大。我在这里既是指年幼儿童使用数字设备，也是指成年人在孩子面前滥用这些设备。

我为此采访了希米·康（Shimi Kang）博士，她是毕业于哈佛大学的精神病学家、青少年成瘾问题专家，也是最近出版的《屏幕时代，重塑孩子的自控力》（*The Tech Solution: Creating Healthy Habits for Kids Growing Up in a Digital World*）一书的作者。"现在，有些妈妈在哺乳的时候还在玩手机，或者在换尿布时给婴儿看手机。"她说，"换尿布曾是照料者和婴儿之间的一种动态体验。你必须设法让婴儿坐着不动，现在你只要给孩子一部手机，他们就会安静地躺着。你去任何一家餐馆，都能看到很多很多父母在给孩子喂饭时，让孩子看着 iPad 或电脑。这种现象到处都是。手机对年幼的大脑太有吸引力了。"我们失去的是依恋的神经生理过程——促进情感联结与情绪调节的大脑化学物质（如催产素、血清素和内啡肽）的释放过程。当父母与婴儿四目相对、建立起有共鸣的敏感联结时，他们的大脑回路中就会出现这些化学物质。康博士指出，这些化学物质是"长期幸福与成功的关键"。在那种时候，孩子会接收到一种无意却伤人的信息："你不重要。"

虽然我们不需成为脑科学家，就能看出为什么这些设备"对年幼的大脑太有吸引力了"，但这些设备在设计时肯定会考虑脑科学。康博士写道："电子游戏、社交媒体、小工具和应用程序的设计，就是要通过各种方式来用多巴胺奖励年幼的大脑，从而让孩子一直盯着屏幕。"[11] 我们会看到，多巴胺是成瘾过程中必不可少的化学物质，无论是对物质成瘾，还是对行为成瘾。多巴胺是大脑中"让人感觉良好"的化学物质之一，能让人产生兴奋、有动力、有活力和满足的状态。康断言，数字应用程序和小工具都是故意被"设计"成这样的：让多巴胺飙升，刺激孩子的大脑。她说得非常准确。她告诉我："手机是由世界顶级的神经科学家和心理学家设计的。他们把最先进的大脑研究、对人类动机与奖赏回路的理解都融入了这些设备里。"她举了一个公司的例子，这家公司的名字和目的十分直白，让人觉得似乎出自一部讽刺电影或小说：多巴胺实验室（Dopamine Labs）。她说："这家公司是由一个神经科学家和一群软件开发人员创办的，他们的全部业务就是为其他公司提供咨询，帮助他们调动并释放人的多巴胺……这就叫**劝导式设计**。"当然，让人成瘾是这种做法的关键。从一家公司的底线来看，实在想象不出比这更理想的消费者了：觉得自己必须拥有某种他们并不需要的东西，并且总是欲罢不能。

2019 年，著名杂志《美国医学会儿科学》（*JAMA Pediatrics*）上发表了一项研究，这项研究是最早调查使用电子屏幕对于儿童有何神经生理影响的研究之一。"在一代人的时间里，"研究作者写道，"通过所谓的大型'无对照实验'，童年就被数字化了。这影响了孩子的玩耍、学习和建立关系的方式……从婴儿期开始，孩子就开始使用电子设备了，并且随着年龄的增长，使用时间越来越多。据最近的估计，9 岁以下的儿童每天使用时长超过 2 小时，这还不包括在幼儿园和学校里使用的时间……（这种情况带来的）风险包括语言发育迟缓、睡眠质量不佳、执行功能与一般认知功能受损，以及亲子互动减少，包括亲子阅读时间的减少。"这项研究通过先进的脑成像技术，对学龄前儿童进行了调查。研究发现，屏幕使用时间的增加与脑白质功能下降有关，即"支持核心语言能力与读写技能萌发的主要纤维束"的功能下降。[12]

玛丽·斯温格尔（Mari Swingle）治疗过许多有不良行为、注意力问题和成瘾习惯的青少年。作为一名神经心理学家，她写了一本关于大脑和数字文化的书《劫持：手机、电脑、游戏和社交媒体如何改变我们的大脑、行为与进化》（*i-Minds: How and Why Constant Connectivity Is Rewiring Our Brains and What to Do About It*）。这也许是关于该主题的、最全面的书。"我们在没有自闭症的孩子身上发现了类似自闭症的特征，"她告诉我，"缺乏微笑反应，言语能力发展滞后，我曾经亲切地将他们称为'忙碌的孩子'。现在看来，在不使用科技产品的时候，这些孩子只会漫无目的地跑来跑去，或者完全相反，像行尸走肉一样毫无生气……有些孩子（就此而言，现在的成年人也是一样）已经习惯了长时间使用科技产品。不愿散步，不愿划独木舟，甚至连速度滑板，以及很多运动，包括滑雪，这些都让人提不起兴趣了。"斯温格尔博士也非常担心持续使用电子屏幕对于大脑发育的影响："不再能专注于正常、基本的事情，包括观察、沉思、思维转变（新想法就是从这种心理活动中产生的）——许多20岁以下的年轻人认为这些都是空虚的，并宣称这些事情都很无聊……在生物学和文化层面上，这样的大脑状态变化会影响学习、社会化、娱乐、合作、育儿以及创造——从本质上讲，就是所有构成社会与文化的因素。调节情绪和行为的神经生理过程正在失去它们的调节能力。"[13]

她明白数字媒体对于心怀好意的父母有多大的吸引力，因为它起到了"调节压力与疲劳"的作用。使用这种媒体几乎不需要任何事先计划，它"立即可用，能为父母、照料者甚至教育工作者提供急需的喘息和安慰"。这样我们就面临着一个困境：解决一个问题就会导致另外一个问题。尽管在这个压力重重的时代，追求这种形式的喘息是可以理解的，但它是有代价的，而这些代价大部分是由我们的孩子承担的。

在市场营销中，发明和传播这些技术的人很清楚这些产品的本质是有问题的，甚至也很在意这些问题——至少在涉及他们自己的孩子时。2019 年，商业内幕（Business Insider）网站上有一篇文章，详细介绍了有多少硅谷大厂（包括苹果、谷歌）的高管，甚至明确针对儿童的应用程序"色拉布"（Snapchat）的创始人和 CEO，都在努力限制自己孩子在家使用电子屏幕的时间。[⊖], 14 最能说明问题的是，已故的苹果公司 CEO 史蒂夫·乔布斯（Steve Jobs）就曾禁止他家的年幼孩子玩当时新推出的 iPad。

只有坏消息吗？当然不是，事情没有那么简单。埃伦·弗雷德里克斯（Ellen Friedrichs）是布鲁克林的一名健康教育工作者，她要与各种各样的年轻人打交道。她指出，对她的一些学生来说，"互联网一直是他们的救命稻草。"这根"救命稻草"不仅仅能让边缘化的青少年受益。在过去的一年里，直到我写到这里的时候，我与家人、朋友和世界各地的学生主要是通过电脑屏幕联系的。大多数经历过新冠危机的人，都对科技如何促进社群发展有了新的认识。对于许多人来说，科技缓解了原本难以忍受的孤独。然而，我们不应该被这些好处蒙蔽，陷入虚假的乐观或满足。网络联结所带来的快乐与益处，既无法抵消日益增长的"失联"危机，也无法减轻人们对这个问题的担忧：数字世界给孩子的认知与情绪系统带来了什么影响。

———⌒———

2020 年 5 月，加拿大魁北克省的学校结束了新冠封控，重新开学。课程表中的一些课程被省略了，就是那些被认为不重要的音乐、戏剧、美术和体育。这样做的假设是，学术科目更重要。这不禁使人发问：对于什么来说更重要？把"就业准备"放在首位，与重视健康发展相去甚远；而健康发展本应该是教育系统的首要目标，养育孩子也应该如此。即使在"技能培养"这个狭隘

___

⊖　在 Netflix 电视台 2020 年的热门纪录片《监视资本主义：智能陷阱》（*The Social Dilemma*）中，硅谷高管们也表达了类似的观点。

的范畴内，我们的主流教育思想也犯了错误，因为认知技能实际上依赖于坚实的情感基础，而游戏就像情感基础不可或缺的构建者。

"我们过去认为，学校能培养大脑。"戈登·诺伊费尔德在布鲁塞尔说道，"现在我们知道，游戏培养了大脑，这样学校才能使用大脑……游戏带来了最多的成长。"

那些在魁北克教育部门看来是多余的科目，涉及了一些重要的大脑回路。所有年幼的哺乳动物都会玩游戏，其中的原因非常重要。正如神经科学家雅克·潘克塞普所发现的那样，我们和其他哺乳动物一样，大脑中有一个专门的"**游戏**"系统。游戏是大脑发育的主要动力，也是情感成熟的关键。"作为一个物种，我们的文化之所以能够进化，在很大程度上是因为我们爱玩，以及玩耍带来了智力创新与效率提升。"詹姆斯·加尔巴里诺写道。[15]戈登·诺伊费尔德坚持认为，真正的游戏不是以结果为基础的：乐趣在于活动本身，而不在于最终结果。自由玩耍是童年"必不可少的需求"之一，而消费主义和数字文化正在葬送这种需求。"这种文化不尊重正常的发展任务。"神经科学家斯蒂芬·波格斯告诉我，"正常的发展任务是与另一个人一起玩，而不是玩 Xbox 游戏机。不是打电话或发短信，而是面对面地交流。所有这些都能锻炼神经，产生心理韧性，为个人培养调节内在情绪状态的能力。"

坦率地说，我认为数字／屏幕的问题，几乎肯定会造成不可估量的有害影响。据报道，2016 年，5～15 岁的英国儿童每天会上网 3 小时，看电视超过 2 小时。相比之下，在 4 年的时间里，为娱乐而读书的时间从每天 1 小时（最近的数据是 2012 年的）下降到了半个多小时。[16]如今，绝大多数"游戏"都是在屏幕前独自进行的，用像素化的虚拟形象和虚幻的声音代替了真正的玩伴。这样一来，还有多少时间能留给自由的、创造性的、自发性的、互动性的、个人的或集体的游戏呢？我们到底在创造什么样的大脑？

我们也可以问问教育系统这个问题。2016 年，美国教授、富布赖特学者⊖

⊖　指通过美国富布赖特项目（Fulbright Program）获得奖学金并进行国际性研究或教学活动的学者。——译者注

威廉·多伊尔（William Doyle）刚刚结束了在东芬兰大学一学期的任职，并回到了美国。他在《洛杉矶时报》（*Los Angeles Times*）上写道，在任职的 5 个月里，他的家人"体验了一种没有压力、好得出奇的学校系统"。他 7 岁的儿子被分到了最年幼的班级——不是因为他发育迟缓，而是因为 7 岁以下的孩子"不会接受正式的学术训练……许多孩子会待在日托中心，通过玩耍、唱歌、游戏和对话来学习"。入学之后，孩子在 45 分钟的课堂教学之后必须到户外休息 15 分钟。多伊尔还记得，他在那里听过的最多的教育箴言是："让孩子做孩子""孩子的工作就是玩耍"以及"孩子在游戏中学得最好"。这样做的结果如何呢？在西方世界的教育考试中，芬兰一直名列前茅，并且被评选为世界上读写水平最高的国家。[17]

"从幼儿园到研究生院，我们一直在被灌输这样的信息：竞争是合理的、理想的、必要的，甚至是不可避免的。这是我们每堂课的潜台词。"教育顾问艾尔菲·科恩在他的杰出作品《反对竞争的理由：我们在竞争中失去了什么》（*No Contest: The Case Against Competition: Why We Lose in Our Race to Win*）中这样写道。这本书谈到了竞争对于真正的学习过程有何负面影响，以及把竞争、表扬、分数、奖励和惩罚强加给不听话的孩子，会如何破坏内在动机，损害安全感。[18]"表扬能激励孩子吗？当然能。"科恩讽刺地说，"这样会激励孩子去赢得表扬。"

"那又怎样？"你可能会问，"当之无愧的表扬有什么不好？"事实证明，并非所有的表扬都是一样的。发展心理学家一致认为，表扬孩子的**努力**是有益的，能够增强自尊，但重视**成就**只会让孩子不断寻求外界的认可——不是认可他们是谁，而是认可他们做了什么，满足了别人的哪些要求。这是妨碍健康自我出现的另一个障碍。

作为父母和教育者，尽管我们有爱心和奉献精神，但我们必须在这个世界里养育孩子，不过这个世界在许多方面妨碍了我们的努力，而且这些阻碍好像"只不过是常态而已"。而"只不过"是极其错误的说法：（因为）这种常态的影响是巨大的。现状如此，未来可想而知。

第 14 章

痛苦的模板

我们的性格是如何被塑造的

> "而这,"主管简洁地说道,"这就是幸福与美德的诀窍——热爱你必须做的事情。所有的调教都是为了让人们喜爱他们不可避免的社会命运。"
>
> ——奥尔德斯·赫胥黎(Aldous Huxley),《美丽新世界》
> (*Brave New World*)

回想一下巴塞尔·范德考克的尖锐评论:"我们的文化教导我们关注个人的独特性,但在更深的层面上,我们几乎无法作为独立的有机体而存在。"我不知道这种矛盾会让我感到失望还是宽慰(也许两者都有?)。但是,我们人类由于缺乏独立自主的自我,与另一种社会性动物——蚂蚁并没有什么不同。

在蚁群中,所有孵化的幼虫几乎都有着相同的基因:蚁后、工蚁、兵蚁都是生而平等的。哪些幼虫会具有什么身份(包括它们会表现出什么样的生物学特性),完全取决于蚁群的需要。肿瘤学家、作家悉达多·穆克吉(Siddhartha Mukherjee)在《纽约客》上的一篇精彩文章中描述过这一现象:"蚂蚁有一套强大的等级制度。在一个蚁群中，蚂蚁们通常担任着完全不同的角色，并且有着完全不同的身体结构和行为。"基因相同的兄弟姐妹，将完全根据物理环境和社会环境的信号，分化成具有不同生理特征的成年蚂蚁。例如，如果将蚁后从忙碌的蚁巢中移走，工蚁就会"展开一场残酷的殊死搏斗，即互相戳、咬、打，咬断彼此的四肢和脑袋"，直到少数工蚁获胜，成为君主。在 DNA 结构没有任何改变的情况下，新蚁后的生理机能发生了变化。"她"现在变得繁殖能力很强，占据统治地位，并且会比之前做工蚁时的自己寿命更长。[1] 精神病学家迈克尔·科尔（Michael Kerr）曾在乔治城大学任职，他在关于人类家庭系统的书中也提到了同样的动态关系。"每个幼虫会变成什么，是由群体层面的过程所决定的。从这个意义上说，幼虫生来就占据了群体里的一个功能位，而它的发展是由这个位置决定的。"[2]

尽管我们很重视个体的自我概念，但在上述方面，我们相当像蚂蚁。"人类的自主权远比我们想象的要少。"科尔博士在访谈中对我说，"要理解我们作为个体的存在方式，就不能不考虑我们与更大群体的关系。"换言之，我们的性格与人格反映了我们成长环境的需要。分配给我们的角色，或者我们无法承担的角色，我们如何融入社会，或者如何被社会排斥，以及文化引导我们如何看待自己，都在很大程度上决定了我们的健康状况，或者我们会得哪些疾病。从这个角度，以及许多其他角度来看，疾病和健康都是宏观社会因素的表现。

如果说，现代核心家庭是儿童发展的主要"容器"，那么这个容器本身就存在于一个更大的背景之中，这个背景则是由社区、邻里、城市、经济、国家等实体构成的。在我们这个时代，所有背景的背景，就是超物质主义、消费资本主义以及它们的全球化表现形式。这样的背景对于"我们是谁""我们是什么"有一些基本假设（事实证明，这些假设是相当扭曲的），这些假设会体现在那些遵照它们生活的人的身体与心灵中。考虑到经历与生物特性之间的诸多联系，文化规范也可能会体现在我们的生理特性之中。

在这里，我们看到了依恋与真实性之间的拉锯战。正如文化让我们融入家庭（哪怕这意味着远离真实自我），文化也教导我们（甚至可以说，精心调教我们）去履行社会期待我们扮演的角色，并表现出这种角色所必需的性格，而不顾这样做会让我们的健康付出日积月累的代价。

我第一次见到乌尔夫·卡普（Ulf Caap）大约是在 14 年前。他当时是宜家北美公司的人力资源副总裁，他的生活似乎一切顺利。然而，这位在国际上备受尊敬的商界领袖却对人生感到不满足，于是他踏上了一趟个人旅程，并在旅程途中找到了我。他之前突然意识到了一件让他很不舒服的事情：根据他的说法，他富足的生活（按照我们社会的"正常"标准，他获得了巨大的成功），以及这种生活每天对于他的要求，都是"一场骗局，一种假象……这种生活中几乎没有**我**的存在"。根据社会的衡量标准，另一位非常成功的人，因出演《都市女孩》(*Girls*) ⊖ 而成名的作家兼演员莉娜·邓纳姆（Lena Dunham）在访谈中也说过类似的话。在参加一个物质成瘾的康复项目时，她被要求写下自己的价值观。"我意识到，"她说，"我想出的每一条价值观都是别人的。"

从那次见面之后，乌尔夫和我成了朋友，有时甚至会一起合作：我们共同设计并主持了一些针对高层管理人员的工作坊，参与的高管与乌尔夫有着相同的感受，觉得他们的真实自我与工作上的人格是截然不同的。我的意思并不仅仅是，他们把自己的真实想法、感受、愿望和需求扔在了办公室门外，等着一天结束的时候再把这些东西捡回来，就像取回停车场里的车一样。为了让"骗局"得以持续，这些真实的自我部分必须被长期地储存起来，钥匙也必须放在找不到的地方。"为了成功，我会否定自己的价值观。"乌尔夫承认。他现在已经七十五六岁了，身体非常健康，但他确信自我压抑和疏离感正在耗尽他的生命能量："我发现我去上班的脚步不像以往那么轻盈了。我快要生病了。"

乌尔夫的判断很准确，而且他也承认，能够探索和超越这种隔阂感，他是很幸运的。"我过了 40 年这种疯狂的生活，"他回忆道，"我 99% 的关注点放在了成功上——在社会和在我工作的公司里，成功是什么样的。我完全不关注我需要什么。如果我按照公司的要求去做，我就会成功。"他的话完美诠释了多玛斯·牟顿（Thomas Merton）的观点。年轻的牟顿在自传《七重山》(*The*

⊖　这部广受好评的 HBO 电视剧由邓纳姆担任主创和主演。

Seven Storey Mountain）中写道："世俗成功的逻辑建立在一个谬论之上——我们的完美依赖于他人的思想、观点与赞扬。这真是一个奇怪的错误！总是生活在他人的想象里，这真是一种奇怪的生活，仿佛只有在别人的想象里，一个人才能成为真实的人！"[3]

乌尔夫所经历的这种身份认同危机，并不是人们自己刻意造成的，而是我们在各种环境（从家庭到外界）中发展的结果。"我的成功百分之百是外在的，"乌尔夫对我说，"完全是外在的，而且建立在我在 5 岁、15 岁时形成的心理结构之上，这种心理结构告诉我要怎么做才能被他人接纳。"从这个意义上说，社会心理学家艾里希·弗洛姆说得很对，家庭在不知不觉间充当了社会的"精神媒介"，塑造了他所说的**社会性格**。

用弗洛姆的话来说，社会性格是"一种文化中多数成员所共有的核心性格"。这与我们每个人都拥有并向世界展示的**个体**性格不同。社会性格在某种程度上定义并支配着我们，它会确保我们符合我们特定文化中的"正常"模板。在我看来，弗洛姆的这个概念很好地解释了我们是如何在这个社会中生存的——就像蚂蚁一样。

我在这里说的，并不仅仅是个体意义上的"我们"。集体的"我们"要盲目得多，也危险得多。例如，我们都不喜欢看到有人露宿街头，但作为一个社会，我们却容许无家可归者变得越来越多。没有人希望地球上的生命受到威胁，但气候变化的脚步却似乎不可阻挡。我们内心中的某种东西把这些灾难视为正常，其结果是，我们要么主动地促成灾难、否认灾难，要么就被动地袖手旁观。在我的一生中，我一直在思索，为什么那么多好人会浑浑噩噩地顺从那些站不住脚的东西。毫无疑问，我受了那些塑造我童年的恐怖事件的刺激。一定存在某种机制，让我们学会适应，让我们对那些危害我们自身，危害我们居住的世界的东西习以为常；这肯定不是一种天生的倾向。这种制度的价值观和期望以某种方式渗透到了我们心中，以至于我们以为那些价值观和期望就是我们自己的。

正如弗洛姆所说，人们做出某些行为，往往不是因为他们有意识地决定遵循社会模式，而是"想做他们必须做的事"。[4] 这样一来，文化就创造出了为其目的服务的社会成员。把现实和虚构的事物进行对比是有益的。在奥尔德斯·赫胥黎的《美丽新世界》中写道，个人"受到许多调教，这样他们就会不由自主地去做他们应该做的事"。[5]

因此，在人们眼中，有些正常而自然的道理之所以会形成，不是因为它们对人**有好处**，而是因为那是对人们的期望，那些特质和态度有助于维系我们的文化。然后，这些东西都会被奉为"人性"，偏离这些规则的行为则会被视为异常。在多数情况下，如果真实的驱力没有觉醒（往往是最原始的觉醒），人们就会按照证实主流思想的方式去发展和行动。

我们的文化灌输给我们的社会性格有哪些特征？

第一个"性格"特征：与自我分离

我已经说过，后天获得的人格特征，比如过度认同社会强加给你的义务、角色与责任，并罔顾自身的需求，可能会危害健康。这种特征和其他习得的性格，是儿童的发展性需求遭到否定的结果，是天性受挫的结果。文化会通过强化与奖励来巩固这些性格，从而鼓励人们完成自己的任务，哪怕这些任务是人们自然而然想要回避的事情，会带来长期的压力。作为一名医生，埋头工作为我赢得了许多尊重、感激、报酬和很高的社会地位，即便这样做破坏了我的心理健康和家庭的情感平衡。我为什么如此醉心于工作？因为早年经历决定了我需要被人需要、被喜爱、被尊重，我需要用这些来代替爱。我从未有意识地决定要这样做，但这种做法在社交和职业领域对我太"有效"了。

使人与自我疏离的机制比比皆是。从我们生命中最早的时刻开始，这些机制就开始对我们发挥作用了：育儿环境中充满了压力，社会认可的育儿方法否定了孩子的需求。当然，重大的创伤能够显著加快人们对于自我的逃避。但即使人们没有受过伤害，那种循规蹈矩、以竞争为中心的教育体系，以及"合群"的社会期望（这是对同伴接纳的渴望，以及受社会诱导的、对于自身地位的普遍性焦虑）也会推动人们与自我的分离。

这是一种极为看重形象的文化，它在很大程度上是通过让人们感到自己不够好来维系自身的。或者，从更险恶的角度来看，这种文化会利用这些已经存在的感受来维系自身。在这样的文化里，媒体鼓吹完美的身体形象，让男女老少都以此为标准来衡量自己，让人们对自己的身体感到羞耻。几年前，我的朋友彼得·莱文写了一篇关于在整形手术中给人注射肉毒杆菌毒素的文章。肉毒杆菌毒素能暂时放松肌肉，从而消除因衰老而自然产生的皱纹。但这种物质也会让面部缺少反应，变得很不自然。"有些还在哺乳的母亲注射了肉毒杆菌毒素。"彼得告诉我，"她们无法向婴儿表达自己的情绪，甚至无法领会婴儿的情绪。她们失去了那种联结。"在许多其他领域内，包括在社交媒体上，我们经常呈现出一种做作的、像打过肉毒杆菌毒素的自我形象：这不是我们真实的样子，而是我们希望别人看到的样子。"互联网带给我们的东西，就是大众的肉毒杆菌毒素。"彼得说，"我们失去了这种保持真实的能力，而真实性是我们人性的根本所在，也是我们感到彼此相连的原因。"

第二个"性格"特征：对消费的饥渴

大众消费文化的伟大成就之一，就是让我们相信，我们迫切想要得到的东西，也是我们所需要的东西。保加利亚裔法国精神分析师朱莉娅·克里斯蒂娃（Julia Kristeva）说："欲望无疑是被制造出来的，正如那些用来满足欲望的商品一样。我们消费我们的需要，却不知道我们以为的'需要'，其实是人为制造的。"[6]我想起了1965年，年轻的鲍勃·迪伦（Bob Dylan）在英国巡回演出时，对两个不顾一切想要得到他签名的人说过的话。"我们需要你的签名。"其中一人对着这位创作型歌手的豪华轿车的后车窗苦苦哀求。迪伦表示反对。"不，你们不**需要**。"他冷淡地说，"如果你需要，我会给你的。"这正是问题的关键：我们的消费主义社会所孕育的社会性格混淆了欲望与需要，以至于得不到渴望的对象时，神经系统就会被激怒。供给满足需求。

多玛斯·牟顿在1948年悲观地说："我们生活在这样的一个社会里，它的所有政策就是为了刺激人体内的每一根神经，人为地使它们处于最紧张的状态，使人的每一种欲望都达到最强烈的程度，尽可能多地创造新的欲望与人造的激情，以便用我们的工厂、印刷机、电影制片厂和所有其他制造商的产品来满足这些欲望与激情。"[7]

长期生活在这种"人造的紧张状态"中，会让许多人感到不满、不安、焦虑——完全被一种成瘾过程所控制，使他们远离真正的需求、情感、担忧和生活。

如果我们无法满足自己的欲望，就会觉得这是个人的失败，即便诸多社会条件都对我们不利，让成功遥不可及。"我记得当我还是个孩子的时候，我喜欢看汰渍洗衣粉的广告。"美国演员、导演、政治活动家丹尼·格洛弗（Danny Glover）告诉我，"现在看来，这不是因为我对汰渍有什么好感，而是因为我在另一个层面上看广告。我希望我的厨房是那样的，我希望我的洗衣机是那样的，我有各种各样的希望……我们的处境是，我们被各种各样的东西包围了，其中有 99% 的东西我们永远都不会拥有，这会让人产生一种没有价值的感觉，因为你无法拥有这些东西。"格洛弗的话与社会评论家尼尔·波茨曼（Neil Postman）的观察完全吻合。早在 1985 年，波茨曼就在他的开创性文化评论作品《娱乐至死》（Amusing Ourselves to Death）中发表过相同的观点。广告中满是笑容可掬的人，他们"与所售的产品无关，却与潜在的消费者的恐惧、幻想和梦想有关；广告商想知道的不是产品有多好，而是消费者有什么问题"。[8]

西方文化助长了"不够好"的信念，在这样的信念驱使之下，我们沉迷于消费。"消费是一种消除痛苦的方式。"格洛弗告诉我，"我认识一些人，他们有足够的资源，可以通过购买不必要的东西来缓解痛苦……美国创造了一种社会环境，使人们的价值取决于他们的消费能力。无论你是在沃尔玛消费，还是在萨克斯第五大道消费。无论是物质成瘾，还是对其他形式的行为成瘾，成瘾都象征着作为人的价值在一个社会中被贬低的感觉。那种感觉基本上就是这样的，使人在社会中产生疏离感。"

第三个"性格"特征：浑浑噩噩的被动

　　与赫胥黎笔下的反乌托邦幻想中的未来居民不同，我们不是机器人，不会在试管中被设计成某种样子，也不会按照规定执行某些预定的任务。但实际上，我们不敢做出出格的举动，只好承担随波逐流的风险。

　　这种自暴自弃深深地根植于我们的社会性格之中，让我们在面对人类生存的威胁时，依然无动于衷。健康的人能够体会到他们真实的情感和需求，不那么容易受到哄骗，产生人造的需求，他们也不太容易沉迷于满足那种需求的产品，无论产品的包装多么巧妙。他们不会接受不可接受的事情，除非受到武力的威胁。即便是那样，他们也不会把不可接受的事情内化，认为事情应该如此。

　　问题的根源在于，现代家庭是如何抚养孩子的，而现代家庭本身就是文化的微观代表。艾里希·弗洛姆指出："家庭有一种功能，那就是将社会的要求传递给成长中的孩子。"确实如此，我们在关于儿童发展的章节中探讨过家庭发挥这种功能的所有方式。当孩子失去母乳的喂养时，当他们对于被拥抱的自然期望受挫时，当他们孤身一人"哭出来"的时候，当他们被迫压抑自己的感受时，当他们遵循教导去满足他人的期望时，当他们被剥夺了自发、自由玩耍的体验时，当他们受到惩罚性措施（比如"计时隔离"这种技术，用剥夺他们最渴望的东西——无条件的积极接纳来威胁他们）的"管教"时，当他们被剥夺了与大自然的联系时，社会性格的种子就已经种下了。所有这些行为都会造成内心的空虚，他们后来会用成瘾、欲罢不能的强迫行为来试图填补这种空虚；与此同时，独立精神也就屈服于这种要求了。

The
Myth
of
Normal

第三部分

反思异常：痛苦即适应

在明察秋毫的慧眼中

有诸多癫狂是最神圣的理智

有诸多理智是最彻底的癫狂

在这理智与癫狂之争中

是那多数人占得上风，一如万事

苟同——你便是神志清醒

抗议——你就是危险的异端

少时便有锁链加身

——艾米丽·狄金森（Emily Dickinson）

The
Myth
of
Normal

第 15 章

不愿做自己
揭穿成瘾的迷思

我有时会疯狂沉迷于兴奋剂，但我从中得不到丝毫乐趣。
我冒着失去生命、名誉和理智的风险，并不是为了追求快乐。
我是在不顾一切地试图逃离那些折磨人的回忆。

——埃德加·爱伦·坡（Edgar Allan Poe）

布鲁斯是俄勒冈州的一名血管外科医生。当警察冲进医院的时候，他正在穿手术服。"我铐着手铐，被拖出了医院。"回想起七年前那个阳光明媚的日子，他说，"简直太丢人了。我在一个小镇上做医生，所以大家都知道了。我多次登上当地报纸的头版，简直是名誉扫地。"这个在当地备受信赖的医生一直在用患者的名字开处方，只是为了满足自己的药瘾。"我用了不少药，开的处方也不少，"他回忆道，"以至于警方最初怀疑我在贩毒。"只过了短短几个月，事情就败露了。

像布鲁斯这样训练有素、成就卓著的医生、已婚男人、十来岁孩子的父亲，为什么会如此自欺欺人、不诚实和渎职？他当然明白这是在拿自己的健康、家庭和事业冒险。既然如此，为什么有人会沉溺于（如果用这个词合适的话）这种自我毁灭的行为？

在我的职业生涯中，这个问题几乎每天都在困扰我，但我在温哥华市中心东区工作的 12 年里，这个问题尤其突显——那里是北美毒品最泛滥的地区。在寥寥几个街区内有成千上万的成瘾者，他们极度依赖各种精神活性物质，即便是来自纽约、底特律或布里斯托尔的旅客也经常为他们所看到的东西感到震惊。

"如果医生的成功，是用他的患者能活多久来衡量的，"我常说，"那我肯定是个失败者，因为我有许多患者英年早逝。"他们死于艾滋病并发症、丙型肝炎，或者心脏瓣膜、大脑、脊柱和血液的感染。他们是自杀、服药过量或暴力的受害者，也可能迷迷糊糊地走在繁忙的街道上被车辆撞到。布鲁斯是那种"底子厚"的成瘾者，他现在已经戒了毒，并重新开始了工作。我的患者则与他不同，他们失去了一切——健康、容貌、牙齿，以及家人、工作、家园。有些人失去了舒适生活，还有少数人意外地从富人变成了穷光蛋。一直以来，他们都很清楚最终的代价是什么：他们的生命。然而，尽管已经跌落到了我们多数人无法想象的谷底，但他们仍然深陷恶习，正如我在 2009 年出版的关于成瘾的书《空洞的心：成瘾的真相与疗愈》中所讲述的那样。

在过去的十年里，关于成瘾的主流观点已经有了一定的进步，朝着更有慈悲心、更科学、更合理的方向发展。尽管如此，关于成瘾的来源与本质，仍然存在许多具有欺骗性的、危险的迷思，这些迷思在许多领域（从医疗到刑事司法，再到政策制定）仍然占据着主导地位。即使在充满善意的戒瘾康复领域也有盲点。由于我们通常处理成瘾的方式有着显著的缺点，甚至造成了毁灭性的伤害，所以许多人开始呼吁用新的视角来看待成瘾。

在探讨这个问题之前，我们先澄清两个主要的误解：成瘾要么是"选择不当"的结果，要么是一种"疾病"。这两种看法都无法解释为什么这种社会"瘟疫"如此泛滥，而且妨碍了我们为抗击成瘾所做的努力。

由于科学推动了人们对于成瘾的理解，"**选择不当**"的看法几乎已不值一提，但这种观点仍牢牢地控制着许多人的思想，而且法律制度会以这种观点为基础，来攻击那些吸毒者。这种观点执迷不悟，以致到了可笑的地步（如果它的后果不是那么悲惨的话，的确是可笑的）。2017 年，时任美国司法部长杰夫·塞申斯（Jeff Sessions）简单地表达了这一观点，让人不禁回想起了 20 世纪 80 年代 "毒品战争" 时期的糟糕日子。"正如南希·里根（Nancy Reagan）所说，我们需要说'不'。"他对弗吉尼亚的听众说道，"不断教育人们，告诉他们毒品和成瘾的可怕真相，会让更多的人做出更好的选择。"

所有针对毒品的斗争，用半个世纪的时间去达成它们所宣称的目标，但这些斗争的具体结果，可以在这一可怕的事实中看出来：就在塞申斯讲话的时候，他的国家每 3 周因服药过量死亡的人数，与 "9·11" 恐怖袭击造成的死亡人数一样多。那一年，超过 7 万的美国人死于服药过量。[1] 4 年后的 2021 年，这一数字超过了 10 万。[2] 同年，在我的家乡不列颠哥伦比亚省，有 1700 多人死于同样的原因，几乎是迄今该省死于新冠病毒人数的两倍。

如果我们诚实一点的话，用这种 "选择不当" 的观点看成瘾，差不多就是在说 "这你只能怪自己"，这种看法不仅彻底没用，而且完全是盲目的。我从没遇到过一个人，曾真正地 "选择" 成瘾，尤其是我在温哥华市中心东区的患者。这些人的生命在毒品泛滥的街道、酒店房间和后巷里慢慢逝去，或戛然而止。

如果有一个对社会问题持保守意见的反对者抗议道："难道不是他们选择**沉迷毒品**的吗？"我想引用美国国立药物滥用研究所所长诺拉·沃尔科夫（Nora Volkow）博士的话："（近来的）研究表明，反复使用毒品会导致大脑的长期变化，从而**破坏自主控制能力**。"[3] 也就是说，从许多方面来看，在成瘾问题上，"自由意志" 不符合神经生物学逻辑的推论。

事实上，我想进一步说：对于大多数成瘾的人来说，甚至在他们的习惯形成**之前**，他们就几乎没有什么选择。在成瘾之前，他们的大脑就**已经**受到了生活经历的损害，十分容易受到他们 "选择" 的毒品（这是另一种可疑的表达方式）的影响。实际上，无论成瘾的对象是一种物质还是行为，事实都是如此。

简而言之，"选择"观忽略了一个问题，即到底是什么驱使一个人成瘾。

尽管大多数成瘾专家和治疗项目都接受"**疾病**"观（这种看法更有慈悲心），但它也忽视了人的因素。这种观点把心灵与身体分开了，或者说，在这个问题上，是把大脑与心灵分开了，从纯粹的生物化学角度来看大脑。事实上，心灵所经历的个人与社会生活事件，会在一生中塑造大脑。从科学的角度来讲，你无法将经历与生物学分开，尤其是涉及像成瘾这种具有心理层面的过程时。

这并不是说，考虑成瘾的神经化学方面是没有价值的。沃尔科夫博士和其他人的杰出研究表明，随着时间的推移，人所依赖的物质的确会改变大脑，以至于大脑的基本功能（如冲动调节，即帮助某人抵制成瘾诱惑的能力）会显著受损。与此同时，奖赏与动机回路也会受到"训练"，变得渴望那种成瘾物质。从这个意义上说，大脑**确实**变成了一个受损的器官——它做出理性选择的能力减弱了，痴迷于满足成瘾的驱力。

然而，如果只关注物质成瘾，我们就错了：**物质成瘾本身并不会导致大脑的化学变化**。大脑扫描表明，非物质成瘾者，比如沉迷于网络游戏的人，他们的大脑也出现了类似的有害变化。[4] 强迫性进食会触发大脑的奖赏系统，也能产生同样的效果。[5]

尽管如此，如前所述，从科学和人道的角度来看，将成瘾看作一种主要由基因决定的、可以治疗的疾病，⊖·[6] 比那种令人羞耻的"选择不当"观向前迈进了一步。就像我们不会责怪一个肾病患者，责备一个人的大脑"有病"是没有意义的，如果这种"疾病"是遗传的，则更是如此。⊖问题是，在典型的医学观念中，"疾病"观会将一个过程看作病理现象。还要注意，"可治疗"与"可治愈"根本不是一回事。与其说这说明了成瘾的本质，不如说，这说明医疗系

⊖ 美国成瘾医学学会（2019）将"成瘾"定义为："一种可以治疗的慢性**疾病**，涉及大脑回路、基因、环境和个人生活经历之间的复杂相互作用。成瘾者会强迫性地使用某些物质，或从事某些行为，并且经常不顾有害的后果。"

⊖ 根据美国成瘾医学学会和美国公共卫生局局长 2016 年关于物质使用的报告，高达 50% 的这种"疾病"成因，应该归因于遗传因素。我将在本章后面的部分更多地讨论这种观点的缺陷。

统根本没能理解成瘾。

"疾病"一词也经常出现在"12 步骤"康复项目中。参加匿名戒酒互助会、匿名戒毒互助会的人会说"我的病"，比如"我的病想让我死"或者"我的病让我伤害了我爱的人"。毫无疑问，这样的项目已经帮助了千千万万的人，它们所使用的语言也大大帮助了人们用新的方式去思考和行动。我只想说，"疾病"作为一种隐喻，在治疗上更有用，但不是一个实实在在的事实。与大多数慢性问题一样，将成瘾视为需要参与的动态过程，而不是应该害怕或与之对抗的邪恶力量，最终有助于提高治愈的可能性。

从更实际的角度看待成瘾问题，我们不仅需要考虑人们的基因和大脑回路，还需要考虑他们与世界打交道的真实经历。我们需要仔细观察人们的生活经历。[⊖]任何类型的成瘾都不是异常的疾患、故意自找的病症、大脑疾病，或基因缺陷。如果理解得当，成瘾甚至一点儿也不难懂。与本书中提到的、其他看似神秘的疾病一样，成瘾也根植于应对机制。的确，成瘾可能具有一些疾病的**特征**：器官功能失调、组织损伤（尤其是大量使用毒品的情况下）、身体症状、某些脑回路受损、缓解与复发交替出现，甚至会导致死亡。但称成瘾为"疾病"，既没有抓住要点，也错失了明智处理成瘾的良机。从一开始，成瘾就代表了一种防御：有机体在应对它不知道该如何忍受的痛苦。换句话说，我们探讨的是一种针对非自然环境的自然反应：人们在试图缓解童年创伤以及成年的持续压力所带来的痛苦。

两个基本问题

通过几十年的行医经历和千万次的交流，我了解到，要问的第一个基本问题不是成瘾有什么错，而是成瘾"对"在哪里。人们从他们的习惯中得到了什么好处？这个习惯能为他们做什么？他们得到了哪些用其他方式无法得到的东

⊖　前面提到过，美国成瘾医学学会以疾病为导向的定义确实提到了生活经历，但没有详细指出或探讨生活经历，我们需要进一步探索，得到更具体的信息。

西？这些问题是理解任何成瘾问题的关键，无论是对物质成瘾（如酒精、垃圾食品），对行为成瘾（如暴食与催吐），还是对权力与利益成瘾（说得远了一点，当然这个话题范围远远超出了个人习惯的范畴，进入了集体迷恋的领域）。

正如我从没遇到过选择成瘾的人，我也没见过任何人的成瘾不是在满足一些基本的人类需求，至少在一开始是这样的。例如，我一次又一次地听说，成瘾能够润滑社会联结的齿轮。杰西·西斯尔（Jesse Thistle）是加拿大梅蒂斯族⊖作家、教授和前服刑人员，他是回忆录《从灰烬中来》（*From the Ashes*）的作者。西斯尔告诉我，使用那些物质让他"有机会接触朋友"："并且给了我力量、自信。这种做法在一段时间内是有效的——大约在前三年里。我变得几乎……天不怕地不怕。"多才多艺的电视剧艺术家莉娜·邓纳姆回忆说："成瘾让我变得更喜欢社交，更放松。让我更容易与人交流。"对她来说，"成瘾"是指对镇静剂以及其他东西的依赖：医生过于随意地给患者开的那些容易上瘾的药物。成瘾带来的好处延伸到了她创造性的自我表达上：她告诉我，药物"让我像发了疯一样地写作，因为我完全失去了克制"。

"温暖"是一个常见的描述快感的词，这个词描述了一种成瘾者深知的切身感受。演员、童书作家杰米·李·柯蒂斯（Jamie Lee Curtis）跟我谈到了"这种热水澡一样的感觉"。他说："这种感觉就像，你在很冷的时候走进了一个温暖的浴缸——不烫，但很温暖，非常温暖。那种轻松的感觉就像你在温水中下沉一样。这是一种我很熟悉的感觉，我也很喜欢这种感觉。十年来，我一直在追求那种感觉。我想尽了各种办法，从偷阿片类药物到操纵医生给我开这种药。"

还有些人觉得，他们的强迫性习惯就像人们在洞穴、寺院和高价静修中心里花费数年时间寻求的体验。喜剧演员、前《周六夜现场》（*Saturday Night Live*）台柱子达瑞尔·哈蒙德（Darrell Hammond）在我们谈话时说，"酒精能让你平静三四个小时。只有平静。头脑中的声音闭嘴了，消极的想法也停止了。这种感觉很宝贵"。大多数人都不会把平静、安宁与成瘾者的生活联系起

⊖　梅蒂斯族（Métis）是美洲原住民与欧洲白人的混血儿，主要生活在加拿大西部。

来，但这些"宝贵"的状态却往往是他们所追求的，并且在一段时间内，他们找到了那种状态。

对镇静剂的依赖，为莉娜·邓纳姆提供一种短暂的、正常的幻觉，而这一事实又增强了这种幻觉：在我们的社会中，她选择的药物通常是通过"合法"途径获得的，即医生的处方。"药物确实隐含着一种神奇的承诺，即让你身体功能正常，或者比正常情况下更好。"她说。

值得一问的是：谁听说过一种"疾病"会让你"感觉正常"？或者说，什么时候生病能让你"变得比正常情况下更好"？

在这些证词之下，杰夫·塞申斯所坚称的"更好的选择"就显得更加荒谬了。我们真能通过在公路广告牌上、学校食堂里打出更多诚实的标语，进一步落实南希·里根的倡议吗？"对缓解疼痛说不！""对肚子里的温暖、幸福感说不！"我们还要对什么说不？对内在的平和，对平静，对力量感，对自我价值感，对归属感与友谊，对无忧无虑的自我表达，对难以捉摸的、舒适的正常感，对爱？"我确实注意到，"摇滚吉他手、电视真人秀明星戴夫·纳瓦罗（Dave Navarro）告诉我，"每当我再次使用那些物质的时候，我就会有一种感觉：人就应该有这种感觉。"试试对这种感觉说不。

归根结底，所有成瘾的动机都可以归结为逃避对自我的束缚。我所说的束缚是指内心中的那种单调的、长年累月的不适感和孤独感。然而，在层层"正常"的表面之下，这种疏离的不适感可能会令人十分不安，以至于到了折磨的地步：一种始终觉得自己的不正常、无价值、有缺陷的感觉。滚石乐队的基思·理查兹（Keith Richards）或许是世界上最著名的前成瘾者，他在自传《滚吧，生活》（*Life*）中清楚地阐述了这种逃避策略："我想，我是在设法遗忘……你大费周折，只是为了在几个小时里不做自己。"[7]

为什么要逃避自己？当我们被囚禁时，当我们受苦时，我们就会渴望逃离。如果我们在醒着的时候，内心会陷入混乱、感到怀疑、丧失意义、感到孤立、缺乏价值；如果我们感到肠胃冰冷，缺乏希望；如果我们不相信自己能获得解脱，而且无人救助我们；如果我们无法忍受外在的挑战，或无法忍受内心的混乱与空虚；如果我们不能调节自己的痛苦精神状态，觉得自身的情绪难以忍受；最重要的是，如果我们迫切希望缓解所有这些状态所代表的痛苦……成瘾就会向我们发出呼唤。因此，痛苦就是核心的主题。难怪人们经常谈论成瘾给他们带来的良性麻木效果：只有处在痛苦中的人才渴望麻木。

作为一种逃避自我的努力，成瘾的内在逻辑就是不可逃避的感觉。**我的处境实在无法忍受。放我出去。**

此时，我们谈到了关于成瘾的第二个基本问题，这个问题已经成了我的口头禅：**不要问为什么会成瘾，而要问为什么会痛苦**。无论是以疾病为基础的主流医学观点，还是普遍的偏见，都不可能回答这个问题，甚至从未想过提出这个问题。然而，如果不考虑这个问题，我们就无法理解，为什么这种心灵、身体的疾患会如此泛滥。

要理解滋生成瘾的严酷、恶劣环境，就得去问问在那种环境中待过的人。倾听他们的亲身经历，能让人清楚地理解，他们需要缓解哪些痛苦，以及为什么要缓解痛苦。我为撰写本书采访了许多人，从知名的到不知名的人，并倾听了他们悲惨的故事，但很遗憾没有足够的篇幅记录下每个人的故事。

虽然每个人的生活经历都是特殊的，并且创伤也有许多方面，但我们能够从中概括出一些共性，这样做既是可能的，也是必要的，特别是对于种族和阶层都处于劣势的人群所经历的虐待和忽视。在温哥华市中心东区的十几年里，我逐渐了解到，我的每一位女患者（其中许多人是原住民，而且许多人都从事过性交易）在童年或青春期都遭受过性虐待，这是加拿大残酷的殖民历史给几代人留下的印记。多项大规模研究证明了童年创伤（包括性虐待）的影响：强化了后来的成瘾。1997 年的一项研究调查了 10 万多名学生，这些学生都是经历过身体虐待或性虐待的青少年。该研究发现，这些学生吸毒的可能性，是没受过此类侵犯的青少年的 2 ~ 4 倍。[8] 那些既遭受过身体虐待，又遭受过性虐待的人，吸毒的可能性是那些只受过一种虐待的人的 2 倍。酗酒行为也存在类似的模式：在加拿大 1 万名青少年的样本中，遭受过性虐待的人在青春期开始饮酒的可能性是其他人的 3 倍。[9]

既然我们已经澄清了关于成瘾的诸多错误观念，了解了成瘾对于人们的作用，并开始考虑什么样的生活经历会使这些"好处"显得如此真实和吸引人，我建议在下一章进一步揭开成瘾的面纱。这里有另外一个迷思，这个迷思既方便了我们，又极具破坏性：在我们的世界里，有一类人可以被称为"成瘾者"，指的就是一些明显可怜又不幸的人；然后，我们就可以把"那些人"与我们这些"正常"人区分开来。

借用伟大的乔治·卡林（George Carlin）的话：这是一家很大的俱乐部，而且我们都身处其中。

The
Myth
of
Normal

第 16 章

举手

关于成瘾的新观念

> 我们早就该有一个新观念了——一方面是因为我们对成瘾
> 背后的神经科学的理解已经发生了变化，另一方面是因为许多
> 现有的治疗方法根本不起作用。
>
> ——迈雅·萨拉维茨[一]

在讲述了成瘾是什么、不是什么，以及认识到成瘾在人们生活中的作用和功能之后，我想提出一个新的暂行定义，我认为这个定义比之前的更准确、更有效。这个定义避免了基因决定论，从而带来了治愈的可能性。不过，我还是要发出警告。虽然我的定义更精确，包含了更多的希望，但它所涵盖的范围也更大，也就是让成瘾这顶"大帐篷"变得更大了。说不定你自己也在其中。

成瘾是一种复杂的心理、情感、生理、神经生物、社会和精神过程。它可能会通过任何行为表现出来——只要一个人觉得这种行为

[一] 出自《纽约时报》上的一篇文章，作者是一名多产的记者兼作家，迈雅·萨拉维茨本人也处于成瘾的长期康复过程中 [《你能戒瘾吗》(Can You Get Over an Addiction?)，2016 年 6 月 25 日]。

能提供暂时的解脱或愉悦，并因此对这种行为产生渴望；但从长远来看，这种行为会给他们或其他人带来负面影响，然而这个人却不愿或无法放弃这种行为。因此，成瘾的三个主要特征是：

- 能带来短期的解脱或愉悦，进而使人产生渴望；
- 能给自身或他人带来长期的痛苦；
- 无法停止。

有两件事需要马上注意：首先，我的定义没有提到疾病，这并不是说必须将其排除在外。正如我在第 6 章所述，我们最好将大多数疾病理解为反映人的一生的复杂过程，而不应把疾病本身看作孤立的"事物"。到最后，就和许多问题一样，把成瘾称为疾病可能只抓住了成瘾的有关方面，但无法解释这种现象本身，更不要说从源头上为我们提供可行的治疗方法了。

其次，这个定义并不局限于物质成瘾。导致人对物质成瘾的驱力，可以导致任何成瘾行为，从强迫性的性滥交到沉迷色情制品；从止不住的购物到沉迷互联网（我对这两种习惯都很熟悉）；从游戏到赌博；从任何形式的暴饮暴食到催吐；从工作到极限运动；从无休止的锻炼到强迫性地寻求关系；从服用致幻剂到冥想。问题不在于外界对象，而在于一个人与这个对象的内在关系。你是否会渴望并参与某件事，这件事能给你带来暂时的解脱和愉悦，但会导致或招致负面后果，可你却不愿意放弃这件事？欢迎参加研讨会。后面有免费的咖啡。

如果你看过我关于这个话题的演讲，无论是现场看的，还是在网站上看的，你大概就会知道我接下来要问什么。我通常会在这里停一下，请大家举手："根据刚才给出的定义，谁现在或曾经上过瘾？"无论听众人数多少，几乎人人都会举手，除了偶尔会撒谎的人（我喜欢开玩笑）。这就是当今文化中完全正常的成瘾。我邀请您，无畏的读者，自我检查一下，不管你是否举手。

当然，并非所有成瘾都是一样的，除非从最笼统的角度来看。我那些温哥华市中心东区的患者深受艾滋病和丙型肝炎的困扰。从程度上看，那些让他们陷入成瘾习惯的痛苦，他们对于那些主宰他们人生的习惯的依赖性，以及这些习惯给他们带来的可怕后果，肯定与我们大多数人不同。我们还没有考虑到他们可用的内外部资源很匮乏，而这通常是由社会经济和种族原因所导致的，而且这些原因都不是他们造成的。从加拿大社会对他们已经施加和继续施加的排斥和惩罚程度上看，他们也不同于一般人。

这些程度上的巨大差异的确很重要，不应该被淡化或忽视。但这些差异并不能改变这样一个事实：经历过的人都知道，成瘾过程具有某些内在特征，没有人能够免于这些特征。在西方文化价值体系中，那些被视为"成功"的破坏性习惯也具有这些特征。这些程度上差异也不能否定这样一个事实：我们大多数"正常的"人，与那些我们所嘲笑或同情的人之间的相似性，远比我们愿意承认的多。我们之所以嘲笑或同情他们，只是因为他们对成瘾的依赖性更严重，或更明显。"我们"这些体面的人，与"他们"那些落魄的人之间，甚至连一条细微的分界线都没有：只有一条虚构的界限。

读到这里的时候，回想一下创伤也有严重程度之分，这是有所帮助的。从我们称之为"较小"的、不太明显的发展性创伤，到更明显的"重大"的创伤，各种各样的创伤都可能导致人们用成瘾行为来缓解痛苦。再次强调，创伤／伤痛与我们**内心中**发生的事情，以及那些事情的影响会如何延续下来有关，与发生在我们**身上**的事情无关。在探讨"为什么会痛苦"时，必须考虑有些情感伤痛可能无法有意识地被回想起来；或者，更常见的情况是，对于记得的人来说，那些情感伤痛似乎没什么大不了。

人们经常自认为他们有过"幸福的童年"，这种事并不少见。只要一个人的生活还算顺利，我们就没有理由质疑这种说法。如果自己或所爱的人有成瘾问题，就可以自我探索一下。⊖只要怀着慈悲心观察自己的内心，大多数人都能在创伤／心理伤痛的谱系中发现自己所处的位置。真正快乐的记忆不会排斥情感上的痛苦，但人们通常倾向于回忆前者，而压制对后者的觉察。根据我的经验，即使对于那些最坚持"幸福童年"说法的人，如果你问对了问题，他们

⊖ 当然，这种探索不需要仅限于揭示成瘾的根源：只要一个人表现出本书所涵盖的任何发展性创伤的迹象，无论是轻微还是严重，无论表现在精神上还是身体上，对自身的痛苦经历进行富有慈悲心的自我探索，都能让人受益。

也会很快意识到，自己的回忆中充满了盲点。

2015 年，作家、戏剧艺术家斯蒂芬妮·维特尔斯·瓦克斯（Stephanie Wittels Wachs）的弟弟哈里斯死于服药过量。她本人也承认自己是个工作狂，这已经影响了她的家庭生活。直到邀请我参加她的播客《最后一天》（*Last Day*）的时候，她都相信（事实上，是坚信）她和哈里斯是在一个正常、幸福的家庭中长大的。她记得许多这种正常和幸福的证据，包括母亲参加他们的许多学校活动，例如陪同校外活动，担任家长会主席等；以及在家庭生活中，传统意义上配偶分工是稳定的，即父亲工作、母亲持家。所有这些情况带来的安全感可能是很真实的；听起来维特尔斯·瓦克斯是在父母的陪伴下长大的，父母尽其所能地爱他们的孩子，并满足了他们的身体和社会需求。然而，在这种"正常"之中，隐藏着她完全意识不到的深刻情感伤害，直到我的提问让这些伤害浮出水面。"整个交流过程吓了我一跳，"她后来向听众承认，"他完全正确。我童年是幸福的，这个说法并不完整。"

戴维·谢夫（David Sheff）也被同样的领悟"吓了一跳"。他的书《漂亮男孩》（*Beautiful Boy: A Father's Journey Through His Son's Addiction*）讲述了他儿子尼克几乎致命的习惯——沉迷于兴奋剂。这是一本畅销书，并且最近被拍成了一部令人心酸的电影，由史蒂夫·卡瑞尔（Steve Carell）和提莫西·查拉梅（Timothée Chalamet）主演。尼克没有经历过"重大"的创伤，没有经历过儿童虐待，也没有可怕的逆境。谢夫感到很困惑，不得不问自己一些令人不安的问题，以便理解到底为什么他才华横溢、活泼、高度敏感的长子会染上危及生命的毒瘾。回顾过去，谢夫发现，尼克的痛苦一定从很早就开始了，这是由父母的异常关系所导致的。"我们不应该在一起，"他告诉我，"我们的婚姻出现了非常非常严重的问题。"自我欺骗起到了主要作用：即便是在与家族朋友发生婚外情时，谢夫也怀着这样的想法："我脑子里有个幻想，你知道的，就是如果我快乐，她快乐，孩子们就能在一起好好相处，然后我们就会成为一个幸福的家庭，我们这是在把孩子从两个痛苦的家庭中解救出来……我曾经真的相信，我这么做在一定程度上是为了尼克。我在为这件事辩解，试

图让它变得合理。"谢夫愿意正视过去，看清事实，这是值得赞扬的。我不知
道具体细节，但谢夫确实说过，他和他的儿子现在正怀着对彼此的同情，坦诚
地谈论那些日子。他们俩都明白了，尼克童年的痛苦是他后来陷入困境的主要
原因。

和我一样，丹·萨姆罗克（Dan Sumrok）博士也偶尔遇到过创伤怀疑论
者。我这位在成瘾医学领域的朋友兼同事，胸前垂着灰白的长胡子，有着激情
四射的说话风格，看起来就像智慧老人一样。但如果说丹是什么东西的传道
者，那就是理智的传道者。在他作为家庭医生的职业生涯中，他先是在孟菲斯
的田纳西大学医学院工作，然后去了纳什维尔，最近又来到了乡村地区，他治
疗过近 2 万名阿片成瘾者。他也不满足于用医学视角看待成瘾，不再将成瘾看
作一种疾病，无论是遗传疾病还是其他疾病；他的经验也表明，创伤是成瘾的
基本因素。"我从 20 世纪 80 年代开始写作与这个问题相关的东西，当时我刚
从军队退伍。那时我是一名医学院的新生，而我的生活支离破碎。可以说，我
当时最好的朋友是乔治、杰克和吉姆——威士忌三兄弟。"[⊖]"有些人，"丹说，
"那些真正激进的 12 步骤参与者会跟我说，有些治疗项目也会这么说，'你知
道，这不仅仅是创伤的问题，萨姆罗克医生'。我确实想让他们放心，所以我
说，'我向你保证，我会保持开放的心态。我期待看到第一个这样的人，对他
来说成瘾不全是创伤的问题。'"这你可有得等了。

无论受创伤的程度如何，所有的成瘾其实都是难民的故事：逆境导致了无
法忍受的情绪，但这些情绪从来没有被处理过，于是人们想要逃离这种情绪，
进入一种暂时的自由状态，哪怕这种状态是虚幻的。再说一次，试试对那种感
觉说"不"吧。

我经常问听众："酒精会让人上瘾吗？会还是不会？食物会让人上瘾吗？
会吗？工作呢？性呢？色情、购物呢？"正确的答案就藏在问题里："会，也可
能不会"，这取决于你需要缓解的痛苦程度。

圣迭戈的内科专家文森特·费利蒂（Vincent Felitti）博士是著名的（虽

⊖ 田纳西威士忌品牌 George Dickel、Jack Daniel's 和 Jim Beam。

然还不够著名）"童年逆境研究"（Adverse Childhood Experiences Study，ACE Study）的主要研究人员之一。在费利蒂决定倾听一家肥胖诊所患者的生活经历之后，就有了这项研究。那些患者都自述经历过童年创伤。童年逆境研究始于20世纪90年代，在加利福尼亚州的恺撒永久医疗保健网络中开展。该研究表明，在超过1.7万名主要是白人的中产人群中，孩子经历的逆境越多，他在成年后产生成瘾、心理健康问题和其他疾病的风险就越大。[1] 逆境可以分为三大类：虐待（心理、身体、性）、忽视（身体、情感）和家庭功能失调（家人酗酒、吸毒、离婚或失去亲生父母、家人抑郁或患精神疾病、母亲遭受暴力对待、家庭成员被监禁）。这些经历的影响不是简单累积的，它们的影响会彼此放大。童年逆境报告得分为6分的成年人，使用静脉注射毒品的风险，是童年没有经历过上述逆境的人的46倍。

在讨论他的研究时，费利蒂说："人们普遍认为，只要多次使用，许多街头药品本身就会导致成瘾。我们的研究结果挑战了这些观点……相对而言，成瘾与某些物质所谓的成瘾性关系不大，只不过它们都提供了一种理想的、改变精神状态的'解脱'……换言之，这是一种可以理解的做法，人们只是在尝试治疗自己，而他们的做法**几乎**是有效的，这样就导致他们有了加大剂量的动力。"[2]

费利蒂的童年逆境研究进一步驳斥了基因决定论的迷思，我在讲述表观遗传学的那一章就揭穿了这一迷思。研究从未发现过任何一个成瘾基因，以后也不会发现。可能存在一些基因组合，使人们倾向于产生易感性，但倾向与先天的决定是不一样的。身体疾病是如此，成瘾也是如此：基因可以由环境开启或关闭，而且我们现在知道，早年的逆境会以某些方式影响基因的活动，为未来的功能障碍打下基础。人类与动物研究都证实，有关物质滥用的任何遗传风险，都可以通过在良好的环境中成长来抵消。[3]

我收到过的最令人开心的一封致谢邮件，是一个四岁孩子的母亲发来的。她的丈夫曾是一个酗酒者，他拒绝要孩子，因为他非常害怕把自己的"酗酒基因"遗传给后代。读了我那本关于成瘾的书以后，他认识到他酗酒习惯的根源在于创伤，于是放弃了对这种不存在的基因的恐惧。很及时，因为他的妻子已经快过生育年龄了。我忍不住得意地笑出了声。我曾经因为"拯救"了一些素未谋面的人的生活而受人感谢，却从没有因此收到来自远方的感谢。

童年逆境如何制造成瘾的神经生理机制，与我们已经探讨过的人际生物学有关。例如，子宫内的应激经历，会改变大脑对于压力做出正常反应的能力，从而使人容易成瘾。这种经历还会对大脑中负责调节激励 – 动机系统的部分产生长期影响（这些大脑部分在所有成瘾中都会受到损害，无论是对物质还是对行为成瘾）。⊖精神科医生、神经学家、作家和顶尖创伤研究者布鲁斯·佩里（Bruce Perry）博士告诉我："我们和许多其他人的研究表明，这些（大脑）区域中多巴胺受体的数量和密度，基本上是在子宫内的时期决定的。"[4]

无论是谁创造了"多巴药"（dope）这个俗语来称呼毒品，他都是有道理的。因为所有的成瘾，无论是对毒品还是对行为成瘾，都会涉及**多巴胺**。多巴胺是动机系统中必不可少的神经递质，没有它，所有哺乳动物都是怠惰的、不活跃的，缺乏做任何事的动力。对于一只饥饿的实验室小鼠来说，如果它的大脑被人为去掉了多巴胺系统，它就会站在一盘食物面前挨饿。事实上，每个成瘾者都是多巴胺的狂热爱好者，这种化学物质能让当下时刻变得激动人心、充满活力，而他们把寻找这种人体产生的化学物质的工作外包出去了。人们从他们选择的物质和行为中获得的几乎每种"积极"感受或状态，都与内源性的（自然产生的）大脑化学物质有关。一开始，成瘾只是在尝试诱导出我们天生就会产生的感受，如果没有不健康发展过程的阻碍，我们原本是会有那些感受的。

例如，性成瘾与"强烈的性欲"无关，而与多巴胺息息相关。纽约社工、前福特汉姆大学与罗格斯大学兼职教授扎卡里·阿尔蒂（Zachary Alti）专门研究性治疗和行为成瘾，尤其是色情成瘾。"研究表明，"他告诉我，"当我们观看色情图片的时候，大脑中的多巴胺会激增。如果我们一幅接一幅地看，多巴胺就会一阵接一阵地激增。对于物质成瘾，你通常在使用这种物质之前会产生一次或几次多巴胺激增，而对于行为成瘾，多巴胺本身就是让你成瘾的物质，

　⊖　也可以将激励 – 动机系统称为雅克·潘克塞普博士所说的**搜寻**（SEEKING）系统。

这是最主要的成分。尤其是在色情成瘾中，这种多巴胺激增会一次又一次地产生。"智能手机和应用程序公司也会利用这一点，色情从业者也很清楚，他们的利润依赖于对消费者大脑的劫持。2011年出版了一本令人耳目一新的书《被绑架的性》（*Pornland: How Porn Has Hijacked Our Sexuality*），书的作者、社会学家盖尔·丹斯（Gail Dines）引述了商业杂志《成人视频新闻》（*Adult Video News*）上的一篇文章，这篇文章称，一名色情业内人士在高调宣传斯坦福大学一项关于网络性成瘾的研究，该研究表明，有20%的色情用户上瘾了。这篇文章的标题颇有讽刺意味：《利用数据》（Exploiting the Data）。"这是一种不折不扣的资本主义行为。"丹斯指出。[5]

那么，在成瘾中，尤其是在服用阿片类物质的时候，人们所感受到的爱——杰米·李·柯蒂斯和其他人谈到的那种温暖到底是怎么回事？在很大程度上，这是大脑内部阿片系统的功能。这个系统中有内啡肽，这是我们天然的、内源性阿片类物质，也是神经递质。20年前，雅克·潘克塞普博士提出，阿片成瘾的根源在于人类进化而来的、促进社会联结的大脑机制：抚育、情感亲密、社会关系。"我们预计，"他写道，"那些体会过特别强烈的社会性痛苦和不安全感的人，会特别容易滥用阿片类物质，一些临床研究已经证实了这一预测。事实上，这种关系有助于解释，为什么阿片类物质成瘾在社会边缘人群中尤为普遍。"[6]美国目前的阿片类物质服用过量危机，以及加拿大和英国程度较轻的危机，可悲地证明了这种观察的正确性。

内啡肽系统的发展，也依赖于生命早期有情感共鸣的支持性关系。"面对面的互动能激活孩子的交感神经系统。"临床心理学家、神经学家、佩珀代因大学心理学教授路易斯·科佐里诺（Louis Cozolino）写道，"交感神经系统的高度激活，与催产素、催乳素、内啡肽和多巴胺分泌的增加有关；成瘾也涉及这些生化系统。"[7]孩子和有情感共鸣的、能建立情感联结的父母拥有密切的关系，能够促进大脑系统的最好发育；缺乏这种关系，就会抑制健康的发展。

创作型歌手阿兰妮斯·莫利塞特（Alanis Morissette）的主要嗜好是工作，但她不仅仅对工作成瘾。为了措辞对内啡肽友好一些，她现在把成瘾称为"补偿"。"成名的背后其实有一种对依恋的渴望。"她在与我谈话的时候说，"你想想，所有人都在看着你。每个人都极度渴望回应你。每个人都在关注你……你会一直追求那种被爱、被崇拜、被盯着看的感觉。"莫利塞特试图通过她的名声获得婴儿般的幸福状态，许多人都没得到过这种幸福，或者那种经历太过短暂。

当罗伯特·帕尔默（Robert Palmer）唱到对爱的痴迷时，他可能唱出了我们的心声——所有吸毒成瘾者，所有工作狂，所有嗜赌成性的人，所有购物狂和强迫性进食者，所有那些无可救药地追逐下一次令人兴奋的快感或抚慰人心的平静的人，都举起了手，表示赞同。只不过，我们真正痴迷的并不是爱，而是我们不顾一切、千方百计地应对爱的缺失的手段。

这事儿说起来就深了，我知道。但我们最好还是面对现实。

The
Myth
of
Normal

第 17 章

我们对自身痛苦的理解并不准确

对精神疾病的误解

对于所有主要的精神障碍，我们都缺乏生物学上的理解。

——安妮·哈林顿（Anne Harrington）教授 ⊖

19 岁时，达瑞尔·哈蒙德还是佛罗里达大学新闻系的大一学生，他当时第一次经历了严重的精神痛苦。"我当时陷入了难以形容的恐惧，"这位喜剧演员回忆道，"那种程度的恐惧——我都不知道自己是怎么熬过来的。医生按照抑郁、偏执和精神病来治疗我，因为我告诉他们，我曾看到别人在说话的时候，他们嘴巴在动，但声音却没有同时出来。"医生给他开了抗抑郁药阿米替林（amitriptyline）和抗精神病药硫利达嗪（thioridazine）。在接下来的几十年里，根据哈蒙德的估计，有 40 名精神科医生评估过他的情况，他被贴上了多种诊断标签，包括抑郁症、双相情感障碍、复杂型创伤后应激障碍，以及一些

⊖ 哈佛大学科学史学家，著有《修复心灵：精神病学对于精神疾病生理机制的艰难探索》（*Mind Fixers: Psychiatry's Troubled Search for the Biology of Mental Illness*）。2019 年 10 月，CBC 电台采访。

他想不起来的标签。他所接受的治疗，其背后的假设和主导许多医学思想的假设一样：这种痛苦是由大脑的生理疾病引起的。因此，他接受了各种药物的治疗，这些药物还在不断地变化。在多年成功的职业生涯中，包括在《周六夜现场》史无前例的、连续14年的演出中［他的戏路很广，这体现在了他所扮演过的各种角色中，从比尔·克林顿到滑稽粗俗的肖恩·康纳利（也许这是他最受人喜爱的角色）］，他一直感到迷茫、烦躁、孤独和沮丧。为了缓解自身的痛苦，他唯一能找到的办法，就是酗酒和公然地自残：他身上至今还留有50多处自残的伤痕。

哈蒙德接受了35年漫长的精神病学治疗，他遇到了纽约市威尔·康奈尔医学院的医生纳比尔·科特比（Nabil Kotbi）。科特比医生用短短的两句话就改变了他的生活："我不希望你管自己的问题叫精神疾病。你是受伤了。"哈蒙德告诉我，他终于明白自己的症状并不是某种神秘疾病的表现。他说："这简直是值得大唱'哈利路亚'的时刻……他（科特比博士）似乎在对我说，精神疾病来自某个非常具体的地方。这种病有一个故事，在这个故事里，你是唯一没有力量的人。"从哈蒙德第一次接触精神卫生系统，到首次遇见这位精神科医生的几十年间，从没有人问过他童年的创伤经历。"忍受着极端的痛苦走进医生的诊室，然后他们看着我说'你不该有这种感觉'——我无法用语言描述那种感觉。当时不会有人说，'嘿，你多半是儿童虐待的受害者。'那时，如果你无缘无故地感觉不好，他们就会说你是双相患者。他们只知道这些。'他的情绪会无法解释地高涨和低落'，你懂的，就是那一套。他们会用锂盐（心境稳定剂）和丙戊酸钠（Depakote）来给我治疗。这两种药都没有用。直到我的生活真相得到承认之前，**没有任何方法**是真正有效的。"哈蒙德生活的真相包括了母亲对他的一连串虐待。[⊖]

虽然精神问题的确会表现出一些疾病的特征（大脑运作起来就像一个异常的器官），但主流精神病学过分强调生物学，把一切归结为DNA支配的大脑化

⊖　Netflix热门纪录片《崩溃》（*Cracked Up*），由米歇尔·埃斯里克（Michelle Esrick）执导，记录了哈蒙德小时候经历的真实可怕的故事。科特比博士在片中接受了采访。

学物质的失衡。精神病学家凯·雷德菲尔德·贾米森（Kay Redfield Jamison）是当今研究躁郁症（也叫双相情感障碍）的最有说服力的作家之一，他撰写了回忆录《躁郁之心》（*An Unquiet Mind*）。只要你想要理解从极度兴奋到彻底绝望的意识波动，这本书就是必不可少的读物。然而，贾米森博士的华美回忆录中仍隐含着错误的假设，这些假设正体现了精神病学仍然坚持的简单基因视角。她是这样回忆起一次躁狂发作的："那天我的头脑异常兴奋，**这是上帝在我基因中倒入的一瓶魔法药水——各种神经递质所导致的结果**。"事实上，这与上帝和基因都没有多大关系。

在她同样感人至深的《天才向左，疯子向右》（*Touched with Fire*）一书中，贾米森更明确地断言："躁郁症的遗传基础尤其令人信服，几乎是无可争议的。"[1] 25 年过去了，我们知道，在当时看来的确凿科学证据不但不能令人信服，而且几乎是不存在的。贾米森博士所依赖的"几乎无可争议"的证据，是关于家族史、收养和双胞胎研究的文献，而所有这些文献充斥着错误的假设。⊖她所指的遗传证据，只有在一个人已经对此深信不疑的情况下才"令人信服"：就其本身而言，那些证据纯粹就是科幻小说。[2]那些证据也不够精练明晰：在我对精神痛苦和成瘾（包括我自身的成瘾）的研究中，我总能在人们的个人经历中找到足够的东西来解释他们的精神痛苦，无须再赘述基因决定论。

"精神疾病"这个词，即使在描述真实的现象时，也会让我们把注意力集中在大脑的生理学上，就好像"心绞痛"意味着心脏动脉狭窄，限制了对心肌的氧气供应一样。这个词也意味着这种问题必然属于医学范畴。尽管关于遗传的假设包含了部分事实，但它们也非常值得怀疑，并且限制了我们的理解。更

⊖　特质可以在不涉及任何 DNA 序列的情况下，从一代人传递给另一代人；在同卵双胞胎中，人们无法将遗传因素与环境因素分开，因为同卵双胞胎是在同一个子宫内孕育的，而且大多在同一个家庭中长大。即使被不同的家庭收养，同卵双胞胎仍然拥有相同的子宫环境，并且都经历了与生母分离的创伤。我不会在此对收养研究进行进一步的批评，以免让读者感到疲倦，我在之前分别谈论注意缺陷多动障碍与成瘾的那两本书中，深入讨论过这个话题。特别参阅《空洞的心：成瘾的真相与疗愈》，附录 1。简言之，尽管双胞胎与收养研究得到了很多关注，但它们能够证明的东西很少，几乎没有。关于对双胞胎研究"发现"的详尽反驳，请参阅心理学家杰伊·约瑟夫（Jay Joseph）的《双胞胎研究的困境》（*The Trouble with Twin Studies*）。

糟的是，这些假设还会造成伤害，这既是因为它们让许多人接受了不当的治疗，也是因为它们取代了更完整、更人道、更有益的观点。达瑞尔·哈蒙德的医生信奉生物决定论，所以他们将哈蒙德的问题看作他无力去治愈的，从而强化了他所说的"你是唯一没有力量的人"的故事。这样的观点，可能使痛苦的人在很大程度上处于被动接受治疗的地位，他的症状只能通过服药来改善。在许多情况下，人们必须终生服药。

在其主要的生物学方法中，精神病学犯了与其他医学专业相同的错误：有些复杂的过程与生活经历和心理发展都有着错综复杂的联系，但精神病学大笔一挥，给它们贴上"疾病"的标签，就算大功告成了。

医生所接受的培训，也很少让他们去思考患者的生活经历，更不要说去寻找患者病痛的根源了。简化的解释不需要付出太多的时间和情绪能量，是一种很有吸引力的备选方案。对于许多医生来说，要面对自身隐藏的悲伤与伤痛（也就是荣格所说的阴影），他们会感到非常不舒服。这种现象不仅仅是医生导致的——正如一个知名的同事对我说的那样："患者也会迎合这种情况。他们也不想审视自己的生活。这样会涉及创伤的复原，会改变一些东西。从童年创伤中恢复过来，是一项艰巨的工作。这种工作非常值得，但需要付出大量的努力。"遗传因果的"教义"能保护我们不必面对自己的伤痛，让我们更容易受到伤痛的摆布。

甚至，这种局限性在精神痛苦的领域内尤其严重，甚至更加站不住脚。毕竟，与癌症或类风湿性关节炎不同，没有任何身体检查、血液检查、活组织检查或X射线扫描能够支持或排除精神疾病的诊断。这句话可能会让许多读者感到惊讶，因此有必要重复一遍。除了主观感受（比如一个人对自己情绪的描述）和行为表现（睡眠模式、食欲等）之外，精神疾病没有任何**可测量的生理标记**。

就像所有的概念一样，精神疾病是一种**构念**——是我们用来理解现象、解释观察结果的特定框架。它在某些方面可能是有效的，但在其他方面是错误的；它绝对不是客观的。如果不经检验，这种构念就会变成一副包罗万象的有色眼镜，我们会通过它来感知和解释事物。无论是像"有罪"这样的宗教概念，还是像"精神病"这样的生物医学概念，这类看待事物的方式既解释了人们所看到的现象，也体现了孕育这种视角的文化中的偏见与价值观。[3] 例如，在某些文化中，能看到异象的人有可能成为先知或萨满。在我们的文化中，这些人很可能会被认为是疯子。我们不禁会想，当代的心理健康体系会如何看待贞德（Joan of Arc）或中世纪的圣徒、圣歌作曲家宾根的希尔德加德（Hildegard of Bingen）。我曾经在数百名听众面前讲出了我的猜测：如果我大步走到加拿大总理面前，像贞德一样宣布，我看到了他在未来会领导全球对抗气候变化，他首先要做的就是放弃依赖化石燃料行业的竞选资金，那会发生什么？

　　除了受现代西方文化中典型的影响之外，我们是如何将精神疾病视为一种根植于生物学的现象的？在某种程度上，这似乎是对医学科学中的一个曾经激动人心的愿望、一个未完成使命的留恋。"如今的精神病学正站在一个门槛上，即将成为一门精确的科学，就像分子遗传学一样精确、可量化。"记者乔恩·富兰克林（Jon Franklin）在 1984 年普利策奖的获奖文章中写道。[4] 就像对基因组革命解释健康与疾病的承诺（最终落空了）一样，人们最初对发展以科学为基础的精神病学也怀有无限的热情。近 40 年过去了，我们并没有迈进那个门槛；可以说，我们甚至离那个门槛更远了。2013 年，当美国精神医学学会出版第 5 版《精神障碍诊断与统计手册》（*Diagnostic and Statistical Manual of Mental Disorders, DSM-5*）时，负责这项工作的戴维·库普弗（David Kupfer）博士也承认了这一点。他在一次新闻发布会上说："在未来，我们希望能通过生物和遗传标记来识别障碍，提供精确的诊断，并保证诊断具有完全的可靠性和有效性。然而，令人失望的是，自 20 世纪 70 年代以来，我们一直期待的这一承诺依然遥不可及。几十年来，我们一直在告诉患者，我们正在等待生物标记的发现。我们依然在等待。"[5]

　　记者兼作家罗伯特·惠特克（Robert Whitaker）曾是哈佛医学院出版社主任，也是精神疾病的化学失衡理论的忠实信徒，可后来他不再相信这一理论了。"在我最初开始写关于精神病学的东西时，我相信那些都是真的。"他对我说，"我的意思是，我为什么会不信呢？"他的信念之所以会破灭，是因为他在为《波士顿环球报》(Boston Globe)做报道时看到了一些研究。"我对一些人说，'你能不能告诉我，你是在哪儿看到抑郁症是由血清素引起的，或者你是在哪儿看到精神分裂症是由多巴胺过多引起的？'我要求阅读原始材料。他们竟然说，'这个嘛，我们并没有真的发现那些结论。那只是个比喻'。最不可思议的是，如果你仔细看那些人自己的研究，你就会看到，他们根本没有得出那种结论！你一直听说的东西，和那些科学文献中的内容之间存在差异——这就是关键，我简直太震惊了。"这些吸引眼球的、不是结论的东西被记录在惠特克的《流行病的解析》(Anatomy of an Epidemic)一书中，并且得到了其他文献的支持。[6]

我过去也曾相信那些理论，但事实恰恰相反。像注意缺陷多动障碍、抑郁、双相障碍这样的诊断根本解释不了什么东西。**没有任何诊断拥有解释力。**诊断是抽象的，或者是总结性的：有时是有用的，但始终是不完整的。诊断是专业人士的速记法，用来描述一个人可能会报告出来的一系列症状，或者其他人对某人行为模式、思维和情绪的观察。对于所描述的个体来说，诊断似乎能够解释和证实其一生的经历。如果没有诊断，那些经历就会显得模糊或不明确，难以看出重点。这可能是迈向治愈的第一步，也是积极的一步。我对此有亲身体会。

但如果我们假设或相信，诊断就等于解释，我们就会进入死胡同，尤其是在涉及心理（这种东西在本质上是抽象的）的疾病时，这种观点是无用的。英国心理学家露西·约翰斯通（Lucy Johnstone）对我说："从原则上讲，对于生理疾病，你是有检查方法的。你可以说，'让我们看看血液检查或酶的水平'。而且，在大多数情况下，你可以证实或否定诊断。但在精神病学中，这就成了循环论证，不是吗？为什么这个人会有情绪波动？因为他有双相情感障碍。你怎么知道他有双相情感障碍？因为他有情绪波动。"我想起了 A. A. 米尔恩（A. A. Milne）的笔下的小熊维尼与小猪，它们俩在雪地里不知不觉地绕着圈子走，一路上不断看到"长鼻怪"的足迹，吓得它们不住地发抖。

对于精神卫生诊断，尤其是对儿童的诊断，我们经常听到的反对意见是，这些诊断会将正常的、健康的感受或行为"病理化"或"污名化"。难道孩子不应该感到无聊、烦躁、愤怒或悲伤吗？我的回答是"应该"，但事情没那么简单。过度诊断肯定是有风险的，但我不认为过去几十年里注意缺陷多动障碍病例的激增，仅仅是由轻信他人的父母、不走运的老师、过度热心的学校心理医生和无良的制药公司所导致的。我在前面的章节中已经讨论过，如今孩子们所来到的这个世界，已经被设计成损害认知功能和情绪调节能力的样子了。我所看到的一切都在告诉我，我们**正在**目睹儿童心理健康的巨变。

那么，我为什么要坚持批判诊断呢？因为诊断**没有揭示任何有关问题背后的事件与各因素间动态关系的信息，然而正是这些事件与动态关系促成了我们所谈论的那些感知与体验**。诊断让我们把目光集中在结果上，而不是结果的无数种原因上。有很多原因可以解释，为什么一个孩子无法集中注意力、坐立不安、不专心、心情烦躁：焦虑、家庭压力、对不感兴趣的东西感到厌倦、不愿拘束地坐在教室里、害怕被霸凌、专制的教师、创伤，甚至出生月份也有影响，信不信由你。不列颠哥伦比亚大学的一项研究调查了近 100 万该省学生在 11 年里的处方记录，发现 12 月出生的孩子被诊断出注意缺陷多动障碍的可能性比同年 1 月的同学高 39%。原因是什么？ 12 月入学的孩子比 1 月入学的孩子小一岁，而他们进入的是同一年级，但前者的大脑发育比后者晚了 11 个月。他们接受药物治疗，不是因为有"遗传性大脑疾病"，而是因为大脑的注意力和自我调节回路不够成熟，但这是自然现象。[7]

我们也可以思考一下 *DSM-5* 对于对立违抗障碍的诊断，这个诊断经常被附加在注意缺陷多动障碍和其他"疾病"之上。"如果你家的儿童或青少年**对**你和其他权威人士有一种频繁且持续的模式，如愤怒、易激惹、争吵、叛逆、怀恨在心，他（她）就有可能患有对立违抗障碍。"妙佑医疗国际（Mayo Clinic，也被称为梅奥诊所）建议道。[8] 线索就在"对"这个字里：根据定义，对立只能在关系中产生。我可以自己产生感冒的症状，也可以自己崴脚。除非"一个人"与我有某种**关系**，否则我不可能与他对立，或者对他感到生气、烦躁。我有时会对听众里的心理治疗师、父母、教师或医学专业人士说："如果你不相信我，今晚就把自己锁在房间里，确保你独自一人待着，然后再去与某人'对立'。如果你能做到，那就把视频传到 YouTube 网站上去——很快就会走红的。"

考虑到孩子是在关系中成长的，所以只有观察关系环境，我们才能理解他的行为。从这个角度来看，这些所谓的对立违抗障碍患儿，实际上与抚育他们的成年人缺乏足够的联结，并且对于被不完全信任、不够亲密的人的控制有一种天然的抗拒。此外，如果试图羞辱、哄骗这种孩子，迫使他们屈服，只会让他们的厌恶情绪越发严重。称这种问题为"障碍"并不能说明孩子的内在体验；这种称呼只反映了一些人的观点，这些人觉得孩子的反抗让他们感到不便。这个诊断也完全没有体现出情感的动力是如何运作的：不管出于什么原因，如果我们对权威缺乏信心和安全感，那么反抗权威就算不上什么"障碍"。

如果我们今天看到更多的年轻人处于自动化的反抗状态，那么我们就必须再次回到这些问题上：我们的文化是如何破坏成年人与儿童的关系的？我们为什么要给予儿童某种障碍的诊断，而不是去"诊断"（并治疗）他们的家庭、社群、学校和社会？

精神病学家、作家、顶尖创伤研究者布鲁斯·佩里⊖几乎对诊断怀有最彻底的蔑视。这不是下意识的偏见：他花几十年时间评估了成千上万的问题儿童，并且对于有关逆境和我们所界定的"障碍"的研究做出了巨大的贡献，可他对这个领域的规范和实践持有悲观的态度。"当我进入精神病学领域的时候，"佩里博士告诉我，"诊断很明显与生理无关，它们只是描述性的，比如有数百种生理途径会导致一个人出现注意力问题。可后来，这个行业好像把这些描述性的标签当成**实实在在的东西**了……我知道，如果我们要做'研究'，如果使用那些我们称之为'诊断'的空洞描述语，然后据此进行干预和结果研究，我们只能得到垃圾。这就是我们所做的事情。"

⊖ 他目前是得克萨斯州休斯敦儿童创伤学院的高级研究员、范伯格医学院的精神病学与行为科学兼职教授，而且最近与奥普拉·温弗瑞（Oprah Winfrey）合著了畅销书《你经历了什么？》(*What Happened to You?*)。

最近，佩里博士坚持认为，"即便是参与 *DSM* 这档事也是完全错误的"。当被邀请为这本手册的一个版本撰稿时，他拒绝了。"我当时说的是，'听着，25 年后，当人们回首往事的时候，他们不会相信我们是这么看待人类的'。这不是思考人类复杂性的有效方式。"他在自己参与经营的诊所里践行他所宣扬的理念。"我们已经有 15 年、20 年没有用过诊断了，"他说，"这并没有影响我们做好临床工作的能力。事实上，我们可以在不用这些标签的情况下把临床工作做得更好。"

根据我做家庭工作时的观察，以及我对人类发展的理解，我也遵循着同样的思路。当我处理精神卫生问题，比如抑郁、焦虑、注意缺陷多动障碍或成瘾时，我对正式的诊断不太感兴趣。我的"诊断"重点是对方在生活中所面临的具体挑战，以及引发这些挑战的创伤。至于"处方"，我主要感兴趣的是，什么有助于治愈当前创伤模式所代表的精神伤痛。

现在，我要说一句可能令人惊讶的断言：我并不反对药理学。任何体会或目睹过精神药物好处的人都不能否认，神经生物学确实能够在精神痛苦的动态过程与潜在缓解中发挥作用，正如神经生物学会在我们所有的体验中发挥作用一样。有时，明智地使用这些药物有助于治愈我刚才所说的创伤模式。当然，药物不会带来疗愈，而是协助疗愈。这不仅是我的专业意见，也是我的个人经历。

四十五六岁的时候，我决定服用增强血清素的药物——百忧解。（在大脑主要的神经递质，也就是化学信使中，血清素被认为能够有效促进一些功能，如调节情绪和抑制攻击性。）千千万万的人都在接受药物治疗，我曾对这种日益增长的趋势持有怀疑态度，但我渴望从每天的糟糕精神状态中得到喘息，与这种渴望相比，我的怀疑态度显得不值一提。我在当时的一篇日记中悲观地总结道："我没有能量活下去了。在过去的两个月里，我的每一个周末，每一个有空的周末，都是在一种无精打采、被动、消沉的状态下度过的，我很抑郁，别人和我待在一起也会抑郁。"

很快我就变成了另一个人。几天后，我妻子欣慰地注意到，我的脸庞变得柔和了。现在，我以活力而非怨恨迎接清晨，在家人面前不再焦躁易怒，而是笑得更多了，并且会适时表达温柔的感受，而我以前在同样的情况下，会表现得既冷漠又脆弱。就好像有人给我疼痛的心包扎了绷带，这样它就不会在轻微的触碰下受伤或肿痛了。我曾对我的一位姻亲惊叹道："你是说，这就是人的正常感觉吗？我从来都不知道！"我的经历，与几年后作家伊丽莎白·沃策尔（Elizabeth Wurtzel）在她 1994 年的个人传记《百忧解国度》（*Prozac Nation*）中所描述的十分相似。"一天早上，我醒来后发觉自己真的很想活下去，"她写道，"抑郁的气息从我身上消散了，就像旧金山的雾随着太阳升起而消散了一样。是百忧解的作用吗？毫无疑问。"

就像许多信奉药物的新皈依者一样，我最初对药物的作用不予置评，但很快就在一段时间内燃起了极度的热情。在我的医疗实践中，我成了百忧解的推销员，心甘情愿地犯下在日常的不愉快中寻找病理的错误。"你大脑中的化学物质失衡了，你缺乏血清素。"只要我发现患者身上有抑郁的症状，就会认真地向他们这样解释，并准备写处方。我一点儿也不知道，我说的是科学上的谎言。没错，药物是对我有帮助，至少在短期内如此。是的，我也目睹过一些精神药物改善生活，甚至挽救生命的其他案例。但我们必须避免陷入这样的误区：即使药物（在某些情况下）能带来可观察到的好处，我们也不应该从中推断，精神疾病已被证明是**源于**大脑的生物化学问题，甚至生理紊乱是由基因引起的。

一种药物具有某种积极的作用，并不能说明症状的起因。如果阿司匹林能缓解头痛，那么头痛是否可以通过患者大脑天生缺乏乙酰水杨酸（阿司匹林的有效成分）来解释呢？如果一杯波旁威士忌能让你放松，那么你紧张的神经系统是否患上了 DNA 决定的威士忌缺乏症？大脑中有 50 多种神经递质，我们现在才刚开始探索它们之间的复杂相互作用，更不要说人这一辈子的经历与身体、大脑的生理机能会不断地相互作用，进而产生几乎无限种的可能性。再次强调，大脑的生理机能，是发展中的生命在环境中的表现与产物。

除此之外，正如布鲁斯·佩里所写："大脑是一个历史的器官。它存储着我们的个人故事。"大脑会通过化学机制和神经网络记录下我们的故事，那么艰难的经历可能会导致神经生物机能紊乱，也就不足为奇了。即使大脑扫描显示出某些异常（比如，在许多受过创伤的人身上的确会如此），也不能证明这种"障碍"有神经化学方面的**原因**。近来研究者发表了一项为期 30 年的研究，这项研究从受试者婴儿期起，一直跟踪调查到 29 岁。该研究发现，近 30 年后，婴儿期的糟糕照料与关键情绪脑区，即海马的体积增加有关，也与"边缘型人格"特征及自杀风险的增加有关。换言之，大脑的基因并没有"导致"这些"疾病"或神经生理差异：所有这些都是生活经历的结果。[9]

英国作家约翰·海利（Johann Hari）从个人和新闻的角度探讨了成瘾与抑郁。在他的畅销书《照亮忧郁黑洞的一束光》（*Lost Connections*）中，海利讲述了自己情绪极度低落的经历，并谈到了他在最初得到抑郁症诊断时的喜悦：这个诊断终于"解释"了他不安的精神状态。"这听起来很奇怪，"他写道，"但我在那一刻体会到的是一种喜悦之情，就像意外发现沙发后面有一堆钞票。有一种术语能形容我那种感受！那是一种疾病，就像糖尿病或肠易激综合征一样。"

和我一样，海利第一次服药的体验是积极的。他在《照亮忧郁黑洞的一束光》中写道："就在几年之后，有人向我指出，那天医生没有问一些问题。比如，什么原因让你感到痛苦？你的生活中是否发生了什么？有没有一些让你难过的事情，是你希望改变的？"这些问题的答案都是肯定的：海利背负着过去的创伤和现在的压力，而这些都是他眼中的"正常"。随着时间的推移，他逐渐认识到，曾帮助他控制症状的狭隘医学模式，同样让他无法得到治愈。他告诉我，他对生物学方法并没有完全丧失信心，但他也悲哀地指出："人们对于自己为什么会痛苦，以及如何解决痛苦有一些更具常识性的见解，但这种医学方法打压了见解。其实，我该怎么说呢，这种方法为我们的痛苦绘制了一幅不那么准确的地图。"

众所周知，童年时期的逆境越严重，产生精神困扰（包括精神病）的风险就会越高，这是无可争议的。一项研究发现，在童年时期遭受过五类虐待的人，被诊断出精神病的可能性，是没有那些创伤经历的人的数倍。[10]《精神分裂症通报》(*Schizophrenia Bulletin*) 2018 年发表了一篇重要的综述，其结论是：童年创伤的严重程度，与妄想与幻觉的严重程度有关。[11]临床心理学家、学者、英国国家学术院院士理查德·本托尔（Richard Bentall）在几年前总结了这种结论背后的科学原理："从统计数据来看，童年不幸与未来的精神障碍之间存在联系，就像吸烟与肺癌之间存在联系一样，都有着有力的证据。现在也有强有力的证据表明，这类经历会影响大脑的结构，从而解释了为什么许多精神病患者会有异常的神经影像结果。"[12] 这一论断与哈佛大学的一项研究相吻合。该研究的结论是："我们最好把这些大脑的变化理解为**面对逆境时促进生存与繁衍的适应性反应**。这些变化与精神病理学的关系是复杂的。"[13]

有些事情是审阅研究论文的科学家们不会说的，尽管对于许多处理精神痛苦的医生来说，这些事是显而易见的：明显的虐待并不一定会对大脑的神经生物学或心理功能产生负面影响。神经生物学是一个连续体，就像"精神疾病"与健康一样。即使没有虐待或忽视，发展过程中的情感伤害也会产生生理上的后果。正如布鲁斯·佩里所解释的那样，童年逆境（值得童年逆境研究认定的重大事件）是有后果的，但"不像你的人际关系史那样具有决定性作用……对于你的身心功能，最有力的预测因素是你当前的关系质量，我们能看到的第二有力的预测因素，是你的关系史"。

———

"别那么敏感。"人们常听到这句话。换句话说，这意思就是："别做你自己。"基因上的弱点并不会注定使人患上疾病，但可能会赋予一个人敏感性，让他与那些更有抵抗力的人相比，更容易受到生活变迁的影响，而这种作用绝不是微不足道的。敏感的人感受更多、更深，更容易被压力压垮，这不仅是主观现象，也是生理现象。例如，猴子和人类都会遗传到促进某种大脑化学物质（如血清素）产生的基因，这些基因会使二者更容易受到消极经历的影响；也可能恰恰相反，会使其更容易受到积极经历的影响。（当然，敏感性也是一个连续体。）

"基因决定了一个人对环境的敏感程度，环境则影响了一个人的基因差异的重要性。"顶尖遗传学家 R. C. 列万廷（R. C. Lewontin）说，"当环境改变时，一切就都改变了。"[14] 有些人会感到更痛苦，因此需要加倍努力地逃避到精神疾病或成瘾所代表的适应行为中去。他们需要更努力地屏蔽、解离、将自我分裂成各个部分，或者产生幻想，从而解释他们无法忍受的现实。但是，这远远无法说明他们患有遗传性的神经生物学疾病。加州大学旧金山分校的儿科、精神病学教授托马斯·博伊斯（Thomas Boyce）将这些孩子形容为兰花："他们对环境非常敏感，这使他们在逆境中特别脆弱，但是在有支持性、抚育性的环境中，他们却异常活跃、富有创造力，并且能取得巨大的成功。"[15] 这样的"敏感"基因，在有压力的环境中可能会增加人的心理痛苦，但是在积极的环境里，却可能有助于增强心理弹性，提高幸福感。[16] 如果没有被虐待或鄙视毁掉，这些敏感的人就有可能变得更敏锐，更有洞察力、创造力、艺术天分和共情能力。我们当中那些最敏感的人，为文化做出了一些最经得起时间考验的贡献；他们中的许多人也在一生中承受了最强烈的痛苦。敏感可能是最典型的组合套餐：既是天赋，也是诅咒。

我见过的许多精神疾病患者都表现出了敏感这种品质，有时他们的敏感程度令人震惊。我永远不会忘记，我还在上医学院时和一个与我年龄相仿的精神病青年患者的谈话。他身材高大，不修边幅。当时我受雇参加了一个毫无意义的研究项目，于是向他抛去了一些与这个项目有关的问题，而他就用那锐利的目光盯着我看。他对生活、社会、生命的奥秘和人类都有着深刻的洞见，我在内心深处对他肃然起敬。我一边听，一边希望自己也能有那样的觉察能力。"你想的不对，"他突然说道，"我并不是真的比你聪明。"

∽

尽管大众媒体对基因问题大肆宣传，科学界对 DNA 研究也投入了大量资金，但还没有人发现任何能够导致精神疾病的基因，也没有任何一组基因能够决定某种精神健康问题，或者是产生某种精神障碍所必需的。杰汉宁·奥斯汀（Jehannine Austin）教授是一位学者、研究者，也是温哥华一家精神健康遗传咨询诊所的负责人。⊖她告诉我："每个人都有一些精神疾病的易感基因。"但是，这些基因"离引起任何问题还差得很远很远……我们中那些患病与不患病的人之间真正的差别，就在于**我们的生活中发生了什么**。"

我相信，对于人们为什么一直热衷于寻找遗传原因，事情远不止表面上看到的那么简单。有些因素我已经讲过了：一方面是因为不愿意面对创伤，另一方面是因为对人类发展科学的忽视。还有一个原因，那就是我们通常偏爱简单易懂的解释，并且倾向于为几乎所有事情寻找一对一的因果关系。生活既奇妙又复杂，经不起这样的简化。

还有一些心理和社会因素也增加了遗传理论的吸引力。心理因素应该不令人奇怪：我们都讨厌内疚感。无论是作为要为自己行为负责的个人、为孩子的伤痛负责的父母，还是作为要为我们的诸多失败负责的社会，每当责任要追究到我们自己头上的时候，我们都想推卸责任。遗传就像大自然中立、客观的侍女，似乎能够免除我们的责任，消除责任给我们内心带来的阴影——内疚。如果基因真的像变幻莫测又微小的神明一样主宰着我们的命运，那么我们就不用负责任了。

有人用遗传论来为社会的不平等和不公正辩护，要是没有遗传论，这种不公实在难以站得住脚。就像过去的垃圾科学（如颅相学、优生学等）一样，遗传论起到了一种非常保守的作用：如果像成瘾、精神痛苦这样的现象主要是由生物遗传所决定的，那我们就不必去审视社会环境如何支持（或不支持）父母养育年幼的孩子，也不必去正视社会态度、偏见和政策给某些人群带来负担、压力和排斥，从而增加了他们遭受痛苦的可能性。作家路易斯·梅南（Louis Menand）在《纽约客》的一篇文章中说得很好："'这都是基因决定的'——这

⊖　她的全部资质：哲学博士、加拿大健康科学院院士、注册遗传咨询师；不列颠哥伦比亚大学精神病学与医学遗传学系教授、加拿大首席科学家；不列颠哥伦比亚省精神卫生与物质使用服务研究所执行主任。

是一种解释现状的方式，而**这种解释不会威胁现状**。如果一个人生活在世界上最自由、最繁荣的国家，那他为什么会感到不幸福，或者做出反社会行为呢？不可能是体制的问题！一定是他的根儿上有些缺陷。"[17]

　　这种现象中存在一个明显的悖论。只要我们坚持遗传论，以避免个人责任或社会清算给我们带来的不适，我们就会彻底（并且是不必要地）剥夺自己的力量，无法积极主动地处理各种各样的痛苦。我们完全有可能既承担责任，又不用背上内疚或责备的无用包袱。更加令人遗憾的是，如果坚持遗传论，我们就会错过一个好消息：如果我们的心理健康不是由基因决定的，那我们就不是基因的受害者。恰恰相反，我们，每个人，都有很多可以做的事情。

The
Myth
of
Normal

第 18 章

心灵的奇迹

看到疯狂背后的意义

也许理智与疯狂的界限，必须根据我们所处的位置来划分。在同一时间，也许从一个角度看某人是疯狂的，但从另一角度看他却是理智的，这是很有可能的。

——理查德·本托尔，《疯狂解析》(*Madness Explained: Psychosis and Human Nature*)

如果我们不把精神痛苦仅仅看作疾病，那它是什么呢？我所赞同的观点，与我处理"疾病"这个总称下的许多其他问题的方式是一致的：与其将问题视为外来的入侵者，不如考虑一下它可能在表达什么，说明了哪些有关生活的事情，因为是这种生活带来了问题。如果说这种理念有什么特别之处，那就是在解释心理、情感世界和人格中的痛苦时，这种理念会显得更加直观。

让我们首先看一个相当简单，但正处于上升趋势的问题：抑郁，一种我亲身体会过的状态。这个词的字面意思很能说明问题。"抑"就意味着往下压，就像在游泳池里把沙滩球往下压一样。我喜欢这个比喻，尤其是因为人们可以很容易地感受到，要把球压在水里需要使多大的劲儿，以及球"想要"浮上水面，又会给出多大的抵抗力。"往下压"是要付出代价的。

当一个人抑郁的时候，被压下去的东西是什么呢？我们可以很容易地从这种东西的缺失中看出来：情绪——持续不断的感受，能够提醒我们还活着的感受。与玩沙滩球的人不同，抑郁的人并没有选择压制这股生命的能量，这种压制是不请自来的，把曾经充满活力的情感世界变成了荒芜的沙漠。通常，唯一留下的"感受"更像是一种感觉，而不是情绪，那是一阵一阵的、模糊的痛苦，威胁着要吞噬一切（有时的确能做到）。如果把这种抑郁的感受贴上疾病的标签，我们就有可能无法认识到抑郁最初的适应性功能：在人生的某个阶段，帮助我们远离那些难以忍受的情绪，因为体验它们会招致更大的灾难。请回想一下我说过的真实性与依恋之间的可悲矛盾。如果体验和表达我们的感受，会威胁我们最亲密的关系，我们就会压制这种感受。更准确地说，**我们**不会这么做：我们的大脑会自动地、无意识地替我们这么做。

我自己的抑郁起因很容易追溯。一张张家庭照片都记录着呢，从婴儿时期开始，我的脸上几乎没有<u>一丝</u>微笑。在这些照片里，凝视着镜头的是这样一个孩子：在不郁闷的时候，他比同龄人严肃得多。在战争与种族灭绝的环境里，我吸收了我母亲的哀伤与恐惧。在我最早的照片里，我看到小小的自己把那些情绪体现得淋漓尽致。"孩子能……感受到母亲或任何身边的人体内的紧张、僵硬和痛苦。"心理学思想家 A. H. 阿玛斯（A. H. Almaas）写道，"如果母亲痛苦，婴儿也会痛苦。那种痛苦永远不会消散。"[1]如果我能充分感受这种情绪，我是不会忍受这种情感折磨的——没有任何婴儿能做到这一点。我不到一岁时就与我母亲分离了，也没有足够的机会去体会那种悲哀与愤怒。

我前面已经提到，无须经历我婴幼儿时期那样的极端事件，就能引发自我的分裂。最危险的情绪就是极度的哀伤和健康的愤怒，它们也是最常被放逐的情绪，这两种感受经常被打上"消极"的烙印。⊖当然，如果孩子的快乐、热情或骄傲会引起父母的反对、嫉妒，或者单纯的茫然不解（因为父母压力太

⊖　然而，请回想一下，我们大脑中天生就有进化而来的**愤怒**和**哀伤**回路。

大、心烦意乱、抑郁），孩子也有可能会放弃这些情绪。不管怎样，压抑被排斥的情绪，是避免被脆弱压垮的最可靠方式，也是避免让自己与周围世界出现太过痛苦的裂痕的最可靠方式。然而，这样做会陷入一个陷阱：我们不能选择将哪些情绪压制到意识之下，也不能在这种机制失效之后轻易消除它的影响。"每个人都知道，这种压制是没有策略性或技巧性可言的，"美国小说家索尔·贝娄（Saul Bellow）在《奥吉·马奇历险记》（*The Adventures of Augie March*）中写道，"如果你把一种东西压下去了，也会把相邻的东西给压制下去。"因此，虽然在某种情况下，压抑情绪是有适应性的，但可能造成一种长期的脱节状态，一种对生活的回避。这种压抑会成为大脑的本能，深入一个人的人格。

神经科学家雅克·潘克塞普对大脑情绪系统的生理机制进行了深入的研究，无人能出其右，他对生理疾病模型提出了严厉的批评。他指出："将抑郁描述为'化学失衡'的流行说法是不值一提的……生命中的所有问题，包括死亡，都伴随着'化学失衡'。"他也认为，抑郁是大脑对于失去情感联结的一种适应，是一种终止痛苦的生理性"关闭机制"，"如果这种情况持续下去，对于哺乳动物的幼崽来说是危险的。"[2]换言之，抑郁根本不是遗传的病理现象，而是一种应对机制，目的是缓解哀伤、愤怒，并抑制可能导致危险的行为。这并不是说抑郁与神经递质无关，只不过神经递质的异常**反映**了人的体验，而不是**造成**体验的主要原因。大脑的紊乱体现了成长期的生存压力，一旦这种状况成型，就会进一步成为压力源。因此，接下来的情况，就如同潘克塞普博士的结论一样："抑郁症的多种症状和变体就出现了。"

我自己的精神健康问题具有某些真正的意义，这种意义源于我在特定历史背景下的原生家庭生活，意识到这一点，对我来说是一种巨大的转变。我发现，无论我往哪里看，无论我考虑谁的精神"疾病"，无论情况有多极端，这个道理都是普遍适用的。只要仔细审视，所有精神卫生诊断的表现形式都是有意义的——从抑郁症到所谓的精神分裂症，再到注意缺陷多动障碍，从进食模式问题到自我割伤。

~

"在成为临床心理学家之前，一些人认为我是个严重的精神疾病患者。"纽约心理治疗师诺埃尔·亨特（Noël Hunter）在她的书《精神卫生服务中的创伤与疯狂》（*Trauma and Madness in Mental Health Services*）中回忆道。在成年早期开始寻求帮助之前，她一直生活在强烈的痛苦和一种"被控制"的感觉里。"我四处求助，"她告诉我，"非常害怕被送进精神病院。当时我看过六七个不同的心理专家、社工、精神科医生，总共得到了八种不同的诊断。"她接受了五种药物治疗，医生向她保证，她将不得不依靠这些药物度过余生。"我害怕生孩子，以免把自己的基因缺陷遗传下去。"她写道，"然而，我的整个家族中存在着难以想象的创伤，冷漠和贪婪多过抚育和爱意，只有缺乏边界的侵扰才能稍稍抵消一些情感上的忽视。这一切在基因面前，似乎都显得无关紧要。"[3]只要去寻找，她症状的意义就非常清楚了，根本不是精神错乱：亨特的"偏执"只是一种情感印记，忠实、准确无误地反映了她的童年。简而言之，在生命中的一段时期里，她既年幼又无助，**被**强大、充满敌意的人控制了，这种控制让她既受伤又害怕，违背了她曾经对现实的期待，扭曲了她的现实感。

心理是一台制造意义的机器。在脆弱的时期，有些情绪是心理所无法承受的（也许后来依然无法承受），于是它就会为这种情绪找到"意义"。然而，在一个人未曾诉说的经历中，这些情绪曾经是真实的，并且此刻依然很真实。这些情绪可能会以多种不同的方式表现出来，比如亨特博士相信，她在刚刚成年时是受人"控制"的。在其他人看来，这样的话听起来就很疯狂。"这话听起来有些不真实，所以我们会说，'这是完全不可理解的'。"亨特说。根据我的经验，如果我们在情绪和往事的记录中寻找真相，而不是只看偏执幻想的**内容**，那么像她那种诊断标签背后的故事始终是符合逻辑的。亨特逐渐看到了这种逻辑，并将其整合到了她的自我意识中，这样一来，她才能用不同的方式来理解和调节自己。如今，她早已不再吃那些必须"终生"服用的药物了。我见过很多这样的例子，我知道肯定还有更多。

40 岁的莱斯利近期获得了心理治疗师的证书，目前正在攻读心理学硕士学位。17 ～ 35 岁，她有过十几次自杀未遂，或表达过严重的自杀意向。莱斯利有慢性失眠，会无法控制地哭泣，并且无法维持人际关系。她的病历是 *DSM* 术语的大杂烩：慢性抑郁症、边缘型人格障碍、心境恶劣、惊恐障碍、注意缺陷多动障碍，并且短暂地有过双相情感障碍。她还被诊断出过慢性膀胱炎和纤维肌痛。她曾一度同时服用五种不同的精神药物，包括两种抗抑郁药、一种抗精神病药，以及一种苯二氮䓬类镇静剂。此外，医生还给她开了第三种抗抑郁药，目的是缓解她的身体疼痛，同时还开了一种消炎药。

莱斯利的疗愈之旅（她也不再服用任何药物了），集中在为她多方面的痛苦寻找意义上。她有一种强烈的信念，认为自己没有价值，而事实证明，这种信念本身就是一种失效的自我保护策略。虽然听起来很奇怪，但这是所有坏选项里最好的那个。像莱斯利这样痛苦的孩子（同样地，故事的细节不如大致的经历重要）在处理自身的经历时，有两种可能的选择。她可以得出结论，她所依赖的那些人（爱的来源）要么是无能的、有恶意的，要么是不适合养育孩子的，而她在这个可怕的世界里是孤独的；或者，她可以认为，自己应该为所有这一切负责。尽管后一种解释令人痛苦，但它比前一种解释要好得多，因为前者描绘的是一幅威胁生命的画面：一个年轻人，毫无力量，孤立无援。第一种选项根本是不可能的选择。最好相信"这是我的错，我是个坏孩子"，因为这会让你相信，"如果我努力做个好孩子，我就会变得可爱"。因此，即便是"自己没有价值"这种令人无力的信念，这种在各种精神疾病患者与成瘾者中几乎人人都有的信念，一开始也是一种应对机制，我们在第 30 章会重新探讨这个话题。

莱斯利的长期惊恐状态是怎么回事？她所谓的"大脑障碍"，实际上是她内心对早期伤痛感到恐慌的表现。处在当时的情况下，即使没有直接的危险，孩子的大脑也会处于高度警惕的恐惧状态，这是一种适应性的表现。这种对于逆境的适应曾是一种习惯，并不能让人辨别重大和微小的威胁，甚至不能分辨有没有威胁。在安全的环境中，分辨安全和威胁的能力会健康地发展，但早年间长期的不安全感会破坏这种能力。这样可能造成的结果包括，在没有威胁的情况下依然感到威胁，或者相反，在危险存在的时候依然视而不见。[4]

莱斯利甚至学会了去同情那种自伤的冲动。"这些冲动实际上是在试图保护我，让我不必忍受深深的痛苦，或者是在试图让我不去感受。"她说。这些自伤行为包括用皮带打自己，就像莱斯利小时候妈妈常做的那样。我问她，这样做对她来说有什么用，她回答道："这样能让我稍稍平静一些。我会变得**不那么混乱**。"令人惊讶，但这是事实：那些看似让我们生活陷入混乱的心理模式和行为，其实最开始是一种尝试，一种在一定程度上暂时有效的尝试，其目的是**调节**我们的神经系统，使我们的身心恢复平衡。

自我割伤的发生率正在上升，尤其是在年轻人中。对于这种行为，如果我们不愿接受"精神疾病"这种默认的解释，我们就可能会问：人们为什么会伤害自己？听起来很奇怪，但对莱斯利来说，这些行为起到了自我安抚的作用。它们带来了短期的解脱。越来越多的人诉诸自伤，这是压力和创伤日益普遍的标志。喜剧演员达瑞尔·哈蒙德告诉我，割伤自己给他带来了"一场更容易控制的危机，这种危机比你内心的恐惧、比你头脑中的那些东西更加可控……看看自伤者的手臂，那些不是自杀的伤痕。那些不是死亡的伤痕。那些伤口要么在说'我想让别人知道我很痛苦'，要么在说'当我开始包扎手臂、跑去找创可贴、清理伤口的时候，我是遇到了危机，这个危机是可控的，但我脑海中的危机却不是'。"加拿大原住民作家海伦·诺特（Helen Knott）用辛辣的文笔描绘了这一过程："锋利的刀刃划过皮肤的瞬间，能让我从对自己的憎恨中解脱出来。我的皮肤在裂开的那一瞬间，就好像变成了一个通风口，而我所有该死的、混乱的情绪都从中倾泻而出……那时我并不想死——割伤自己不是为了这个。我这么做，是为了能够忍受生活。"[5]

因此，从一个角度看，有些行为和信念完全是疯狂的，但从另一个角度看却是有意义的，**从一开始就有意义**。如果疗愈是我们的目标，那我们的任务就是，从现在开始，借助成年人的洞察力与慈悲心，用新的方式来理解这些行为和信念。

我们可以从喜剧演员罗宾·威廉姆斯（Robin Williams）的悲惨生活中得到同样的教训。2014 年 8 月 10 日，也就是威廉姆斯自杀身亡的前一晚，他在旧金山湾区的豪华社区内参加了一场晚会。聚会上的其他人看到的是他为人熟知的一面：热情奔放、喜爱社交。但在那个面具之下，他深处绝望之中。

威廉姆斯患有路易体病，这是一种神经退行性大脑疾病，主要特征是类似帕金森病的症状以及逐渐恶化的痴呆。与抑郁或焦虑不同，这种疾病确实有明显的生理标志，尽管只有在尸检中才能看出来。"罗宾正在失去理智，他也意识到了这一点。"他妻子在他死后透露，"他总是说，'我只是想重启我的大脑。'"然而，自杀的念头对他来说并不新鲜。在 2010 年的一次采访中，他责备自己"没有胆量这么做"。

在他的喜剧表演中，除了疯狂、即兴的才华之外，还有一种温馨和脆弱，打动了许多人的心。这是一种向世界倾注的爱，但他永远无法把这种爱也给自己一份。

这位喜剧演员的痛苦根源可以追溯到他的童年。作家安·拉莫特（Anne Lamott）与威廉姆斯一起在伊利诺伊州长大。在一篇广为流传的 Facebook 的帖子里，她写到了他们的童年："我们就像同一条船上的乘客——害怕、害羞、自尊极低又极度自大。"她说，威廉姆斯一生所面临的困境一直是"如何才能不跌落深渊"。

就在这篇帖子中，拉莫特暗示她朋友痛苦的原因可能是遗传。然而，从威廉姆斯自己的话中，我听到了许多信息，足以解释他精神上、情绪上的痛苦，而无须诉诸遗传的迷信。"我小时候唯一的同伴、唯一的朋友，就是我的想象力。"他曾这样说过，承认了自己深刻的孤独。[6] 在他的家庭里，他的母亲情感疏远，父亲在他的回忆中又很"可怕"。起初，他磨炼出了一种非凡的能力，能够创造出奇怪而滑稽的虚构人物，以此来打破自己的孤独感。就像许多敏感的孩子一样，他在学校里遭到了霸凌。他在幻想中找到了自由，因为他创造出的角色"能说我自己不敢说，做我自己不敢做的事"。起初，他的喜剧技巧的作用只是让他与母亲更亲近一些。2010 年，他对播客主持人马克·马龙（Marc Maron）说："你会有一种奇怪的欲望，想要通过喜剧和娱乐与她建立联结。"他的措辞对自己很不友好：一个孩子寻求与母亲的依恋，并没有什么奇怪之处。不正常的是，竟然有孩子需要这样做。因此，这种应对机制既成就了他最伟大的才能，也最终变成了他监狱的铁栏——这让我们再次看到了过度敏感的孩子所要承受的双重束缚。在他精彩、出人意料的喜剧形象之下，他学会了压制自己的真情实感。他至死都是这方面的高手。

他曾经暗示过，可卡因能让他在过度亢奋的能量中得到喘息，就像给多动症患儿服用利他林（Ritalin）来使其平静下来一样。与其他成瘾者一样，他一生都对自己感觉不好，需要逃避对自我的意识：他称之为"有活动的梦游"。在 20 世纪 70 年代热门电视剧《默克和明蒂》（*Mork & Mindy*）的一集中，他既扮演了外星来客默克，也扮演了真实的自己。"你知道，如果你能学会说'不'，大概会有更多属于自己的时间。"明蒂对这位喜剧演员说。"也许这是我最不想要的。"威廉姆斯答道，脸上带着难以形容的悲伤表情。

最终，深渊吞没了威廉姆斯，这并不是因为他缺乏自我觉察。早在患上退行性疾病之前，他就患上了他所说的"请爱我综合征"。这是一个深刻的自我诊断，远比揣着 DSM 的精神科医生所能想到的深刻得多。我情不自禁地希望，有人能引导他看到这些线索之间的联系，把这种"综合征"看作躁郁情绪波动、成瘾和自杀意向的情感骨架，而且这种综合征很可能也是他晚期大脑疾病的情感骨架。○, 7 在此基础之上，他可以进一步追溯线索，找到那个害怕、孤独的孩子，那个曾经的他。他也许能找到那份能拯救他的意义。

那么，那些被广泛认为是脑部疾病、主要源于基因的问题，到底是怎么回事？比如所谓的精神分裂症，那是一组多样的行为与思维模式，通常以精神病、妄想和幻觉为主要特征。科学是明确的，并再次驳斥了流行的偏见。研究

○　对于威廉姆斯的故事，科学的解释是：研究已经发现，帕金森病（路易体病的近亲）的发作与慢性抑郁和压力有关。见本章注释 7。

从未发现过"精神分裂症基因"，或者更准确地说，有关发现精神分裂症基因的一系列声明，都不得不被接连撤回。广泛的调查发现，只有4%的患病风险可以被归因于各种各样的基因，但没有一个基因会专门导致精神分裂症，因为这些基因也会出现在注意缺陷多动障碍或孤独症的病例中。[8]同样地，就算有什么东西会遗传下来，那也是敏感性，而非疾病。甚至连这种问题的名称都应该让我们深思："精神分裂症"（schizophrenia）的希腊语起源的意思是"分裂的心灵"。随之而来的问题是：心灵为什么需要分裂自己？

自我分裂，是无法忍受事情现状时产生的一种防御。只有那些知道现实生活难以忍受的人，才会被迫离开生活。这并不是什么固定的、遗传的命运，而是一种求生的需求，是由身心素质的脆弱性以及不堪重负的生活经历共同组成的。不管痛苦的来源是什么，要摆脱这种痛苦，有机体只有一种方法，那就是在痛苦情绪出现的时候，切断与情绪的联结。面对创伤，与当下分裂是一种瞬间发生的自我防御。[9]从这个角度来看，这是一种神奇的动态过程，能够让脆弱的生物在无法忍受的环境中生存下来。

在精神病中，会出现严重精神疾病的一个主要特征，即解体（disintegration）。在这种极端的状态下，在正常情况下相互关联的心理过程会彻底分离，一个人可能会完全脱离此时此地。精神分裂症就属于这种情况，但脱离现实的表现形式有轻有重，这取决于受创伤的程度，以及个体的遗传敏感性。

有一种对现实较为轻微的逃避，那就是解离（dissociation）。海伦·诺特在很小的时候就遭受过性剥削，她对解离的描述很准确："我的感受离开了我的身体。我的灵魂待在我躯体外面，就像一个不为人知的幽灵。我不知道我在过着谁的生活，寄居在谁的躯体里。这不是我的故事、我的生活、我的现实……我很害怕，如果我试着体会自己的感受，就会从情绪的悬崖边跌落下去，我不知道我会对自己做些什么。"[10]我们所说的"障碍"，实际上是一种很巧妙的手段，能让受到伤害的心灵从痛苦中解脱出来。

美国国家冰球联盟前球员、球星西伦·弗勒里（Theoren Fleury）的回忆也是如此。他在十几岁的时候曾被教练性侵，后来成了为儿童性侵受害者发声的人。"前几次他侵犯我还不算太糟，因为我已经不在那儿了。等我睁眼的时候，他就站在我旁边，清理自己。我知道发生了一些事情，但我不确定是什么事。心灵可以做一些很神奇的事情。甚至在多年后的心理治疗中，当我告诉咨询师这件事的时候，我也会离开——离开自己的身体。她得摇一摇我才能把我叫回来。"[11] 尽管当时的情形很可怕，但我从弗勒里所说的"神奇"一词中，可以听出他很感谢当初保护他免受痛苦的那个自我部分，我衷心向所有遇到过类似情况的人推荐这种态度。

慢性的、反射性的"精神恍惚"是注意缺陷多动障碍（ADHD）的特征之一，这种障碍在世界范围内的病例越来越多，令人担忧。这并非达到解离水平的"离体"现象，但确实能让一个人与自己、与自己正从事的活动、与他人分离开来，这种分离会破坏人的正常功能，而我的亲身经历也能证明，这种感觉让人非常沮丧。注意缺陷多动障碍的特征包括注意力持续时间短、注意力分散、无聊阈值低、冲动控制能力差，以及难以保持安静（主要出现在男性身上）。数百万儿童因此接受了兴奋剂治疗，还有数十万儿童甚至要服用抗精神病药物（不是为了治疗精神病，只是为了让他们平静下来，让他们更听话）。这相当于一场大规模、无对照组的社会实验，检验化学方法控制儿童行为的效果，因为我们不知道这些药物对于发育中的大脑有什么长期影响。从成人研究中得出的结论告诉我们，应该停止这种做法。至少从 2010 年开始，人们就知道长期使用抗精神病药物，与成年受试者的脑容量缩小有关。[12] 在儿童身上，我们已经看到了一些短期的系统性伤害。在温哥华，不列颠哥伦比亚儿童医院不得不设立专门的诊所，来处理这些药物造成的代谢问题，包括肥胖、糖尿病，以及对心血管健康的威胁。

注意缺陷多动障碍有时被称为"最容易遗传"的精神疾病。在我看来，这有点儿像把石英称为最容易咀嚼的水晶。一些专家估计（我觉得应该说是错误估计），注意缺陷多动障碍特质的遗传性在 30% 至 50% 之间。[13] 尽管我的两个

⊖ 也叫注意缺陷障碍（ADD），这表明不一定总会有多动症状。在实践中，ADHD 和 ADD 经常互换使用，令人困惑。

孩子和我自己都被诊断出了这种"大脑疾病"，但我从来不相信这种遗传论。"精神恍惚"与"解离"相似，但不那么极端，也属于逃避现实的适应行为。如果环境充满压力，没有其他缓解压力的途径，一个人既不能改变环境，也不能逃离环境，那有机体就会采取这种适应行为。这种适应在我的婴儿时期是必需的。我那三个敏感的孩子也面临着同样的处境（正如我们在上一章所说，他们很可能遗传了这种敏感的特质），他们生活在一个情感混乱的家庭里，虽然充满了爱，但父母有很多焦虑、抑郁和冲突。这样一来，这种适应就会成为大脑的本能，而大脑自身并不是问题的根源。

的确，我们现在看到的问题儿童越来越多，但把孩子的行为归咎于大脑是没有意义的，责怪父母也是如此。正如我们在其他病症中所看到的那样，如果一种综合征的发病率在短时间内急剧上升，原因绝不可能是遗传。雅克·潘克塞普认为，注意缺陷多动障碍不是一种大脑疾病，这种问题的根源，在一定程度上是他所说的**游戏**系统在现代社会条件下发展受阻。他提出的解决办法是：给予孩子更多的玩耍机会，鼓励他们"构建社会性大脑"。[14]

就像那些信奉生物学的人把抑郁症"解释"为血清素的缺乏，多动症被认为是多巴胺不足的结果，而多巴胺是大脑的激励 – 动机分子。所以我们给患者开增强多巴胺的兴奋剂，比如利他林或阿德拉（Adderall）。虽然多巴胺似乎与这种问题有关，但医学实践再次忽视了生理与环境的相互作用。如今，大量研究已经发现，注意缺陷多动障碍的症状与创伤或早年压力有关，并且证明后两者都能影响大脑中的多巴胺回路，逆境能够干扰儿童未来完成专注与组织任务的能力。[15, 16] 这种创伤或早年压力可能包括母亲的抑郁，或者家庭环境中更严重的问题。有一项研究回顾了 65 000 名 6 ～ 17 岁孩子的数据。根据注意缺陷多动障碍患儿父母的报告，这些孩子经历的不良事件要多得多。[17]

在采用化学方法干预孩子的大脑生理之前，我们应该对孩子成长的环境采取行动，这些环境在快速变化，并且压力越来越大。当我看到符合诊断标准的孩子时，我的做法是考虑他们的家庭环境，帮助父母了解他们在无意中传递给孩子的压力。每一个这样的孩子，就像以前矿工下矿井时带的金丝雀，只要出现有毒气体，它就会第一个出现问题。他们极度敏感，他们的"症状"会反映出整个家庭系统中尚未解决的痛苦，而且因为越来越不利于发展的文化压力，家庭本身往往已经不堪重负。如果我们能把这种问题和相关的特质视为生物心理社会性的发展不良，而不是某种疾病的症状，我们就会问自己，如何为健康的大脑可塑性与心理成长提供有利的条件。在这种情况下，我们（医生、父母、教育工作者）就会把关系的神经生物学放在首位。⊖

我们应该向我们的犬类朋友学习。2017年，一份兽医刊物报道称，有些"问题狗"（比其他狗更亢奋、更容易分心、更不听话）可以用兴奋剂来治疗，从而减轻"症状"，让它们更容易训练。"更令人感兴趣的是，某些环境与社会因素会影响注意缺陷多动障碍症状的出现。"《今日心理学》（Psychology Today）报道称，"与其他狗社交较多，与人互动也很多的狗，似乎不容易出现注意缺陷多动障碍的（典型）症状。你和狗的身体接触越多，玩得越多，狗的问题就越少。长时间独处的狗，也更有可能在你回来的时候表现出多动的症状。研究者发现的另一个有趣现象是，独自睡觉的狗（与主人或其他狗分开）会有更多问题。"[18] 要是心理学家、医生和教育工作者有兽医一样的洞察力、共情能力和想象力，也许接受药物治疗的孩子会少一些。

～

如果仔细去看，我们也很容易在双相情感障碍（也被称为躁郁症）中发现意义。"我第一次生病是在21岁的时候，"卡特丽娜回忆道，"这场病变成了一次彻底的精神病发作。我以为我是邪恶的化身。我觉得我是一个可怕的东西，不配活在世上。我会进入紧张症的状态，还会听到许多声音，那些声音告诉我，我没有价值，我的本性是邪恶的。"

这次访谈的独特之处在于，这是在卡特丽娜的父母在场的情况下进行的，

⊖　虽然我不是完全反对使用药物治疗注意缺陷多动障碍，但我谴责那种默认、大量、长期、几乎完全依赖药物的治疗方法。想了解更多信息，请参阅我的书《分心：注意缺陷障碍的起源与治愈》（Scattered Minds: The Origins and Healing of Attention Deficit Disorder）。

而不是通常的一对一访谈。他们凭直觉就知道，女儿的问题不是由于大脑化学物质失衡所导致的，于是前来询问我的意见。

卡特丽娜在与母亲的一次针锋相对的争吵后躁狂发作。"她的话让我感到受伤、生气。"卡特丽娜说，"我觉得我毁了自己的家庭，这个家庭就要破裂了。一开始很可怕……但后来我开始感觉非常好，这种感觉变得越来越好，最后我觉得自己很强大——我能拯救世界。我不再是一股毁灭的力量了，我可以让世界重新充满艺术品。"（现年 26 岁的她在多伦多学习艺术。）卡特丽娜感到精力充沛（典型的躁狂状态），一个星期都没睡觉，最后被送进了精神病院。医生给她开的药物缓解了她的症状，但并没有引导她去思考她为什么会产生妄想，觉得自己是邪恶的，或者拥有极端善良的力量。"你认为我们需要关注这个问题吗？"她问我，"我的精神科医生认为，妄想就像发烧一样。"对于这个问题，我又提了一个问题："万一你的妄想完全正确呢？如果说，在现实的意义上不正确，但在你的情感世界中很正确呢？"我指出，"我毁掉了自己的家庭"和"我能拯救世界"这两种幻想有些共同之处。卡特丽娜很快就发现了两者的相似点："在这两种妄想中，我都有掌控感！我很强大。"

这种自负的力量感的根源，很快就开始浮出水面。"在我 11 岁的时候，我父母经历了一段非常艰难的时期。"卡特丽娜回忆道，"他们在晚上会吵得很吓人……他们互相大喊大叫。我爸会对着我哭……**可以理解**，因为他经历了太多事情，而我们的关系很亲密。"那种亲密，实际上是一种缺乏边界的不健康现象，心理学家称之为"融合"（fusion）。这种情况在卡特丽娜的成长过程中一直存在。尽管这种关系是有害的，但在卡特丽娜看来，保护父母是她的道德责任：她无法维系这个家，她把这种失败当作耻辱的标志，证明了她是没有价值的。承担父母的哀伤并不是孩子天生的责任。"几乎可以肯定的是，儿童、青少年与父母之间的角色颠倒，除非这种颠倒非常短暂，否则不仅是父母病态的表现，**也是孩子生病的原因**。"依恋研究与人格发展的伟大先驱、英国精神病学家约翰·鲍尔比（John Bowlby）这样写道。[19]

卡特丽娜的精神病，可以被看作一种内心的困扰：她作为一个孩子，为了履行"可以理解"的责任，不得不把所有强烈的情绪都藏起来，这些情绪后来占据了她成年后的心灵。她的父母在各自的原生家庭和祖国的政治悲剧中经受了创伤，他们无法控制自己的情绪，更不要说处理女儿的情绪了。总而言之，卡特丽娜对自身"邪恶"的指责，以及对于近乎神圣的力量的妄想，就是她永远不应该拥有的"力量"的两极。

2013 年的一项研究调查了近 600 名被诊断出双相情感障碍的法国和挪威受试者。"我们的研究结果表明，童年创伤与严重的临床特征之间存在着稳定的联系。"研究者说，"此外，这些结果还说明，在处理双相情感障碍的临床特征时，将情感虐待以及被研究得更多的性虐待纳入考虑范围有多重要。"[20] 我要再次呼吁，让我们关注那些更难以觉察的情感伤害吧，比如卡特丽娜小时候遭受到的那种伤害。尽管这种伤害更难以研究，但对于敏感的年轻人来说，危害一点儿都不小。

"所以，你认为人们应该关注妄想的情绪内容，并试图理解这些内容吗？"在结束访谈的时候，卡特丽娜问了我这个问题，"你认为这是一种疗愈的方法，我们不应该用药物去治疗？""这不一定是个'应不应该'的问题，"我提出，"如果你没有服药，就不可能和我进行这样的对话。我对常规方法有意见，不是因为医生开药，而是因为他们只会开药，这种事太多了。"

我建议这家人寻求心理治疗，理清他们的个人创伤与相互之间的关系纠缠。

<hr>

现在，有大量科学文献发现，人际关系上的问题与食物、早年创伤和家庭压力都有关系。回想一下，开创性的"童年逆境研究"始于其主要研究员文森特·费利蒂博士对于一家肥胖症诊所（他在那里担任医疗主任）患者生活史的关注。"我们可以帮助他们减肥，"费利蒂博士告诉我，"但不能帮助他们保持体重。我一直在想为什么，后来我终于明白了。他们说，'你还不明白吗？我

们吃东西只是为了减轻痛苦'。"

神经性厌食症也常被认为是一种"遗传性"精神健康问题。与其他这类问题的患者一样，厌食症患者的个人经历总能揭示这种病症的意义。例如，我有一位医学上的同事，十几岁的时候就患上了神经性厌食症，并自称是一个完美主义者，但没人天生就有这种特质。更确切地说，完美主义的出现是为了适应这样一种环境：在这个环境中，一个人觉得真实的自己不受欢迎，因为他有各种"不完美"。

就像成瘾、自伤行为，或者强迫症这类问题一样，失调的进食模式一定会带来某种"回报"。现年 27 岁的安德烈娅在 17 岁的时候，对自己饮食的要求变得"非常非常苛刻"。"我会给别人做饭，但我从来不吃。我自己吃的东西总要称一称，量一量。上大学之后，我记得早餐吃的是希腊酸奶、烘焙甜麦片或粗制什锦麦片，而我会用量杯把所有食物量一遍。我会记录自己吃的每样食物，这样我就能心里有数。这是控制的终极形式。"安德烈娅身高 5 英尺 7 英寸，但她的体重下降到了 106 磅。[⊖]她有 7 年没有来过月经。

当被问及她从自我否定中"得到"了什么时，她说："就是掌控感，还有自我接纳。这样做让我对自己感觉更好，因为我基本上可以控制自己的行为。"根据她的回忆，她童年过得"不错"，但她的母亲凯西（她也参加了我们的访谈）却纠正了这个说法。在婚姻中承受了多年的压力之后，她和丈夫在安德烈娅六岁时离婚了。在情感不稳定的环境中，这样的孩子很容易缺乏自我接纳，并渴望获得能动性。

在我访谈过的厌食症或贪食症患者中，这种绝望的冲动几乎是普遍存在的，他们渴望在混乱的生活中能有一些掌控感，至少希望能够控制自己的身体。专门治疗进食障碍的心理学家朱莉・T. 阿内（Julie T. Anné）准确地指出了这一点。她说，对于她的来访者而言，最典型的就是"三缺"（缺掌控感、缺身份认同、缺自我价值），以及需要麻痹自己的痛苦。"在关系的世界里……人类的心灵设计了一种巧妙的方式来维持情感层面的生存。"她告诉我，"在我们的

　⊖　分别为 170cm 和 48kg。

文化中，这种方式就变成了追求身体和自我的完美。这也就是神经性厌食症。"然而，这些深受伤害的人，比如背负着我们讨论过的每种精神、情感负担的人，都很少问自己这两个关键的问题：**为什么会这样？这样做是为了解决什么真实的问题？**

———

　　罗宾·威廉姆斯所扮演的最受人欢迎的角色之一，是《心灵捕手》（*Good Will Hunting*）中的一位善良的心理学家。当波士顿的一个愤怒的楼房管理员袭击了一名警察之后，这位心理学家就被派去帮助这个管理员。威廉姆斯因为这个角色获得了奥斯卡金像奖。马特·达蒙（Matt Damon）饰演的这个管理员，是个天赋异禀的人（事实证明，他的智慧就像一颗未经雕琢的钻石一样），而他把自己的脆弱隐藏在愤怒与反抗的僵化外表之下。影片中最具标志性的一幕是，威廉姆斯饰演的心理治疗师对着达蒙，不断地重复一句简单但有力的话："这不是你的错。"直到达蒙呜咽着倒在了他的怀里。"这不是你的错。"这句话不仅传达出了达蒙的角色内心所渴望的坚定的慈悲心，也传达出了智慧。从行为问题到严重的精神疾病，不是**任何人**的错；正如我们看到的那样，也不是他们的大脑和基因的错。这是未经愈合的伤口的表达，**它是有意义的**。

　　这种意义超越了人们的个人生活、原生家庭与童年。如果我们要想解决本书所关注的无数痛苦，就需要通过更广阔的视角来看待更全面的问题。如果我能把我想说的话提炼出来，插入那个美好的电影片段，我会让罗宾·威廉姆斯看着我们所有人的眼睛，也真诚地看着自己，然后坚定地说："这不是你的错……**而且这也不是你个人的事**。"这些问题与我们这个受伤的世界有关，体现了文化的幻觉与迷思——这种文化已经远离了我们内心的本质。

　　我们接下来就要去审视更全面的问题。

The
Myth
of
Normal

第四部分

我们所处的不利境况

　　让伤害变得公开、透明，往往是做出弥补的第一步。政治往往会跟随文化而改变，因为曾经可以容忍的事情，到现在被认为是不可容忍的，或者曾经被忽视的问题，到现在变得显而易见了。

——丽贝卡·索尔尼特（Rebecca Solnit），《黑暗中的希望》

（*Hope in the Dark*）

The
Myth
of
Normal

第 19 章

从社会到细胞

不确定性、冲突与失去掌控感

> 世界的历史，就是富人与穷人之间长达一万年的战争
> 史……穷人赢了几场战斗……当然，富人赢了一万年的战争。
>
> ——阿拉文德·阿迪加（Aravind Adiga），《白虎》
> （*The White Tiger*）

我们知道，无论压力的来源是什么，慢性压力都会使神经系统处于紧张状态，扭曲激素系统的功能，损害免疫力，助长炎症，并破坏身心健康。我每天都会看到这种情况。而且，我同意压力研究之父亚诺什·塞利（János Selye）的观点，他曾"毫不犹豫"地断言："对于人类来说，最重大的压力源是情绪上的。"[1] 在我们探索创伤、疾病和治愈的这个阶段，我只想补充一点：决定人类情绪压力的主要因素，不仅与个人有关，还与文化有关。实际上，我们是生物心理**社会性**的动物。

回顾一下目前我们对压力的了解。首先，压力的生理过程与后果包括下丘脑–垂体–肾上腺（HPA）轴的急性或慢性激活、潜在的过度激活，甚至疲劳。

HPA 轴负责连接我们的大脑情绪中心与身体的整个生理系统（见第 2 章和第 3章）。其次，还有布鲁斯·麦克尤恩所说的"非稳态负荷"：在面对变化和艰难的环境时，身体必须维持内部的平衡，这对身体造成了损耗，创伤则是其中最严重的损耗。在我们的文化中，许多人注定要承担沉重的非稳态负荷，这有损于他们的身心健康。如果还需要更多的证据，耶鲁大学近期有一项研究表明，压力对于生理的衰老具有累积效应。"我们社会上的压力比以往任何时候都多，这给人的精神与身体都造成了消极的后果。"研究者指出。[2]

当然，压力中不存在"机会均等"，就像在经济生活中一样。这个社会的结构是以权力和财富为基础的，并且带有种族和性别之间的固有鸿沟，这导致一些人的生理负担比其他人要重得多。诚然，在号召个人和群体相互残酷竞争的西方文化之中，导致压力的心理诱因是没有一个社会阶层能够幸免的，但事实是，压力的影响是不均等的。虽然，与自我失去联结、失去真实性带来的**个人压力**可能跨越阶层的界限，但权力分配的不平衡所带来的非稳态负荷，给那些在政治上丧失权力、经济上穷困潦倒的人带来的负担是最沉重的。

在我们的社会中，导致压力的最普遍的情绪诱因是什么？经过我对自己和他人的观察，我完全赞同一篇关于压力的文献综述。这篇综述的结论是："**不确定性、冲突、缺乏掌控感和缺乏信息**等心理因素，被认为是最有压力的刺激，能导致 HPA 轴强烈地被激活。"[3] 一个滋生这种状况的社会（这对资本主义社会来说是不可避免的），就像一座超级工厂，不断地制造损害健康的压力源。

尤瓦尔·诺亚·赫拉利（Yuval Noah Harari）在其颇具影响力的畅销书《人类简史》（Sapiens）中指出，资本主义"远不只是一种经济学说"。"它现在还包含一种道德规范——一套关于人们应该如何行事，如何教育孩子，甚至如何思考的规则。它的首要原则是，经济增长是至善，或至少是至善的代表，因为正义、自由甚至幸福都依赖于经济增长。"[4] 今天，资本主义的影响极其深远和广泛，以至于它的价值观、假设和期望不仅深刻地融入了文化、政治和法律，还融入了学术、教育、科学、新闻、体育、医学、育儿和大众娱乐等子系统。

物质主义文化现在占据了绝对的统治地位，对它的不满情绪也弥漫到了整个社会。我们将在本章及后面的章节探讨这种文化对我们的健康有何影响。

⟋

在医学院，我所接受的训练让我完全从个人主义的角度来思考生命与健康。我们很难**不**用这种方式看待事物，这本身就是资本主义产生的典型的"正常"世界观。

在这方面，就像在许多其他方面一样，医疗系统反映并强化了主流的道德规范。在孤立的、物质主义的文化中，人们很容易把所有事情都看得与自身有关，把精神和身体痛苦看作专属于他们自身的不幸，甚至失败。听听英国前首相托尼·布莱尔（Tony Blair）所说的话吧。时至今日，他依然是反社会化伦理（即把"社会因素"从社会中剥离出来）的代言人。他备受追捧，收入丰厚。对于许多健康问题，他说："严格来说，根本不是公共卫生问题。这是生活方式的问题：肥胖、吸烟、酗酒、糖尿病、性传播疾病……这些不是流行病学意义上的流行病，而是数百万人在数百万个时间点上做出的**个人决定**的结果。"[5]这种观点轻率地忽视了许多研究的结果。那些研究将"数百万个决定"与创伤和压力联系在了一起，包括低社会经济地位、低职业地位以及贫困所导致的压力——自"福利国家"、公共服务机构解体以及工会式微以来，这一直是英国社会的一个溃烂伤口。尽管有大量证据，但布莱尔似乎没有意识到，这些"个人决定"背后的社会环境正是由晚期资本主义所造成的。这并不奇怪：拒绝承认广泛的政治经济环境与个人的健康和幸福有关，正是物质主义意识形态的核心特征。愿意看到这些现象之间联系的人，都不会在资本主义的"王国"内身居高位。

文化会通过各种生物心理社会的途径影响我们的健康，包括表观遗传学途径，压力诱发的炎症，端粒损伤与早衰，我们怎么吃、吃什么，我们摄入或吸入的有毒物质。文化还会通过许多其他由外到内的机制发挥作用：通过父母影响孩子；通过一个人影响另一个人；通过社会、政治、经济环境影响个人的身体——用分子科学家、研究者迈克尔·科博尔（Michael Kobor）的话说，"从社会到细胞"。与布莱尔的观点相反，文化还会有力地影响和限制我们大多数人所做的、与个人健康有关的几乎所有"个人决定"。

所有的压力源，都代表了有机体认为生存必需品缺失或受到威胁了。例如，对于任何生物来说，即将失去食物来源就是一种主要的压力源。对于我们这个物种来说，失去或即将失去爱、工作、尊严、自尊或意义也是如此。

2020 年年初，国际货币基金组织总裁克里斯塔利娜·格奥尔基耶娃（Kristalina Georgieva）已经发出警告，由于不平等和金融的不稳定，全球经济有可能回到大萧条时期的糟糕状况。"如果我必须在新的十年开始时明确一个主题，"她说，"那就是不确定性的增加。"[6] 例如，在我自己的国家，大多数人都不需要这种令人担忧的预测，就知道情况不太乐观。就在国际货币基金组织总裁发表预测的一个月前，近 90% 的加拿大人表示了担心，因为食品价格上涨的速度超过了收入增长的速度。2019 年，大约 1/8 的加拿大家庭遇到了食物上的不安全。[7] 2017 年，在我的家乡不列颠哥伦比亚省，有 52% 的女性表示，她们的经济状况给她们带来了"极大的情绪压力"。[8] 这已经成了国际性的趋势，并持续了几十年。

在过去的几十年里，从抑郁症到糖尿病，各种慢性身心问题在许多国家都迅速增加，这绝非巧合。"新自由主义⊖让工作环境变得更不安全，进而导致压力更大，对健康的损害也更大了。"两位英国健康学者写道，"……这导致了许多慢性疾病，包括肌肉骨骼疼痛和心血管疾病。"[9] 我觉得这并不奇怪，因为我们生活在一个这样的制度之下：这种制度总会带来大量的不确定性，从而助长压力的产生。全球化，以及国际货币基金组织和世界银行等机构通过全球化，对所谓的发展中国家强加的破坏性政策（例如削减社会支持、压制工人权

⊖ 虽然"新自由主义"（neoliberalism）一词现在主要用于批评对社会福利项目的侵蚀，以及公司日益增长的权力、它们自由放任的意识形态，以及它们在后期资本主义下对政府的影响，但这个词最早是由新自由主义政策的倡导者在 20 世纪 30 年代所创造的。我用这个词既不是为了批评，也不是为了赞美：它指的是一个客观事实，我们正在考察这种事实对健康的影响。

利、鼓励私有化）也渗透到了工业化国家。这就是加拿大政治哲学家约翰·拉尔斯顿·索尔（John Ralston Saul）所说的"经济学处刑理论"（the crucifixion theory of economics），即你必须经历经济上和社会上的死亡，才能干净、健康地重生。[10]

我们的经济体制对健康的影响既不难理解，也不难发现。2013 年的一项研究比较了希腊金融灾难期间，瑞典与希腊年轻人的健康和压力状况。该研究发现，希腊雅典学生的状况明显较差。他们报告的压力更大，"对未来的希望普遍较低""抑郁和焦虑的症状明显更普遍"，而且更令人担忧的是，他们的皮质醇水平**更低**。[11] 最后这种情况是长期压力的标志：表明人们健康的、保护性的应激反应机制已经耗竭了。这往往预示着未来的疾病。[⊖] "我们有理由怀疑，希腊的社会危机已经开始对国民的生理产生影响。"该研究警告说。同样地，在加拿大，人们发现，如果女性处于经济压力之下，她们的孩子在 6 岁时，应激激素会显著升高，从而增加了以后患病的风险。[12]

许多人生活在一些强大力量的摆布之下，他们完全无法影响那些力量，更不要说去控制了。谁知道下一次周期性经济衰退何时会到来，某一家大型企业何时会裁员、合并或搬迁，使人们的生计在一天之内就受到严重的威胁。即使在新冠疫情之前，人们几乎已经习惯了企业宣布裁员的消息。《商业街危机加剧，一周内 3150 名员工失业》（High Street Crisis Deepens as 3 150 Staff Lose Jobs in a Week）是 2020 年 1 月《卫报》的头条，就在新冠疫情出现在英国的几周之前。就在几个月前，《纽约时报》还报道了美国家庭日益加深的不安全感："住房、医疗和教育的成本在家庭预算中所占比重越来越大，而且增长速度快于收入增长。与前几代人相比，如今中产家庭的工作时间更长，承受着新的压力，并且承担着更大的财务风险。"[13] 著名人类学家、研究者和作家韦德·戴维斯（Wade Davis）2020 年在《滚石》（Rolling Stone）杂志上一篇广为流传的文章中说道："虽然美国人生活在一个自诩史上最富有的国家，但他们

⊖ 需要澄清的是，皮质醇水平的长期升高和降低，都表明身体应激系统的负担过重：前者是过度激活，后者是衰弱。

大多数人的生活都像走钢丝一样，完全没有安全网来防止跌落。"[14]没有比这更沉重的非稳态负荷了。

虽然，美国展现出了最原始的利己主义道德准则，但我们所说的这种趋势并不专属于美国。经济合作与发展组织报告称，自 20 世纪 80 年代以来，全世界中产面临的压力有所增加。[15]因此，在经济领域，我们发现，许多人长期处于一种不确定和没有掌控感的状态，他们深受恐惧的影响，并因此产生压力，而这种恐惧会导致激素系统、免疫系统和整个有机体的紊乱。

难怪对于工作（或失去工作）的不安全感会引发疾病。美国的研究表明，51 ～ 61 岁的人中风和心脏病发作的风险在长期失业之后会增加一倍。[16]即使将吸烟、饮酒和进食等与压力相关的行为考虑在内，该研究的结果仍然成立。事实上，研究已经证明，多次失业会增加心脏病发作的风险，其作用不亚于吸烟、酗酒和高血压。[17]即使是对于失去工作的**恐惧**，也和实际发生的失业一样，是预测老年人健康状况的一个强有力的因素。在 20 世纪 70 年代末至 90 年代中期的 15 年间，自述"经常担心被裁员"的美国大公司雇员的比例几乎增加了一倍，从 24% 增至 46%。[18]工作的时间压力大、节奏快、工作量大，再加上员工对这些因素的控制能力下降，而这些因素也和压力的增加、健康状况不良有关。[19]

压力的一个标志就是炎症。在我治疗的许多患者身上，我都发现了这两者之间的联系。炎症涉及诸多病理现象，从自身免疫性疾病到心脑血管疾病，从癌症到抑郁。为了写这本书，我与科学家史蒂文·科尔博士进行了一次极具启发性的访谈。"有一个反复出现的话题，"科尔说，"那就是在短时间内面临威胁，或产生不安全感的人群中，这种炎性基因的活性会增加。我们可以在小鼠、猴子身上发现这种现象。就连在鱼类身上，你也可以看到，面临的压力、威胁或不确定性越多，身体就会越频繁地启动这种防御模式，从而引发更多的炎症。"

大多数人都体会过失去掌控感和缺乏安全感的感觉，有些人深受这些感受的困扰。亿万富翁、投资大亨沃伦·巴菲特（Warren Buffett）这样的权威人士已经看到了这种不祥之兆。2006年，他在接受《纽约时报》采访时表示："的确存在阶级斗争，然而是我所在的阶级——富人阶级在制造战争。"[20]冰激凌产业巨头本·科恩（Ben Cohen）是一位富有的、有社会良知的人，他在2020年《纽约时报》的采访中说得更加坦率："在美国，我们的民主制度是为企业利益服务的。这是一场灾难。我们正在目睹这场灾难，而且正生活在其中，事情会变得越来越糟糕。"[21]

就连诺贝尔经济学奖得主约瑟夫·E.斯蒂格利茨（Joseph E. Stiglitz）也表达了相同的意见。斯蒂格利茨是名副其实的专家：除了是诺贝尔奖得主，他还是世界银行的首席经济学家，以及比尔·克林顿总统的经济顾问委员会主席。正是因为如此，他过去制定过许多政策，现在他对这些政策的影响后悔莫及。他现在是哥伦比亚大学的教授，他记录并谴责了不平等的加剧对于社会、政治和健康的影响，这种不平等在精英统治的全球化世界中经常可见。

斯蒂格利茨在2012年出版的《不平等的代价》（*The Price of Inequality*）一书中写道："政治体制似乎像经济体制一样失效了。"他继续说道，在许多人看来，"资本主义没能兑现它的承诺，却带来了没有承诺过的东西——不平等、污染、失业，**最严重的就是**价值观的退变，这种退变的影响极坏，让一切都变成可以接受的，也没有人为现状负责。"[22]（加粗部分是原文的标注。）

下面是斯蒂格利茨和其他当代资本主义批判者的分析，他们揭示了资本主义的局限性。我想问他们，如果说，这种制度没有失败，而是取得了巨大的成功呢？假设资本主义带来的伤害是一种"失败"，就忽略了另外一个问题：对于某些人来说（他们也恰好是获得最多财富，掌握最多权力的一群人），体制的运作一切正常。瑞士银行——瑞银集团（UBS）在2020年10月的报告称，在新冠疫情引发的市场动荡期间，国际亿万富翁阶层的财富在当年4～7月，增长到了10万亿美元以上。当时世界上最富有的人是亚马逊创始人杰夫·贝佐斯（Jeff Bezos），他的财富增加了740多亿美元；特斯拉的老板埃隆·马斯克（Elon Musk）的财富增长了1030亿美元。[23]《多伦多星报》（*Toronto Star*）报道称："加拿大前20位亿万富翁的财富总额增加了370亿美元。然而当时正值经济危机，数百万加拿大人失业，工作时间缩短，难以支付账单，而我们的政府正在借钱为个人和企业提供紧急财政援助，以避免更大的困难。"[24]

"资本主义的**目标**，是为所有人带来平等和机遇。"这种说法只是一张空头支票，因为历史和现实都没有提供证据支持。

在政治决策领域，美国一项广为流传的研究表明，普通美国民众对于公共政策没有丝毫影响：这是一种大范围的缺乏掌控感。○"如果大多数人不同意经济精英的看法，或者与大型组织的利益发生冲突，他们通常会失败。"研究者总结道，并补充说，"即使绝大多数人支持改变政策，政策也通常不会改变。"[25]

"为什么富人有那么大的权力？"另一位诺贝尔经济学奖得主保罗·克鲁格曼（Paul Krugman）在《纽约时报》的一篇文章中问道。克鲁格曼曾经也是全球化的倡导者，但他后来也改变了自己的看法，因为全球化助长了跨国公司对于各国政府和公众的统治。他回答了自己的问题，这是因为，"美国与其说是一个民主国家，不如说是一个寡头政治国家"。[26]从这个角度来看，我们没有理由质疑消费者权益倡导者、社会改革家拉尔夫·纳德（Ralph Nader）的精明论断，即美国的两个主要政党实际上是"一个企业政党长出了两个脑袋，各自画着不同的妆容"。许多其他国家也是如此，在民主的表象背后，真正的权力掌握在少数富人手中。

那我们其余的人该怎么办？1972年，精神抖擞的苏格兰工人领袖吉米·里德（Jimmy Reid）被任命为格拉斯哥大学校长。他当时发表了一篇演讲，被《纽约时报》称为"自林肯总统的葛底斯堡演讲以来最伟大的演讲"。里德可能没有研究过压力的心理学或神经生物学，但他了解他所代表的人群，他很清楚人们生活中的不确定性、失去控制的感觉以及冲突。"'异化'这个词，准确无误地描述了当今英国的主要社会问题。"他宣称，"人们被社会异化了……让我从一开始澄清一下，我所说的异化是什么意思。人们感到自己被强大的经济力量所控制了，这些力量既看不见，也不在他们的掌控之中。这些人所发出

○　如《纽约时报》《纽约客》以及许多其他刊物（更不用说学术文献）都对此做了广泛报道。

的呼喊就是异化。普通人被排除在了决策过程之外。这些人的挫败感就是异化。许多人理所当然地觉得，他们在塑造或决定自身命运方面，没有真正的发言权。这些人的绝望与无望感就是异化。"[27]

不要忘了，里德发表演讲的时候，是第二次世界大战后社会相对开明的短暂时期的尾声。彼时，他所痛斥的制度展现的还是它最仁慈的一面。今天他会说什么呢？

The

Myth

of

Normal

第 20 章

剥夺精神性

失去联结，以及对失去联结的不满

> 尽管在任何社会中，个人都可能因为不幸而陷入脱节的状态，但只有自由市场社会才会将大规模的脱节视为其正常运作的一部分，即使在繁荣时期也是如此。

> ——布鲁斯·亚历山大（Bruce Alexander），《成瘾的全球化：有关精神贫困的研究》(*The Globalization of Addiction: A Study in Poverty of the Spirit*)

作为一个总是讲压力和创伤的演讲者，经常有人问我，我们可以从新冠疫情中吸取什么教训。当然，最主要的教训就是，"联结"是不可或缺的——早在病毒给我们造成隔阂，让我们明白没有联结的人生在精神上是多么贫乏之前，全球化的物质主义已经越来越多地让现代文化失去了这种品质。这对健康的影响是不可估量的。

对于政治倾向、哲学信仰各异的观察家来说，哀叹这种日益明显的社会情感的缺失，已经成了一种惯例。"这种基本的人类意识，即同属于一个命运共同体的意识，正是今天所缺乏的东西。"常有深刻见解的保守派专栏作家戴维·布鲁克斯（David Brooks）最近在《纽约时报》上如此写道。[1]可以说，这种缺失是有意为之的：对于一个把利益看得高于一切的文化来说，诸如爱、信任、关怀、社会良知、社会参与等品质都是不可避免的损失（用资本主义的行话来说，就是"沉没成本"）。

一个不重视共同性（我们对归属、对关爱彼此、对感受关爱的需求）的社会，就是一个背离人类本性的社会。在这种社会，病态是必然的。这样说不是道德上的论断，而是客观的评估。"当人们开始失去意义感并失去联结的时候，疾病就会出现，我们的健康，心理、身体和社会性的健康，就会崩溃。"精神病学家、神经科学家布鲁斯·佩里告诉我。如果我们发现一种基因或病毒，能够与失去联结一样，对人们的健康造成相同的影响，那么相关新闻就会登上头版头条。因为失去联结的现象，发生在许多层面上，这种现象十分普遍，以至于我们几乎认为这是理所当然的，就像我们身边的空气。我们都沉浸在这种常态化的迷思之中，以至于每个人都只是努力实现个人目标的个体。我们越是以这种方式看待自己，就越疏远自身的重要方面，而这些方面决定了我们是谁，我们需要什么才能保持健康。

对于我们有哪些核心需求，心理学家有着广泛的共识，其中有些需求我们已经探讨过了。这些需求已经在多处提到。

- **归属、关系或联结。**
- **自主：**对自己生活的掌控感。
- **精通或胜任。**
- **真正的自尊，**不依赖于成就、获取、获得或他人的评价。
- **信任：**一种拥有足够个人与社会资源的感知，使人相信这些资源能够维持他的一生。
- **目标、意义、超越：**知道自己是某种更伟大的事物的一部分，而不是一个孤立的人，只关注自私的问题。无论这个伟大事物是明确的精神信仰，或者仅仅是某些普遍的、人道主义的信念；又或者是大自然（考虑到我们的进化起源）。

这些都是你已经知道的，或者凭直觉知道的东西。你可以想象一下自己的感受：当以上每种需求都得到满足的时候，你会有什么感觉？当那些需求未被满足、被否定、被剥夺时，你的心理和身体会有什么变化？

西蒙·弗雷泽大学名誉教授布鲁斯·亚历山大写了一本重要的著作，叫作《成瘾的全球化：有关精神贫困的研究》。21世纪初，我俩都在温哥华市中心东区与那些被社会排斥的吸毒者一起工作。布鲁斯说，这样的职业选择会让年轻时的自己感到困惑，因为他曾经沉迷于物质主义的自私观念。"在我当时看来，"他说，"几个人死在路边根本不重要，而我们这些强大的人，我们会让自己和所有人都变得更好。现在我不那么想了。这些观念非常有害。它们不允许人成为人。"

正如我把真实性和依恋称为两种基本需求，布鲁斯也提出了两种同等重要的需求，即人们"对社会归属的重要需求，以及对个人自主与成就的重要需求"，并且他将这两种需求的结合称为**社会心理的整合**。[2] 布鲁斯和我都认为，理智的文化应该把社会心理的整合作为目标和规范。真实性和依恋不应再相互冲突；归属感和做自己之间也不应该有根本性的矛盾。

根据布鲁斯的说法，**脱节**（dislocation）是指与自我、与他人，以及与意义感和目的感失去了联结——所有这些都属于上述的基本需求。为了避免"脱节"这个词让人联想到"迷失"这样模糊的概念，他很快提出了一个生动的比喻。"想想脱臼的肩膀，"他说，"一个肩膀脱臼了，脱离了它的关节。你没有切断手臂，但手臂只是挂在那里，不再发挥作用。毫无作用。这就是脱节的人对自己的感受。这种感觉痛彻心扉。"这种强烈的痛苦不仅仅是个人的体验，还经常出现在社会层面上。当一大群人失去了自主性、关系、信任和意义的时候，这种痛苦也会出现。这就是**社会脱节**，它与个人创伤结合在一起，就成了精神问题、绝望、成瘾和身体疾病的有力促成因素。⊖ 从人类需求的角度来看，这种脱节是不正常的，但现在已经成了我们文化中的一种根深蒂固的"正常"。极端的例子包括，殖民主义强加给北美原住民的身体和精神上的脱节，以及后来全球化导致的美国各地经济衰退——从旧工业区到阿巴拉契亚山脉的采矿城镇都出现了这种现象，导致自杀和服药过量的工人越来越多。普林斯顿大学经济学家安妮·凯斯（Anne Case）与她的诺贝尔奖得主丈夫安格斯·迪顿（Angus Deaton）称后一种情况为"绝望的死亡"。⊜

没有哪个阶层的人能免于脱节，尽管这种现象在不同社会阶层中的表现有所不同。社会特权可能会使我们中的一些人的外在不被脱节的力量伤害，但不能让我们的内心免受脱节的冲击，因为我们对相互联结、目的感和真实自尊的需求都被否定了。无论是成就、个人品质还是外界对我们的评价，都不可能弥补这种缺失。

$\backsim$

回想一下，苏格兰工人领袖吉米·里德曾把"异化"定义为人与社会之间的隔阂——这个社会让他们无法塑造或决定自己的命运。这个词还有其他的含义，包括与我们的本质、与自我、与他人的疏离。早在 19 世纪中期，卡尔·马克思就认识到了所有这些含义，并补充了一条：与我们的劳动失去联结，而这种劳动是一种有意义的活动，我们对于这种活动是有能动性和掌控感的。在这方面，马克思有先见之明。工作包含了前面提到过的几种核心需求，包括胜任、精通与目标感。盖洛普咨询公司在 2013 年的一份报告中表明，在美国，

⊖ 亚历山大承认，匈牙利裔美国经济学家卡尔·波兰尼（Karl Polanyi）在其 1944 年的著作《大转型》(*The Great Transformation*) 中首先提出了社会错位的概念。

⊜ 他们在 2020 年出版的、备受赞誉的著作《美国怎么了：绝望的死亡与资本主义的未来》(*Deaths of Despair and the Future of Capitalism*) 中这样写道。

只有 30% 的员工对工作感到投入；在 142 个国家中，对工作感到投入的员工比例仅为 13%。"对我们大多数人来说，"两位顶尖经济顾问在《纽约时报》上写道，"工作是一种消耗精力、令人沮丧的体验，而且在某些明显的方面上，情况正变得越来越糟。"[3]

如果我们内心的价值感变得取决于地位，依赖于外部强加的标准，即竞争性成就与收益依赖于他人高度条件性的接纳（应该说"可接纳性"）时，异化就是不可避免的。随着近几十年来中产阶层的衰落，那些以世俗成功标准来评价自己的人，会感到自己的价值下降了。中产的梦想在很大程度上消失了，这让许多人感到痛苦和深深的愤怒。但即便是处于经济金字塔顶端的人，也会有自我价值降低的感觉，原因很简单：物质主义的价值观，与对意义的需求、对超越自利目标的需求是背道而驰的。

这里并不是在道德上指责谁。客观地说，以自我的短暂欲望为中心，排斥共同性需求会减少我们与内心深处的自我的联系，而这个深层的自我，是产生并维持真正幸福的自我部分。无论我们的人格"赢得"了什么东西，无论我们从各种身份认同中获得了什么短暂的安全感，无论我们用物质财富在多大程度上美化了自身的形象或自我意象，这些都只是虚弱无力的徒劳之举，是在试图替代忠于人性地活着所带来的回报（与挑战）。有一位每天投资数百万美元的投资者，对普利策奖得主记者查尔斯·都希格（Charles Duhigg）说："我觉得我是在浪费生命。我死后，会有人在乎我多赚了一个百分点的回报吗？我觉得我的工作毫无意义。"都希格说，"甚至那些自视甚高的专业人士，比如医学和法律界的人"，都会为这种意义感的丧失而困扰。为什么会这样？都希格陷入了思考。这个问题的答案是："令人压抑的工作时长、全球化引发的竞争加剧，以及互联网所导致的'永远在线的文化'。但还有一些因素是这些专业人士难以说清的，也就是一种心底的感觉，觉得不值得为他们的工作付出如此艰苦的努力。"[4] 这其实是简单的经济学原理：当泡沫不可避免地破裂时，人为的通货膨胀（自我概念、身份认同与物欲的膨胀）必然导致低迷甚至崩溃。

就像我们的其他需求一样，意义是一种内在的期望。否定这种期望会带来可怕的后果。这绝不只是一种心理需求，我们的激素和神经系统都会反映意义的存在或缺失。2020年的一项医学研究发现："生活中有意义，在生活中寻找意义，对于健康和幸福都很重要。"[5]简单地说，你越觉得自己的生活有意义，你的身心健康指标可能就越好。我们甚至需要这样的研究来证实生活经历教给我们的东西，这本身就是这个时代的特色。什么时候你会感到更快乐、更充实、内心更自在，是你伸出手去帮助别人，与别人建立联结的时候，还是你专注于抬高你那渺小可悲的自我的时候？我们都知道答案是什么，但不知何故，我们心里的答案总是敌不过现实。

企业善于利用人们的需求，而不去真正满足这些需求。娜奥米·克莱恩（Naomi Klein）在她的著作《NO LOGO：颠覆品牌全球统治》（*No Logo*）中生动地阐述了从20世纪80年代起，大企业是如何利用人们渴望归属于比自身更大的集体这种自然愿望的。耐克、露露柠檬、美体小铺等品牌意识强的公司所营销的远远不只是它们的产品，它们还把意义、身份认同和归属感与它们的品牌联系起来，从而兜售这些东西。"这就预设了人们的内心存在某种空虚和渴望。"我在采访这位公益作家、社会活动家时说道。"没错，"克莱恩说，"它们挖掘出了人们对于归属感的渴望与需求，之所以能做到这一点，是因为它们认识到，只卖跑鞋是不够的。我们人类想要成为超凡脱俗的集体中的一员。"

不管人们对福特、通用汽车等公司的企业伦理、社会伦理和生态伦理有何看法，这些公司提供的、有工会的工作的确让几代人有了赚钱的机会；对于许多人来说，甚至给他们带来了意义。迅速去工业化（deindustrialization），不仅让北美工人阶层失去了收入保障，也让他们失去了意义感，这就加剧了脱节的现象。服务业和亚马逊仓库工作的激增，并不能提供那些公司工作在许多社群里培养出来的归属感。这些趋势掏空了人们的意义感和联结感。这种现象在20年前的HBO电视剧《火线》（*The Wire*）中就有所表达。码头工人弗兰克·索博特卡（Frank Sobotka）以令人心碎的坦率态度，对一位做说客的朋友伤感地叹息道："你知道问题是什么吗，布鲁西？我们曾经在这个国家造东西、建东西，而现在我们把手伸进了别人的口袋。"

〜

不仅我们个人与社会的理智依赖于联结，我们的身体健康也是如此。我们是生物－心理－社会的生物，西方文化中日益流行的孤独感不仅是一种心理现象，而且是一场公共卫生危机。

已故的神经科学家约翰·卡乔波（John Cacioppo）是一位研究孤独的杰出学者。2018 年，在他去世前的一个月，他和他的妻子兼同事斯蒂芬妮·卡乔波（Stephanie Cacioppo）在《柳叶刀》上发表了一封信。"想象一下，"他们写道，"有一种疾病能使人易激惹、抑郁、以自我为中心，并且能导致早逝的风险增长 26%。再想象一下，在工业化国家，大约 1/3 的人患有这种疾病，每 12 个人中就有 1 人的病情很重，而且这个比例还在增加。收入、教育、性别和民族对于这种疾病都没有保护作用，而且这种疾病是会传染的。这种疾病的影响，不能归因于一小部分人的性格特点，**普通人也会患上这种疾病**。这种疾病是存在的——它就是孤独。"[6]

我们现在明确地知道，长期的孤独和疾病，与早逝风险的增加有关。研究已经证明，孤独会增加死于癌症和其他疾病的可能性，其危害堪比每天抽 15 支烟。2015 年美国心理学会年会上的一项研究称，孤独对公共健康造成的威胁，至少和迅速增长的肥胖症一样大。[7] 研究者史蒂文·科尔（Steven Cole）告诉我，孤独会损害基因的功能。这并不奇怪：即使在鹦鹉身上，孤立也会缩短保护染色体的端粒，从而损害 DNA 的修复。[8] 社交孤立能抑制人的免疫系统，诱发炎症，刺激应激系统，并增加人死于心脏病和中风的风险。[9] 在这里，我说的是新冠疫情之前的社交隔离，然而疫情加剧了这一问题，给许多人的健康造成了巨大的危害。

作为一种健康危机，孤独的兴起与某些根深蒂固的价值观和行为模式有关。这些价值观和行为模式消灭了所有的"个人选择"。这些因素包括社会福利项目的减少、公共图书馆等"公共"空间的减少、为弱势群体和老年人提供的服务减少、压力、贫困，以及对经济生活的垄断，而这种垄断势不可挡，严重摧残了本地的社区。为了说得更清楚一些，我们以一个熟悉的场景为例：沃尔玛或其他大型超市决定在一个小城市开一家分店。开发商很高兴，政客很欢迎新的投资，消费者也很高兴能以更低的价格买到种类繁多的商品。但有什么社会影响呢？在当地经营的小企业无法与营销巨头竞争，只能倒闭。人们失去了工作，或者不得不以更低的薪水从事新的工作。在当地的街区内，人们熟悉的五金店、药房、肉铺、面包房和烛台制造商都消失了。人们不再步行去当地的商店，而他们原本能在当地的商店见到彼此，和熟悉的商贩打交道。他们现在只能孤独地各自开车，前往离家几英里外的、没有窗户、没有美感的仓储式超市。他们甚至可能根本不需要离开家——如果你可以网购，为什么还要那么麻烦呢？

　　难怪国际调查显示，孤独感在上升。据《纽约时报》2016 年的报道，20世纪 80 年代以来，自认为孤独的美国人比例翻了一番，从 20% 增至 40%。[⊖,10]出于对这种健康问题的担忧，英国甚至认为有必要任命一位"孤独大臣"。

　　美国公共卫生局局长维韦克·穆尔蒂（Vivek Murthy）在谈到孤独的系统性根源时写道："21 世纪的世界要求我们集中精力追求各种目标，而那些目标似乎在不断地争夺我们的时间、注意力、精力和承诺。许多这样的目标本身就是一种竞争。我们为了工作和地位竞争，我们为了财产、金钱和名誉而竞争。我们要努力保持领先地位，努力取得进步。与此同时，我们珍视的关系往往在追求这些目标的过程中被忽视了。"[11]

　　我们很容易忽视这一点：穆尔蒂博士所说的"21 世纪的世界"并不是一个抽象的实体，而是一种特定社会经济制度、一种独特世界观、一种生活方式的具体体现。

～

　　然而，我们的消费文化是否有可能兑现它的承诺，或者说，它有没有兑现

⊖　具有讽刺意味的是，这篇前新冠时代的文章的网上版本却题为《社交隔离是如何杀死我们的》（How Social Isolation Is Killing Us）。

承诺的能力？如果兑现这些承诺，会不会带来更令人满意的生活？

　　当我向著名心理学家、诺克斯学院心理学名誉教授蒂姆·卡塞尔（Tim Kasser）提出这个问题时，他的回答很明确。"研究一致表明，"他告诉我，"人们越是把物质追求当作目标，他们的幸福感和生活满意度就越低，每天体验到的愉快情绪也就越少。人们如果看重消费者社会所鼓励的目标，那他们的抑郁、焦虑和滥用物质的比例往往也更高。"他提出了四个核心原则，他称之为ACC原则——美式公司资本主义（American corporate capitalism）：这些原则"培养和鼓励基于**自利**的价值观，对**经济成功**的强烈渴望，高水平的**消费**，以及基于**竞争**的人际模式"。[12]

　　蒂姆发现，物质主义和亲社会价值观（如共情、慷慨与合作）之间存在着此消彼长的关系：前者升得越高，后者就降得越低。例如，如果人们大力推崇金钱、形象和地位，将其作为首要考虑的因素，他们就不太可能参与对生态有益的活动，也更容易感到空虚和没有安全感。他们的人际关系质量也会较低。反过来，人越是没有安全感，就会越关注物质上的东西。由于物质主义承诺满足人们的欲望，但反而制造了空虚的不满足，所以它导致了更多渴望。这种大规模的、自我延续的成瘾循环，正是消费者社会用来维系自身的一种机制：利用它产生的不安全感来维系自身。

　　失去联结有各种表现形式（如异化、孤独、丧失意义、脱节），这种现象正在成为我们文化中最多的产物。难怪我们比以往任何时候都更容易成瘾、患慢性疾病、患精神障碍，因为我们的心灵、身体和灵魂都在这种营养不良的环境中变得虚弱不堪了。

The
Myth
of
Normal

第 21 章

他们只是毫不在乎你

社会性病态是一种策略

并不是所有精神病态者都在监狱里。有的在董事会里。

——R. D. 黑尔博士（R. D. Hare）[⊖]

　　罗伯特·卢斯蒂希（Robert Lustig）断言，内分泌学家是所有医生中最不快乐的，也是最容易倦怠的。他肯定很懂，因为他自己就是个内分泌学家。内分泌学家专门研究代谢疾病，也就是研究那些产生激素的腺体，比如肾上腺、甲状腺、垂体和胰腺。我问他，为什么忧郁对他和他的同事来说，是那么严重的一种职业病？"我们要照顾那些不会好转的患者，这些人现在越来越多。"卢斯蒂希博士答道，"这就像老话里说的，用茶匙从漏水的船上往外舀水一样，而水却不断地从船底的大洞里涌进来。"他的细分专业是治疗儿童，在过去的几十年里，儿童的肥胖症、糖尿病以及相关疾病的发病率一直在上升，他对这种徒劳感到更加难过。越来越多的儿童身上出现了心血管疾病的标志，这些标

─────────────

⊖　不列颠哥伦比亚大学名誉教授，世界知名精神病专家。

志以往只会在成年人身上发现。[⊖]

卢斯蒂希博士说，不断灌进船里的潮水源于一种文化，即许多大公司以最大的聪明才智，故意针对大脑的愉悦与奖赏回路，从而培养人们成瘾的冲动，而政府却对此不加管束。"这就是为什么大公司会雇用神经科学家，并使用功能性磁共振成像仪。"他告诉我。神经科学原本的目的是解开意识与大脑的奥秘，现在却成了利润的另一个佣人。实际上，有一个领域叫作**神经营销**（neuromarketing），这可不是我编的。"他们的目标是推销装在瓶子里的幸福。"卢斯蒂希补充道。也可能是夹在汉堡里的、在新款智能手机里的，或者是在众多手机应用程序中的幸福。简而言之，这些公司在肆无忌惮地大力发展公开、完全合法的大众成瘾市场。

这个体系所兜售的幸福，实际上是一种愉悦感，这种愉悦与快乐有着哲学上和经济上的差异，这种差异决定了盈利还是亏损。罗伯特·卢斯蒂希指出，愉悦是"这种感觉很好，我想再来点儿"。然而，幸福则是"这种感觉很好，我很满足，我感到圆满"。这完全符合我对成瘾和大脑化学的理解。虽然愉悦和幸福在某些方面是相似的，但两者烧的是不同的神经化学"燃料"：愉悦利用的是多巴胺和阿片类物质，两者都能在短期内激增，而满足感依赖的是更稳定、缓慢释放的血清素系统。人很难对血清素类的物质或行为上瘾。然而，所有的成瘾都需要动用大脑中的多巴胺（激励、动机）系统或阿片类物质（愉悦、奖赏）系统，有时两者兼有。缺乏满足感的愉悦，尤其是寻求即时满足的愉悦，可能会让人上瘾，因此是有利可图的。满足感卖不出产品——除非这种感觉转瞬即逝，而在这种情况下，这根本不是满足，而是虚假的"幸福"。正如《广告狂人》（*Mad Men*）中虚构的广告天才唐·德雷珀（Don Draper）沉思时所说的那样："什么是幸福？就是在你需要更多幸福之前的那一刻。"真正的幸福不是一种商品，它不会让自己过时。

⊖　卢斯蒂希博士在他的著作《入侵美国人的心灵：企业控制我们身心的科学原理》（*Hacking of the American Mind: The Science Behind the Corporate Takeover of Our Bodies and Brains*）中记录了这个问题。

神经营销是一场对人类意识的战略性入侵，是有意识地针对大脑的活动，旨在导致多巴胺 / 内啡肽功能的过度激活和持续躁动。例如，在迈克尔·莫斯（Michael Moss）2013 年关于食品工业的调查性新闻著作《盐糖脂：食品巨头是如何操纵我们的》（*Salt Sugar Fat: How the Food Giants Hooked Us*）中，就大量记录了这种行为。这是那年最受欢迎的一本书。他也记录下了企业的一个阴谋：让人们沉迷于容易上瘾的垃圾食品，而不考虑健康的后果。他们付出了艰苦的努力，再结合科学家与营销奇才的专业知识，找到了所谓的"极乐点"，即糖、盐和脂肪的完美混合比例，⊖最大限度地刺激大脑的愉悦中枢。用今天的话说，这种"用脑诀窍"会导致严重的成瘾，直接破坏自由意志（我指的是神经化学上的自由意志）。在企业的刻意操纵下，前额叶皮质控制欲望的能力被抑制了，而较低级的情感回路颠覆理性思维的能力却被逐步增强了。这是一个很糟糕的例子，说明了泛滥的、"自由企业"所倡导的物质主义如何利用神经生理学的科学原理，解除了大脑的调控能力，就像它"解除"了金融市场的监管一样。

———

罗伯特·卢斯蒂希称美国为"世界毒品之都"，他说的不是日常意义的成瘾物质，他指的是糖。荷兰首席卫生官在 2013 年宣布，这种物质"会让人成瘾，是有史以来最危险的毒品"。"成瘾"这个词用得并不过分。哈佛医学院的一项研究发现，摄入高血糖指数食物（即那些能够迅速提高血糖的垃圾食品）的人会更快感到饥饿。在功能性磁共振成像的扫描中，这些人的一些大脑区域会激活，而成瘾物质也会激活这些脑区。[1]跨国公司从不会放过任何一个盈利的机会，它们向儿童大力推销含糖食品，并掠夺那些由于创伤、贫困和残酷压迫而特别容易上瘾的人。后者包括了美国贫穷的黑人，以及巴西**贫民窟**里的居

⊖　视情况而定，也可能是其他成瘾物质的最佳比例，比如咖啡因。举个例子，如果广告说实话，那个增强多巴胺的饮料红牛，应该在标签上增加一个限定语，称自己为"不可再生能量饮料"。

民。在许多"发展中"国家（这是一个既居高临下又委婉的词），大量贫困的妇女被召集起来，挨家挨户地向营养不良的同胞出售这些垃圾产品。

糖给健康与寿命带来的危害，远远超过了新冠疫情的最坏预测。《柳叶刀》上的一份报告发现，2017 年全球有 1100 万人死于缺乏蔬菜、种子和坚果，却富含盐、糖和脂肪的饮食。[2]提交给美国心脏协会的另一项研究发现，仅含糖饮料就可能导致了全球多达 18 万人的死亡。[3]这种现象被称为"可乐殖民"。

由于农业的公司化（北美自由贸易协定的必然结果），墨西哥现在已经能与美国竞争肥胖症及相关疾病发病率的全球领先地位了。"根据经济合作与发展组织的一项研究，大约 73% 的墨西哥人超重，而 1996 年这一比例仅为 20%。"BBC 在 2020 年 8 月报道。[4]根据哥伦比亚广播公司的新闻报道："儿童肥胖症在 10 年内增加了两倍，大约 1/3 的青少年也超重了。专家说，这些超重的孩子中，5 人中有 4 人将终生保持肥胖。"[5]墨西哥每年能诊断出 40 多万例糖尿病，死亡人数超过了在该国骇人听闻的毒品战争中丧生的人数。[○]

加拿大正迅速赶上，澳大利亚、新西兰、亚洲的一些国家也加入了竞争。在中国，成人肥胖率在 1991 ～ 2011 年的 20 年间翻了一番，从 20.5% 上升到 42.3%。

英国前首相鲍里斯·约翰逊（Boris Johnson）以前的腰围是出了名的大，在和新冠病毒近距离接触（2020 年，他在患病数天后被送入了重症监护室）之后，他开始大力宣传减肥。"我通常不赞成在政治工作上像保姆或老板一样做事，"这位首相在康复后说道，"但事实是，肥胖是一种真正的共病因素。坦率地说，减肥是降低新冠风险的方法之一。"他制定了一些政府政策，提倡更健康的饮食习惯，规范垃圾食品的广告和营销。干得漂亮，有人可能会这么说。然而，如果约翰逊选择成为一名科学家，他可能会把贫困和 BAME（黑人、亚裔或少数民族）都列为冠状病毒发病和死亡的主要风险因素。他也可能认为肥胖症本身是一种由社会产生的问题。自从紧缩的、自由放任的政策实施以来，英国的肥胖率就在国际排名上直线攀升，而约翰逊所在的政党近半个世纪以来

○ 墨西哥瓦哈卡州禁止向儿童出售垃圾食品和含糖饮料，旨在降低肥胖率和糖尿病发病率，这一举措实属孤注一掷，可能也是徒劳的。

一直在倡导这样的政策。在英国，近 2/3 的成年人处于肥胖或超重，1/3 的 6 岁儿童也是如此。根据英国国家医疗服务体系（NHS）的数据，在 2018～2019 统计年度，英国有 87.6 万例住院病例，比 12 个月前增加了近 25%，而肥胖症是导致住院的一个因素。[6]

并非所有与食物或烟草有关的健康问题，都可以直接归结为商业对于公众思想的"入侵"，正如大量处方药致死的现象，并不能完全归结为企业的操纵一样。更确切地说，这种操纵之所以成为可能，正是由全球化资本主义带来的根深蒂固的生活压力、失去联结以及脱节现象导致的。杜伦大学的公共卫生政策教授特德·施雷克（Ted Schrecker）和公共卫生地理学教授克莱尔·班布拉（Clare Bambra）研究了近期经济趋势对健康的影响。"当下最崇尚新自由主义的国家，以及在 1980～2008 年新自由主义影响力增长最快的国家……肥胖和超重的比例也相应更高。"他们写道，"这表明，肥胖症流行的时机，以及它在国际上的扩散，都反映了新自由主义的兴起和传播。"[7]这是鲍里斯·约翰逊在宣传减肥时不打算面对的问题。

肥胖症在世界范围内的流行，标志着我们在前几章讨论过的问题——全世界压力重重；也标志着我们现代特有的生活方式所带来的挑战：缺乏时间，缺乏锻炼，缺乏安全感，缺乏家庭联结，缺乏社群归属感，以及社交网络对我们的侵蚀。生活中有许多方面迫使人们养成不健康的饮食习惯与自伤习惯，罪魁祸首就是情绪痛苦、压力和社会性脱节。我们已经看到，强迫性暴食（就像所有成瘾一样）本身就是对压力的一种反应，也是缓解创伤影响的一种方式。"重要的不是你在吃什么，"有人巧妙地说，"而是什么东西在折磨你。"压力促使人们"选择"不健康的食物，在不健康的身体部位增长脂肪，从而引发疾病。压力还会耗尽血清素/满足感回路的能量，让大脑的活动更多地采用短期、多巴胺驱动的愉悦机制。

那些企业精英在科学界和心理学界有许多领着丰厚报酬的仆从，所以他们很清楚如何从这个体制所产生的压力中获利。如果他们不知道怎么盈利，他们就没做好自己的本职工作。

在欺骗公众方面，美国的大型食品药品公司也不是无辜的。制药行业"系统性地操纵整个美国长达 25 年之久"。尼可拉斯·克里斯多夫（Nicholas Kristof）2017 年在《纽约时报》上这样写道："去年，美国有 6.4 万人死于药物，比死于越南战争和伊拉克战争的美国人加起来还要多——其中许多人的死亡都是由这些公司的高管造成的。阿片类药物危机之所以爆发，是因为贪婪的人看到潜在的惊人利益时失去了人性。"美国政府的反应是什么？用克里斯多夫的话来说："我们的政策是，'如果你让 15 个人对阿片类药物成瘾，你就是个天打雷劈的混混；如果你让 15 万人成瘾，你就是一个营销天才，应该获得巨额奖金'。"[8] 人们普遍认为，大型制药公司［比如萨克勒（Sackler）家族控制的普渡制药公司］推销给医生的阿片类药物是相对安全的镇痛药。他们在卖药的时候，非常清楚这种药物具有潜在的成瘾性。多年以来，有成千上万的人死于这种药物。

一直以来，萨克勒家族都给自己披着善良公益的外衣。从北美到欧洲，再到以色列，这个从事药品生意的家族慷慨地为世界各地的医院、医学院和博物馆捐赠善款，并把自己的名字精美地刻在了那些地方。

烟草公司几十年来否认并极力隐瞒其产品对健康的危害，并且继续抵制监管。[9] 每年大约有 4 万加拿大人死于吸烟，是服用阿片类药物过量致死人数的 10 倍，更不用说还有成千上万人有着与吸烟有关的疾患。全世界每年因吸烟而死的人数超过了 700 万。[10] 每有一人死亡，相对应就有 30 人患有相关的慢性疾病。

烟草公司就像娴熟的毒贩一样，从不放过任何一个从脆弱群体身上获利的机会。"几十年来，在美国，烟草公司一直在大力向黑人推销薄荷香烟。"《纽约时报》报道称，"根据美国食品药品监督管理局的统计，大约 85% 的黑人吸烟者会选择薄荷香烟品牌，包括新港（Newport）和库尔（Kool）。研究表明，薄荷香烟比普通烟草制品更容易成瘾，也更难戒掉。"[11]（在我写到这里时，拜登政府已经表示计划禁止销售薄荷香烟。）如今，在较为富裕的国家，制造烟草、酒精、含糖饮料和垃圾食品的跨国公司已经受到了限制，但它们兜售的产品却远远没有减少，而这些公司已经将目光投向了所谓的发展中国家，因为那里的法规更为宽松，政府也更加听话。数百万人将会生病，数百万人将会死去。准确地说，不是"将会"，是正在死去。

什么样的人会故意造成无数人的疾病和死亡？法学教授乔尔·巴肯写过一本名叫《公司：对利润与权力的病态追求》（*The Corporation: The Pathological Pursuit of Profit and Power*）的书，有一部同名的获奖纪录片正是以该书为基础的。巴肯教授开始用适用于人的标准心理健康测验来评估那些公司。鉴于美国法律自 19 世纪末以来，一直将公司视为"人"，所以这种评估方式很公平。"从这个角度来看，"他告诉我，"许多公司都符合'社会性病态'的标准。它们做事不讲良心——不关心它们的行为给别人造成什么后果，不在乎社会规范和法律法规，也不会感到内疚或悔恨。"从精神健康的角度来看，这是无可辩驳的论断，不然我们该如何看待如此不负责任，拥有无限权力，非常乐意掩盖真相、传播谎言，散播疾病和死亡的"人"呢？

如果有人还想听听其他人的意见，纽约精神分析师史蒂文·赖斯纳（Steven Reisner）有话要说。 ㊀ "自恋和社会性病态是美国企业界的典型特征，"他对我说，"但在 21 世纪的美国，认为自恋和社会性病态是疾病则是完全错误的。在今天的美国，自恋和社会性病态只是**策略**，而且是非常成功的策略，尤其是在商业、政治和娱乐领域。"有人认为这些反社会特质在某种程度上是不正常的，我们可以称这种想法为"关于异常的迷思"；更确切地说，这些特质就是正常的。

为什么企业会采用这种策略？肆意妄为的自由市场意识形态的守护者、诺贝尔经济学奖得主米尔顿·弗里德曼（Milton Friedman）没有对此做太多说明，也没有提出任何道德上的制约机制。"这个嘛，首先，请告诉我，"他曾经在一

㊀ 赖斯纳是《疯狂：播客》（*Madness: The Podcast*）的主持人，从非常有趣的视角探讨"心理学和资本主义的碰撞"。

次访谈中说，"你知道有哪个资本主义社会不是靠贪婪运转的吗？……世界就是靠着个人追求各自的利益来运行的。"[12] 弗里德曼还制定了一条铁律："企业有且只有一种社会责任，即利用其资源并从事旨在增加其利润的活动。"[13]

巴肯告诉我，他最初把公司想象成一种不健康的生命形式，困扰着"基本健康的社会"。他已经不再这么想了。"病灶已经转移了——病原体已经感染了宿主。"他说。

$\sim$

在写到这里的时候，气候危机正在摧残世界上的许多地区，威胁着地球上的生命，这是人类面临的最严峻、最可怕的挑战。在我看来，没有任何问题能像气候危机一样，如此生动地说明企业中的那些人的社会性病态行为所带来的后果。那些人早就得到了足够的预警，但几十年来，他们为了利益或权力，毫不重视或彻底否认这些威胁。

1800 年，伟大的德国博物学家、地理学家亚历山大·冯·洪堡（Alexander von Humboldt）在看到委内瑞拉殖民地种植园对环境造成的破坏后，率先对人类活动的气候影响发出了警告。他预言道，我们对生态环境的破坏可能会"对子孙后代产生难以预见的影响"。[14] 两个多世纪后，来自 153 个国家、超过 1.1 万名顶尖科学家认为，有必要发出一条紧急警告。"我们明确而毫不含糊地宣布，地球的气候正面临着紧急情况，"他们写道，"为了确保可持续的未来，我们必须改变生活方式。（这）需要我们极大地改变全球社会的运作方式，以及与自然生态系统的互动方式。"[15] 40 年前，第一届国际气候会议在日内瓦召开，但在很大程度上被忽视了。从那以后，世界各地的科学家、社会活动家、医疗卫生专业人士一次又一次地发出警告。1992 年，早在气候运动倡导者格蕾塔·通贝里（Greta Thunberg）指责世界各国政客未能保护气候之前（事实上，是早在通贝里出生之前），12 岁的加拿大社会活动家塞弗恩·卡利斯-铃木（Severn Cullis-Suzuki）就在里约热内卢举办的第一届联合国地球会议上向与会的各国领导人发表了讲话。"今天来到这里，我别无所求，"她说，"我是来争取我的未来的。失去我的未来，与一次选举落败不同，也和股票市场跌几个点不同。我来这儿是为了子孙后代发声。"我们知道，面对一场即将到来的灾难，我们都做了什么——或者更确切地说，我们没做什么。这场灾难正威胁着全世界人民的福祉，威胁着我们生存的基础。

"健康与气候变化密不可分。"2014年《美国医学会杂志》发出警告。气候变化对健康的影响是有据可查的。四年后，《柳叶刀》报道："自1990年以来，世界各地都越来越容易出现极端高温天气，与2000年相比，2017年遭遇热浪事件的人数增加了1.57亿。"[16] 就在最近，包括《柳叶刀》《英国医学杂志》(British Medical Journal) 和《新英格兰医学杂志》(New England Journal of Medicine) 在内的200家国际卫生期刊的编辑，发出了《华尔街日报》所称的"前所未有的呼吁"。他们称未能应对气候危机是"对全球公共卫生的最大威胁"。[17] 气候变化的危害包括急性和慢性身体疾病，比如心血管疾病、感染易感性，以及精神健康方面的挑战。患有心脏病、肾脏疾病、糖尿病和呼吸道疾病的人所面临的风险尤其严重。粮食和饮用水的不安全就不用说了，两者都是影响数百万人的重大压力源。

社会正在故意且无情地漠视地球的健康。这种漠视的背后推手，是一些社会性病态的强大实体，它们正在荼毒这个星球。"石油公司投入了数十亿美元来阻挠政府的行动。它们资助智库，付钱给退休的科学家和冒牌的草根组织，让这些人对气候科学提出质疑和污蔑。它们资助政客，尤其是美国国会的政客，以阻止国际社会对于减少温室气体排放的努力。它们斥巨资洗白自己的公众形象。"《卫报》在2019年这样报道，《纽约时报》和许多其他刊物也对这种情况进行了大量报道。我们谈论的不仅仅是过去：在2020年，前100强或更多美国公司的政治捐款，主要流向了曾经拖延气候立法的立法者。毫无疑问，这些企业之所以如此慷慨大方，在很大程度上是因为它们确信，这些政客也会大力支持大企业的利益。与经济收益相比，气候变化嘛，实在是微不足道。

～

　　从医学角度来看，乔尔·巴肯关于病灶转移的言论实在是再确切不过了。如果体内的一个细胞开始疯狂增殖，以牺牲整个有机体为代价，破坏附近的组织，并扩散到其他器官，剥夺身体的能量，使其失去防御能力，并最终威胁其生命，我们就会把这种不受控制的生长称为癌症。这种不正常的恶性转变正在困扰我们的世界，而这个世界是按照一个似乎与生命本身背道而驰的体制来运行的。异常已经成了常态，不自然的现象已经变得不可避免了。

　　在利润的逻辑里，贪婪就是最高信条，对健康的危害只不过是附带损害。"并不是他们想让你死。"内分泌学家罗伯特·卢斯蒂希用讽刺的口气安慰我说，"他们只想要你的钱。他们只是毫不在乎你。"

第 22 章

受到攻击的自我意识

种族和阶层是如何影响身心的

> 当爸爸说我们是印第安人时，弟弟举起手，含着泪水问爸
> 爸："但我们还有一部分是人，对吧？"
>
> ——海伦·诺特，《穿着我的鹿皮鞋》(*In My Own Moccasins*)

作为一个在战后匈牙利长大的孩子，在种族灭绝之后，我的大家庭和社区中的大多数人都死了，我经常因为自己的民族而受到侮辱。我永远不会忘记，一位朋友是如何为我辩护的。"别欺负他，"他斥责那些恶霸，"他是犹太人又不是他的错。"很长一段时间以来，我一直背负着这个无可非议的"错误"所带来的耻辱，忍受着别人对我的眼色。

尽管早年有过被视为"他者"的亲身经历，但从青春期起，我在主流文化中作为特权成员（北美洲的一个有着白人外表的中产阶层男性）的地位，也渗透到了我对世界的看法之中。对于其他背景的人背负着什么负担，他们必须忍受什么样的苦难，我仍然不甚了解。我们中的特权阶层很容易认为，我们所行走的街道与其他人是一样的。虽然在地球的卫星地图上可能的确一样，但

在现实层面却并非如此。加拿大的原住民或美国的黑人，与他们的白人同胞脚下的土地是一样的吗，面临的日常障碍，以及经历的困境是一样的吗？当然不一样。

黑人革命领袖马尔科姆·X（Malcolm X）死后，他的自传出版了。在自传前面部分，他回忆了他在试图按照一个排斥他的社会的标准重塑自己时的自卑。年轻的时候，他喜欢"化学直发"，即用化学物质灼烧头皮，以消除头发的自然卷曲。"这是我走向堕落的一大步，"他写道，"为了让头发看起来像白人的，我灼烧了自己的肉体——没开玩笑。"[1]许多年后，马尔科姆向他演讲的听众发起挑战，要求他们正视自己的自我厌恶。"是谁教你讨厌自己头发的质地？"他问道，"是谁教你讨厌自己的肤色，以至于你要漂白自己的皮肤，变得像白人一样？是谁教你讨厌自己鼻子和嘴唇的形状？是谁教你讨厌自己从头到脚的每一个部分？"读到这些话的时候，我不禁皱起了眉头，因为我太在意自己那辨识度极高的东欧"民族"形象了。

马尔科姆的尖锐问题，探讨的远不止是精神或情感上的自我概念。自我排斥具有一种强大的生理影响，与健康的各个方面都有关系。从他很小的时候起，这种影响就已经存在了，这是种族主义最直接、最深刻的影响之一。

加拿大医生克莱德·赫茨曼（Clyde Hertzman）博士㊀提出了"生理嵌入"（biological embedding）的概念。他用这个词表达的意思，正是我们在本书中以各种方式探讨的问题：用他的话说，我们的社会环境和经历，"在生命早期就开始影响我们的身心了"，从而塑造了我们的生理与发展过程。赫茨曼所说的"影响身心"并不是比喻，而是指生活事件对皮肤、神经系统和内脏有着实实在在的影响。例如，在加拿大，原住民比其他民族患病更多，死得更早，这并不是基因所决定的命运。种族主义和贫穷的确会在很多方面影响人们的身心。

本章从创伤的视角，简短探讨了一个很大的问题：种族和经济地位这两个

㊀　在 59 岁去世之前，赫茨曼博士一直担任不列颠哥伦比亚大学卫生保健与流行病学系教授，以及加拿大人口健康与人类发展首席科学家。他因为探索决定健康的社会因素而享誉国际。

决定健康的主要社会因素是如何嵌入我们生理中的。我会在下一章探讨第三个
因素——性别。尽管我把这些因素分开讨论，但不要认为它们是独立的因素，
那是一种谬误。对于许多人来说，这些因素是相互交织、共同作用的，以至于
几乎无法分清哪些因素各自发挥了什么作用，因此才有了"交叉性"这个词。

　　我有一位来自英国的非裔加拿大朋友，叫瓦莱丽·梅森－约翰［Valerie
Mason-John，也叫维摩拉萨拉（Vimalasara）］。维摩拉萨拉是一位公共演说家、
正念教师和作家，他们⊖就亲身体会过上述四种因素的交叉作用。所有这些因
素导致了他们的暴食症和物质成瘾，这些问题始于他们小时候在英国埃塞克斯
郡巴金赛德地区的巴纳多孤儿院所经历的种族歧视。"有一个孩子每天都会过
来对我说，'嘿，怎么样？黑鬼——回你的黑老家，吃你的玉米片去吧，明天
早上你就白了'。那些话很残酷。"维摩拉萨拉告诉我，"人们一直说我的手看
起来像猴子。在四岁的时候，我开始尝试漂白自己的皮肤。"现在他们成了加
拿大的成年公民，他们说："根本不可能将我的性取向和我的性别、种族区分
开来——当有人谈到我的时候，所有这些因素都会同时产生影响。这些交叉在
一起的因素影响了我的一生。谁知道我早上走出家门的时候，我会因为哪种身
份而受到压迫。有时是所有身份，有时只是其中的一种，但不断让他人感觉到
威胁的身份，是我的黑色皮肤。"

　　美国黑人作家塔那西斯·科茨（Ta-Nehisi Coates）精炼地说道："种族是
种族主义的孩子，而不是种族主义的父亲。"换言之，种族这个概念本身，就
源于种族主义者扭曲的想象。虽然种族主义的影响是真实存在的，但从生理或
遗传的角度来看，种族并不存在。肤色、身体形态或面部特征的表面差异并不
会制造"种族"之分。从历史上看，种族的概念源于欧洲资本主义掠夺财富的
冲动，它们为了自己的利益而征服、奴役，并在必要时灭绝其他大陆的原住民
（从非洲到澳大利亚，再到北美洲的原住民）。的确，"种族"这个词在18世纪
后期被创造出来之前，没有以任何有意义的方式存在过。从心理的角度来讲，

⊖　维摩拉萨拉喜欢用"他们"这个代词来指代自己。这里用到的种族歧视用语已经过他们的明确
　　许可。

在个人层面上，种族主义的"他者化"能消除自我怀疑：就算我自我感觉不好，至少我可以比**某些人**优越，并通过声称自己比他们优越而获得一种权力感和地位感。"反犹主义者，"法国哲学家让－保罗·萨特（Jean-Paul Sartre）写道，"是害怕的人。当然，他害怕的不是犹太人，而是害怕他自己和他的自我意识，害怕他的自由、他的本能、他的责任、他的孤独、他的变化、他的社会、他的世界……犹太人的存在，只不过是让反犹主义者得以借此消除他的焦虑。"[2] 种族主义的有害影响源于它的本质——根据你的自私、怨恨和扭曲的幻想，来看待和对待在本质上与你没有区别的人。杰出作家詹姆斯·鲍德温（James Baldwin）曾说过："白人要做的，就是扪心自问，为什么有必要制造出来一个以 n 开头的种族⊖。如果你们这些白人创造了他们，那你们就必须问问自己为什么。"

回想起小时候身为犹太人的耻辱，我完全认同美国黑人心理学家肯尼思·哈迪（Kenneth Hardy）⊖的一个很有冲击力的理念："受到攻击的自我意识。"哈迪博士说，在这种状态下，"一个人的灵魂被永远地刺伤了……如果一个人对自我的定义是由他人决定的，就会导致这种现象。在这种情况下，我的自我意识是由'我不是什么'来决定的，而不是由'我是什么'来决定"。他补充道："这样一来，'我是谁'就成了我对于自身定义的反应，这始终是对其他事物的反应。"[3]

作家海伦·诺特有丹扎族（Dane-zaa）、内希约族（Nehiyaw）和欧洲血统，也是现代加拿大原住民，她很了解这种自我被侵犯的感受。"在八年级的社会研究课上，我成了'他者'。"她写道，"流浪者、印第安野人、无情的印第安野蛮人。"[4] 外界的偏见定义了她，给她带来了羞耻感和压力，这些羞耻感和压力击穿了她的核心自我意识，这是必然的。

2019 年冬天的一个早晨，就在我读过她富含诗意的、关于创伤、成瘾和救赎的回忆录《穿着我的鹿皮鞋》之后不久，我在 Zoom 视频会议中结识了诺

⊖　对黑人的蔑称以 n 开头。——译者注
⊖　肯尼思·哈迪博士是艾肯伯格社会正义学院的院长，也是费城德雷塞尔大学婚姻家庭治疗教授。

特。"我对他者化习以为常了。"她说,"这种现象存在于我的家庭里,也体现在家人与外部世界的互动方式里。我妈妈说过很多类似这样的话,'你的肤色不够深,也不够白'。无论你走到哪里,只要你走进一个房间,你就总能意识到你身上的他者。你坐在某个地方,心里就会盘算,'这地方安全吗,在这儿能说我想说的话吗?我应该低调一点儿,还是可以显眼一点儿?'这几乎是一种无意识的思考,几乎在任何时候我都会考虑自己的安全。"

诺特一直在思考,种族主义的印记是如何留存在她生活中的女性身上的。她说:"这种印记甚至会体现在她们的身体在(白人主导的)公共空间里的变化上。"她给我举了一个生动的例子:"从我记事起,每当我奶奶走进食品店的时候,她就会突然……肩膀下垂、低头面向地板。她不与人目光交流,只会拖着步子往前走。只要进入比较大的公共空间,她就会变成这副样子。她整个人都变了。在那些地方以外,她一直是我们的女族长,她是所有空间里的**支柱**。她是那个讲故事的人,她是那个叫人们过来,让他们做这个做那个的人。在她的晚年——她现在已经79岁了,事情在过去几年里发生了一些变化。她变得开明了一些,因为她觉得,'我已经不在乎了'。"

当有人问哈迪博士,为什么他"总是提起种族问题"时,他给出了一个既坦率又符合医学原理的回答:"如果我不提出来,我体内就会产生生理问题。"情绪压制及其生理伤害,的确是种族主义造成的诸多创伤之一。我们在第3章提到,种族主义能缩短人的生命。一项研究检查了美国黑人男性的端粒(能够保护染色体)。该研究发现,明确的种族主义经历,**以及**自我意识受到攻击,包括对种族主义偏见的内化,能够"共同作用,加速生理的衰老"。[5]

社会上根深蒂固的偏见,无论是微妙的还是明显的偏见,都会对健康造成巨大的伤害,直到最近,还很少有人提及这种伤害。这种对伤害的沉默(不是科学上或数据上的沉默,而是公共话语权上的沉默),最终在2020年5月,乔治·弗洛伊德(George Floyd)被谋杀,以及新型冠状病毒出现后被打破了。前者,只是无数针对手无寸铁黑人的杀戮事件的其中一件。这件事让全世界数百万人认识到了西方社会根深蒂固的、恶毒的种族不公,这种情况在美国最为严重。后者清晰无误地表明，美国警察暴力执法只是致命种族主义的一个载体。拉丁裔和美国黑人感染新冠的可能性是普通美国人的三倍，死于这种疾病的可能性则是普通美国人的两倍。在英国，由于住房条件恶劣、经济地位低下，以及歧视和不平等造成的既有健康问题，有色人种人群感染新冠的比例也大得多。

在这些研究和令人沮丧的统计数据背后，是许多伟大作家用苦涩笔触描绘过的真实而痛苦的人生。例如，塔那西斯·科茨曾在巴尔的摩市中心度过了自己的青春岁月。没有任何一篇研究论文能比他对那段时间的回忆更有力地描绘出限制、匮乏、恐惧和被压制的怒火等充满压力的经历："我们走不出去了。我们脚下的土地满是地雷。我们呼吸的空气里充满了毒素。糟糕的饮水阻碍了我们的成长。我们走不出去了……如果我不够暴力，就不能保护自己的身体。如果我太过暴力，就会毁掉自己的身体。我们走不出去了。"[6]

"在美国，毁掉黑人的身体是一种传统——**这是一种传承**。"科茨表示。在过去，暴徒横行、滥用私刑；时至今日，官方许可的暴力依然存在。尽管这些暴力对黑人的伤害最为明显，但种族主义给黑人身体直接打上的烙印，产生了更为隐蔽，甚至更加广泛的影响。重要的是，这种影响似乎从一开始就存在于人的生理机能中了。"心脏病、糖尿病、肥胖症、抑郁症、物质滥用、早逝、伤残退休、加速衰老、记忆丧失，这些都是早年生活中的社会决定因素。"克莱德·赫茨曼指出。[7]不出意外的是，美国黑人患糖尿病、肥胖症和高血压的可能性更高，并且更容易患上危及生命的并发症，比如中风（他们患这种病的风险增加了一倍）。例如，居住在美国东南部的一名40岁非裔美国男性，他中风的可能性与居住在同一地区的50岁白人男性相当，与居住在中西部的60岁白人男性相当。回顾研究文献，我发现的最令人震惊的一点是，在儿童和青少年身上就已经可以测量出血压的种族差异。[8]为什么？高血压中的"高"意味着"过多"，"压"意味着"压力"，种族歧视导致了这种情况。出于类似的原因，美国黑人儿童死于哮喘的可能性是非黑人儿童的6倍。[9]

这些情况与本书中的内容是一致的。对于年幼的孩子来说，在他们的社会环境中处于被压迫的地位（无论是在家庭里，还是在教室里），都会导致心血管、神经和激素系统对压力产生反应，并增加患慢性疾病的风险。对于成年人来说也是如此。对个体真实性的压制，会对生理机能造成严重破坏，从而导致疾病；更大的破坏也会接踵而至，因为人的身体是归属于群体的，群体中的自我压制则是系统性的，往往是由大规模的暴力所强加的。

詹姆斯·鲍德温曾说："在这个国家，作为一个黑人，如果要保有一定程度的自我意识，就意味着几乎在每时每刻都处于愤怒之中。"鲍德温是在 1961 年说的这句话。几十年来，美国的民权运动取得了进步，后来又有了一位黑人总统，但这些话依然属实。鲍德温也明白，即使愤怒是发自内心的，人们也不能仅停留在愤怒的情绪里。接下来，他说，"第一个问题"就是"如何控制那种愤怒，让愤怒不至于毁掉你"。[10] 我相信，这种愤怒，以及更重要的是，美国社会对这种愤怒的压制（社会害怕黑人的怒火，并且会惩罚愤怒的黑人），导致了美国黑人男性死于前列腺癌的风险和黑人女性死于乳腺癌的风险上升。

这种种族差异与遗传无关，也不受经济的影响，例如，前面提到的黑人女性患乳腺癌的风险上升是不分阶层的。在分娩前后，黑人母亲的死亡率是非西班牙裔白人母亲的 3～4 倍。黑人婴儿的死亡率至少是白人婴儿的两倍——这是另一个不受教育水平和社会经济地位影响的趋势。哈佛大学陈曾熙公共卫生学院最近在杂志上发表的一篇文章警告说："简而言之，在最严重的情况下，对黑人女性来说，**生育可能相当于被判了死刑**，这种情况远比白人女性严重。"[11] 我们怎能不为这一发现感到震惊：如果黑人母亲有一个非黑人的医生，黑人婴儿的死亡风险就会增加一倍。可以说，这就是所谓的婴儿"刑"，这是对生而为黑人这一"罪行"的惩罚。[12] 对于白人婴儿来说，医生的种族无关紧要。简而言之，"威胁非裔美国妇女和婴儿生命的是种族主义，而不是种族本身"，这是近期一篇考察多项研究的综述得出的结论。[13]

我们已经看到了情绪压力是如何"影响身心"的，而种族主义就是其中最严重的压力：触发促炎基因，导致染色体和细胞的早衰，导致组织损伤、血糖升高、呼吸道狭窄。即使**没有**经济上的劣势，种族偏见的压力也会随着时间的推移而增加，从而毒害身体，削弱其维持自身机能的能力。这种适应负荷，这种损害，会让人不堪重负。如果我们去测量所谓的生物标记，如血压、应激激素、血糖指标、炎性蛋白和脂质时，黑人的这些指标明显高于白人，而黑人女性的指标始终高于黑人男性。在黑人与白人群体中，穷人的指标都高于经济条件优越的同胞，但**不贫穷**的黑人指标高的可能性比**贫穷**的白人更大。不贫穷的黑人女性与不贫穷的白人女性之间的差异尤为明显，这再次说明了种族与性别之间的交叉作用，两者决定了这个依据种族分层的社会的大众健康。[14]

"当种族主义成为一种社会机制的时候，就会产生代际创伤。"田纳西州的心理治疗师埃博尼·韦布（Eboni Webb）对我说。当我们在用 Zoom 视频通话的时候，她柔和的声音也无法掩盖她家族历史中的残酷现实。"我们家女性的肤色很浅，"韦布说，"我们没有自愿让白人血统进入我家，我们是被迫的。我们家的几代女性都遭受过残酷的对待。这种攻击本身就是创伤，但这种创伤也是我们被迫保护自己的方式。我记得父母曾告诉我，如果在学校发生了什么事，我可以回家去哭，不要在那儿哭。谈论情绪是会带来创伤的。如果一个人不能把他所有的情绪表现出来，那会怎样？对于抚养孩子的有色人种来说，他们看待世界的态度不是'种族主义是存在的'，而是'种族主义可能危及生命'。我们的童年经历，就是学习如何按照我们的生存防御原则生活，这一点一直都没有改变。我们不能奢望用理想的方式来抚养我们的孩子。"按照生存防御原则生活，必然会导致人体应激系统终生激活，带来多种后果。

$\backsim$

1957 年，我 13 岁，我和近 3.8 万名匈牙利同胞来到加拿大。正如加拿大国歌里唱的那样，北方似乎真的很忠诚、强大、自由。我不知道的是（也没有人谈论），就在同一年，当我们适应不列颠哥伦比亚省的优渥生活时，卡林，一个第一民族的 4 岁孩子，在去离我住处不远的一所寄宿学校上学的第一天，她的舌头就被大头针扎穿了——那还是一所联邦政府授权的、教会经营的学校。她的罪过就是在教室里说母语。在整整一个小时里，这个小女孩不能把舌头缩回嘴里，因为她害怕刺到嘴唇。不久之后，折磨她多年的性虐待就开始了。到9岁时，卡林就已经开始酗酒了，后来开始依赖阿片类物质来缓解痛苦。不久前，我在一个治疗仪式上遇见了她。当时她激动地哭泣着、颤抖着，把她的故事告诉了我。我以为我听到了所有实情，但我没有。如今她做了祖母，并且多年来一直滴酒不沾，但当她看到自己的孙辈因毒瘾而痛苦不堪时，她很难过。对她来说，加拿大的国歌是一个残酷的骗局：并没有所谓"强大、自由，忠诚的北方"，现在也依然没有。

这就是加拿大的真相。尽管看不起美国人是全加拿大人的普遍情绪，但我们并没有资格觉得自己更好。警察对原住民和有色人种怀有偏见，并且对他们使用野蛮的暴力，这种现象也是臭名昭著的。这个国家近30%的服刑人员是原住民，而他们只占总人口的不到5%。[⊖]

在温哥华市中心东区，我那些贫困、成瘾的患者中，大约也有30%的人是原住民，他们继承和背负了殖民历史的有害遗产：种族灭绝与驱逐；社群生活毁灭；几十年来，原住民儿童被强行安置在国家强制设立的、严格的基督教寄宿学校里，法律禁止将原住民语言和文化带入那些学校，否则这些儿童将受到惩罚，然而骇人听闻、根深蒂固的性虐待陋习在那些学校中盛行；在所谓的"抢孩子的60年代"[⊖]，加拿大儿童福利机构（离谱！）从无数家庭中绑架了成千上万名第一民族儿童，并将他们安置在非原住民家庭里；保留地的生活环境极其恶劣；持续多代的创伤；有些经济项目持续侵占和污染原住民土地，让遥远的公司获利。2021年，在加拿大各地的寄宿学校旧址发现了数千具小孩的尸体，让全世界震惊不已。据了解，还有数千人失踪，这些人的遗体至今尚未找到。这些孩子的死亡，让他们的家庭和社群铭记于心、悲痛万分。直到最近，为此事负有责任的政府和教会机构才正式承认这些人的悲剧。截至2021年年底，已经有近2000个无名坟墓被发现。还有5000 ~ 10 000个这样的坟墓可

⊖ 在女性服刑人员中，这个比例为50%。

⊖ 事实上，这种现象至少持续到了20世纪80年代。

能存在，有待发现。

我们第一民族的健康与生活条件令人愤慨，而各级政府长期未能纠正造成这种状况的社会、经济和文化环境，更是莫大的丑闻。原住民居民的寿命比其他加拿大人短 15 年，他们的婴儿死亡率要高出 2 ～ 3 倍，2 型糖尿病的发病率是其他加拿大人的 4 倍：然而这个族群在一个多世纪以前，从来没见过糖尿病。[15]血糖升高是他们面临的最不重要的问题：糖尿病是失明、心脏和肾衰竭与截肢的主要原因。第一民族的人在 40 多岁时就会患上这种疾病，而在其他族群中，大多患上糖尿病的人都已经 80 多岁了。原住民的患病率还在上升。"截至 2005 年，"一项 2010 年的研究发现，"在 60 岁以上的第一民族人群中，近 50% 的女性和超过 40% 的男性患有糖尿病，而 80 岁以上的非第一民族男性患病率不到 25%，非第一民族女性患病率不到 20%……糖尿病正在第一民族的成年人中大肆流行，这种病对育龄妇女的影响尤其严重。"[16] 1994 年的一篇论文指出，加拿大一些原住民社群（第一民族、因纽特人、梅蒂斯人）的青年自杀率，比世界上所有其他具有独特文化的群体都要高。[17] 这种情况将持续存在。

埃丝特·泰尔费瑟斯（Esther Tailfeathers）博士是阿尔伯塔省"血族保留地"（Blood Tribe Reserve）的一名原住民医生，这个社群有着严重的物质依赖问题。她曾两次邀请我去那里，支持他们的成瘾治疗项目。其中一次，就是在这个 7500 人的社群三个月内有 20 人因服药过量而死亡之后。⊖我问泰尔费瑟斯博士（她现在是一名功成名就的专业人士），作为一名原住民在加拿大长大是什么感觉。"有时很可怕。"她说，"我们是第一批搬到卡兹顿城里租房子的第一民族家庭。当时没有校车，但学校在城市的另一边，所以我不得不走很远的路回家。一年级的时候，我记得曾有一群孩子尾随我一路到家。那群孩子的头儿捡起一块大石头扔向我，然后所有其他孩子也都开始朝我扔石头。那是

⊖　相比之下，拥有 500 万人口的不列颠哥伦比亚省，在 2020 年 7 月有 170 人因服药过量而死，这是有史以来最高的数据。按照这种悲剧在"血族"（Blood Tribe）中的发生率，相当于不列颠哥伦比亚省在一个月内死了 4000 多人。

我关于霸凌和仇恨的第一课。"但不是最后一课。"在我大约 19 岁的时候，我们举行过一次大规模的土地所有权抗议。我被皇家骑警⊖打了，还被关进了监狱。"

"可悲的是，"她补充道，"你以为事情会有所改善，因为我们都知道发生了什么，从寄宿学校事件开始，以及随后发生的一切。我认为情况没有改善，反而变得更糟了。"

1848 年，27 岁的柏林医生鲁道夫·菲尔绍（Rudolf Virchow）被派往上西里西亚调查一场致命的斑疹伤寒疫情。当时，这种细菌一直困扰着德国那个贫困的、主要讲波兰语的地区。除了提出对抗这种流行病的医学建议之外，菲尔绍还呼吁进行社会、政治和经济改革，引起了轩然大波。这些改革措施包括将波兰语作为官方语言，政教分离，建立基层组织，男女免费教育，以及最重要的是，"**自由和无限制的民主**"。

如今被尊为现代病理学之父的菲尔绍，蔑视任何将健康与社会环境和文化分开看的观点。"医学不知不觉地将我们带入了社会领域，让我们直接面对这个时代的重大问题。"他写道。当有人质疑菲尔绍的建议更多地与政治有关，而与医学关系不大时，他说出了那句经典的反驳："医学是一门社会科学，而政治不过是大规模的医学。"

尽管菲尔绍声名远扬，但近两个世纪后，国际上的许多医生和科学家，在传授菲尔绍从研究中获得的宏观经验时仍然寸步难行，因为政治、专业领域和社会各界对于他们的努力依然无动于衷。当代流行病学家迈克尔·马尔莫（Michael Marmot）爵士⊖研究了社会阶层对健康的影响，他发现"不平等和健

⊖ 皇家骑警（RCMP）：加拿大皇家骑警。从成立之初到今天，这个备受尊敬的加拿大国家警察组织的任务之一，就是在白人接管原住民的土地和资源时，镇压他们的反抗；在寄宿学校时代，甚至还要镇压原住民的孩子。

⊖ 迈克尔·马尔莫爵士是伦敦大学学院流行病学和公共卫生教授，2015 年曾担任世界医学协会主席。

康问题几乎无人关注，只有少数先驱者才会谈到资本主义的罪恶"。[18] 几十年来，他的发现发表在了许多论文和书籍中，充分证明了社会鸿沟与健康差异之间的关系。

我们没必要复述科学的细节。不平等和贫困会引发一系列我们早已熟悉的问题，包括基因功能紊乱、炎症、染色体和细胞老化、生理耗损、激素紊乱、心血管方面的影响、免疫功能衰退。这些问题结合在一起，会导致疾病、残疾和死亡。无论是在子宫内，在童年还是整个青春期，所有这些问题都会深刻地影响人的生理机能，而生命中任何阶段的逆境或威胁，都会进一步加剧这些问题的影响。例如，对于经济地位较低的儿童来说，他们的应激激素水平要高得多，而这是未来患上诸多疾病的生物学风险。[19]

虽然我们加拿大人为公共医疗保健系统感到自豪（这是理所当然的，尤其是当我们把目光投向北纬 49 度以南，看着丛林法则盛行的泥沼时，这种优越感便油然而生），但研究表明，最多只有大约 25% 的人口健康得益于医疗保健。人口健康的 50% 是由社会和经济环境决定的。[20]

在我看来，有充分的理由认为，即使这个 50% 也是被严重低估的。一位演讲者在 2014 年芝加哥的一届卫生会议上断言："告诉我你的邮政编码，我就能告诉你能活多久。"芝加哥最贫穷和最富有的社区之间的预期寿命差距接近 30 年。[21] "这差不多是伊拉克和加拿大的差距，只不过这些社区仅仅相隔几英里。"我的一位医生朋友评论道。那些因爱国情怀而沾沾自喜的加拿大人，或许可以看看加拿大在 2006 年做的一项类似研究。在萨斯卡通市，生活在最贫困社区里的人，在任意一年里的死亡率是普通人的 2.5 倍。市中心的婴儿死亡率，是富裕郊区的 3 倍。[22]

1974 年，本书提到过的人类学家阿什利·蒙塔古创造了"社会源性脑损伤"（socialgenic brain damage）这个术语。我们目前的技术已经证明，有压力的环境（包括贫困）的确会干扰大脑发育。最近，有一位科学家把贫穷称为"神经毒素"。对于来自贫困家庭的儿童和青少年的大脑扫描显示，他们大脑皮层的表面积减少了，海马和杏仁核也缩小了，而这些皮层下区域与记忆形成、情绪加工有关。[23] 研究发现，青少年大脑的血清素系统会受到贫困压力的损害，从而增加了他们情绪动荡的风险。[24]

多伦多医生加里·布洛克（Gary Bloch）一直在为内城区的贫困人群服务。他在医学界内外发起了一场运动，以提高人们对于贫困、种族、性别上的不平等的认识，帮助他们意识到，这些因素是如何相互作用，从而促成疾病的。他希望医生认识到，贫穷是健康状况不佳的一个风险因素，就像他们看待高血压、吸烟或不良饮食习惯一样。当然，在现实情况下，所有这些因素往往是一同出现的。47 岁的加里和蔼可亲，笑容灿烂，待人真诚，是我们家的老朋友。他会给人们开膳食补充剂的处方，并把患者转介给财政援助工作者，以帮助他们解决补贴和税收问题——他会做任何能够帮助人们缓解贫困的事情。他分享了从一位社会工作者那里听来的一个故事，这个故事很能说明问题。"有一位医生说，'服用这种抗生素一日三次……饭后服用'。我听了总会笑得直不起腰来，我认识的那些收入很低的女人也会笑，'别提了，饭后，他在说什么，哪来的三餐？**什么时候吃饱过**？'。另一个医生说，'我有一个住在多伦多收容所的老年患者，他需要吃药治疗糖尿病……他年纪大了，行动不便，而且他从不吃他的糖尿病药，因为这种药物的副作用会导致他腹泻，而他和 60 多个比他年轻的人住在同一个收容所里，那里只有两个厕所……如果有了内急，他根本没机会抢到厕所，所以他不打算吃药'。"

"我一直在强调，有一点还没有引起我们的重视，那就是知道社会问题如何影响人的健康，以及知道如何应对这些问题之间的联系。"加里对我说。在当前的社会环境中，这是一项难以完成的任务。"社会创伤是我一直在处理的问题。"他说，"说实话，我不记得在医学院有人教我这些。传统的知识体系、医学文化并没有把干预社会问题作为医学的核心部分。社会创伤就像是一头巨大的野兽，我几乎可以真切地感受到它有多么强大和真实。试图面对这个对手是令人生畏的。"

加拿大卫生专家丹尼斯·拉斐尔（Dennis Raphael）讽刺地说，如果卫生专业人士把社会因素牢记在心，他们就不会再发布诸如"禁止吸烟"之类的禁令，而是到处张贴"禁止贫穷"的禁令，并且开出相关的处方："不要住在潮湿的劣质房屋里""不要从事压力过大、工资过低的体力活""不要住在繁忙的主干道或有污染的工厂附近""可以去国外度假，享受日光浴"。[25] 换句话说，就是要移民到一个更善良、更理智、更平等的平行宇宙去。

不平等这头巨兽有着许多触手，可以从人们的生活中榨取活力。不平等的生理作用并不会只影响非常贫穷的人。在物质主义原则所主导的社会中，人在社会阶梯上的相对位置，能够预测所有阶层的健康状况。社会等级与健康之间的联系被称为**社会梯度**（social gradient），这是一条贯穿社会各个阶层的斜坡。其原因很容易理解。地位赋予了人们或高或低的掌控感，而我们已经知道，缺乏掌控感会引发生理压力和疾病。迈克尔·马尔莫著名的白厅研究（Whitehall study）证明了这一点。该研究发现，英国公务员的地位与他们患心脏病、癌症和精神疾病的风险是相关的。[26] 职位越低，风险越高，这种关联不受吸烟等行为因素或血压的影响。这还是在一群经济相对安全、有体面工作的中产阶层职员中的情况！"清空受污染的建筑，比改变社会结构容易。"另一位研究不平等的著名学者、英国流行病学家理查德·威尔金森（Richard Wilkinson）评论道："我们可以推测，如果死亡与疾病的社会梯度的斜坡反过来，也就是地位最高的人状况最差，那社会的反应会有多大的不同。"[27]

最后要提到的是，在一个以竞争和物质主义价值观为基础的文化中，我们不仅要面对实际的物质条件（尽管物质条件很重要），还要看到人们受到了何种诱导，进而如何**看待**自己。如果我们根据经济成就来评价自己，或别人据此来评价我们，那么处于金字塔的较低位置（即使这个位置相对稳定），这件事本身就是一种损害健康的压力源。用神经科学家罗伯特·萨波斯基的尖刻措辞来说："如果有人经常向你显摆你所没有的东西，你的健康就会受到特别严重的损害。"[28]

The
Myth
of
Normal

第 23 章

社会的减震器
为什么女性的情况更不利

> 我的许多女性患者不知道如何用健康的方式表达愤怒。她
> 们被压制的愤怒导致了她们的抑郁。我相信，也导致了其他医
> 学症状。
>
> ——朱莉·霍兰（Julie Holland），医学博士，
> 《暴躁的婆娘》（*Moody Bitches*）

本章要解开一个明显的医学谜团：为什么女性远比男性更容易患上慢性身体疾病，为什么她们更容易被诊断出精神疾病？我会说："这显而易见。"因为根据我们对**身心统一性**和我们的生物心理社会性本质的理解，答案就在我们眼前，而且完全是可想而知的。我们之所以没有意识到这一点，完全是因为我们把父权文化中的"正常"视为理所当然。尽管几个世纪以来，女性一直在反抗和进步，但父权文化往往有着明确的权力作为支撑，也会受到男性下意识的影响。

我所说的"我们"，不仅指我的医学行业和整个社会，也是指我自己——

统治性别阶层中的一员，还有这种从属关系灌输给我的条件反射。事实上，对于性别平等，我嘴上说的话，比我有时做的事情要漂亮得多。一直以来，我需要（并且未来同样需要）一位非常坚强而坚定的女性——我的妻子蕾，来不断地提醒我（我需要的提醒太多了，远远超出了她的义务），在我们的个人关系中存在这种不够理想的现实。环顾四周，我感觉到，在我们的文化中，这种男人和女人之间的无意识交流每天都在发生，在这一点上，我和蕾也不能免俗。这种情况对两性都是有害的，但对于女性的身心健康尤其有害。

健康方面的性别差异是真实存在的，然而没有得到充分的重视。女性更容易患上慢性疾病，甚至早在年老之前就是如此。而且，她们健康不良和残疾的时间也比男性更长。"女性的情况更糟糕。"一位顶尖的美国医生近期写道。他指出，女性患慢性疼痛、偏头痛、纤维肌痛、肠易激综合征和类风湿性关节炎等自身免疫性疾病的风险要高得多。[1]第4章已经谈到，女性患类风湿性关节炎的可能性是男性的3倍，女性患红斑狼疮的可能性则高得离谱，是男性的9倍，多发性硬化的男女患病比例几十年来一直在上升。女性患与吸烟无关的恶性肿瘤的可能性也更高。即便是肺癌，吸烟的女性患这种疾病的可能性也比男性高出一倍。[2]女性患焦虑症、抑郁症和创伤后应激障碍的可能性也是男性的两倍。[3]"我们正在创造一种完全不正常的新常态。"纽约精神病学家、作家朱莉·霍兰在我们的访谈中说，"大概有1/4或更多的美国女性正在服用精神药物，但如果加上安眠药和抗焦虑药物，这个比例就更高了。在随便什么员工会议或者家长会上，都有大约1/4的人，也许更多，每天都要吃药来调节他们的感受和行为。"阿尔茨海默病和痴呆症似乎对女性的影响也更大，就像对美国黑人的影响一样。[4]

单就最后这一点，就足以引起我们的注意，因为它确实包含了一条重要的线索，告诉了我们这种情况出现的原因。毕竟，本书一直在探讨发展需求没有得到满足，以及压力和创伤所带来的生理影响。本书有一个贯穿始终的主题，那就是这种情绪困扰会经常引发炎症，以及其他形式的生理、精神伤害，这一点在科学上是毋庸置疑的。我们可能会问自己，各种肤色和阶层的女性，以及黑人群体，有哪些相同的负担和压力？对我来说，答案很明确：他们在西方文化中都受到了特殊的针对，这个文化不尊重人，反而贬低、扭曲甚至强迫人们压制真实的自己。如果这个评估是准确的，那我们就可以预见，随着各种压力相互交叉、相互叠加，疾病的发病率也会上升。事实的确如此，而且这种上升是巨大的。[5]

在上一章中，我们探讨了种族主义与不平等的生理嵌入，也探讨了由此引发的健康差异。在这里，我们顺理成章地要审视女性在父权社会中的压力。这些压力也会影响身心，对身体所有系统造成严重破坏，其中包括免疫系统。

在多伦多的一次卫生会议上，我见到了一位精力充沛的消防员。我姑且称她为莉兹，她当时38岁，来自曼尼托巴省，她向我讲述了她的健康问题。当时，她已经因为克罗恩病离职将近一年了。这是我们在第2章格伦达的故事中提到过的一种肠道自身免疫性疾病，其症状包括疲劳、便血和腹绞痛。在病情好转之后，莉兹又出现了创伤后应激的症状：令人衰弱的恐惧、可怕的幻想、失眠。"我每天都会发抖。"她对我说，"我很害怕一些事物，但我完全没有理由怕这些东西。我对自己产生了不信任，不知道自己在很多情况下会做何反应。我会突然哭起来，连我自己都不知道为什么……比如在公共场所的时候，或者在做事的时候。我有过自杀的念头。我用大量酒精来控制这些症状，于是我开始每天喝酒。"

不出意外，读到这里，读者应该已经知道，莉兹有过早年创伤。她在七岁时遭受过性虐待，这种侵犯在她的童年和青春期里多次发生。我们知道，性创伤是精神和身体问题的风险因素，女孩比男孩更容易受到这种创伤的影响。女性在童年之后，在私人生活与职业生活中都会不断面临性骚扰的威胁，这在我们的文化中，已经不再是一个秘密了。虽然"#MeToo"倡议的出现，为这一社会祸患带来了必要的关注，但这种情况长期以来一直存在。我妻子16岁的时候，曾在一家冰激凌店工作。有一次，老板（年纪大得足以做她祖父）和他儿子跟在她后面，她听到老板对儿子窃笑道："我很乐意上了她。""我很震惊，很恶心，很不舒服。"蕾回忆道，"我以前从未听过这种说法，但感觉很恶心。这完全是一种物化。我自然地保持了沉默。"或者，可以说这是不自然的，但无论如何，对于女人和女孩来说，这是一种非常常见的经历，以至于是完全"正常"的。全世界都是如此。[6]在这样一个性欲化的、充满威胁的环境中，广大女性的自我意识该如何才能避免遭到肯尼思·哈迪博士所提出的"攻击"（他认为这是种族主义给人留下的最深刻的一种印记），如何才能避免这种"被攻击的自我意识"给自己的身心健康造成严重的损害？[⊖]

我们越来越多地听说女性在警察和消防等传统的男性领域中所面临的危险。除了所有应急人员都会面临的次级创伤风险之外，工作中有害的男性气质也给莉兹造成了伤害，导致了她的肠道炎症和精神痛苦。如果她表现出脆弱的迹象，对她经常目睹的悲剧感到难过，她就会遭到嘲笑和蔑视。"那是个男人味儿很重的环境。"她回忆道，"如果你有任何问题，你就是个负担。特别是，如果你是个女人，如果你谈论那些问题，你就会被看作懦弱的人。他们会对你采取一些实际的行动，以某种方式骚扰你。他们会把卫生棉条扔在我床上。我都不知道这是为什么。它是一种极具女性气质的象征。"这样的霸凌也会伤害人的身体和精神。2017 年对女性消防员的一项研究发现，工作中的骚扰和威胁与自杀意向及更严重的精神症状有关，[7]这一发现在其他不由男性主导的职业中也同样适用。人们不仅精神健康受到了损害，身体健康也受到了损害。[8]

对于任何有感知的动物来说，对攻击的一种健康反应是愤怒，这是大脑中进化出来的**愤怒**系统的功能，其目的是捍卫我们的边界，无论是身体边界还是情感边界。[⊜]我的朋友朱莉·霍兰博士在本章题词中谈到，女性的愤怒被压制了，这损害了她们的健康。这与我对抑郁症、自身免疫性疾病和癌症患者的观察是一致的。西方文化有一种根深蒂固的缺失，那就是不能自然、自发地说"不"，这种现象并不仅局限于女性，但对女性的影响的确更广泛、更

⊖　哈迪博士关于"受到攻击的自我意识"的概念，见第 22 章。
⊜　第 9 章介绍了神经科学家雅克·潘克塞普提出的大脑情感系统：**照料**系统、**惊恐 / 哀伤**系统、**恐惧**系统、**游戏**系统、**欲望**系统、**搜寻**系统，以及**愤怒**系统。

强力。这种情况比刻意压制愤怒的影响更深刻。我之前已经指出，压抑（相对于压制）是在没有清醒意识的情况下发生的，即健康的感受被排斥到了意识的层次之下：眼不见，心不烦。"好女人不会有任何不好的情绪。"霍兰写道，"如果我们根本不知道自己在生气，就不会去和有责任的人交涉，或者用其他的方式解决问题。我们哭泣，我们吃东西，我们有 1000 种不同的方式来安抚自己。"[9]

持续的、性别化的社会教育强化了童年早期的自我压制。许多女性最终选择**自我沉默**。这种行为的定义就是"倾向于封闭自己的想法与感受，以便维持安全的关系，尤其是亲密关系"。这种对自身真实体验的长期否定可能会致命。有一项研究对近 2000 名女性进行了 10 年的追踪调查，结果发现，那些"报告称在与配偶发生冲突时，经常或总是把感受藏在心里的女人，在后续随访期间的死亡风险是那些总是表露感受的女性的四倍多"。[10]在家如此，在工作中也是一样。另一项研究表明，面对缺乏支持性的老板，压制自己的愤怒（如果自我表达会冒着失去工作的风险，那这就是对环境的自然适应）会增加患心脏病的风险。[11]

回想一下第 5 章和第 7 章中提到的那些容易患病的自我克制的特质：强迫性的、自我牺牲式的利他，压制愤怒，以及过度关注社会接受度。在各种自身免疫性疾病患者身上，都会发现这些人格特点，而这些特点恰恰是现今文化灌输给女性的。"我会否定自己这个人，否认自己的欲望、愿望。"消防员莉兹说道，"我不会关注我需要什么。其他人都比我重要得多。我的工作比我的任何顾虑都重要。我根本不会倾听自己的心声。"⊖

女性扮演的角色之所以会损害她们的健康，一个重要的原因就是优先考虑他人的需求，而"不倾听自己的心声"。这是一种被医学忽视，但影响很糟糕的现象。正是通过这种方式，我们社会上的那些"正常"现象给女性带来了巨大的健康损害。下面会详细探讨这个问题。

⊖ 为莉兹治疗克罗恩病的医生从来没有问过她的童年创伤，也没有问过她目前的压力，更没有问过她与自己的关系，这种现象太典型了。

—◦

对女性的性欲化，是损害健康的另一个根源。因为你对别人的利用价值而被人重视，是一种对自我的攻击。女孩和女人更有可能受到这种伤害，她们甚至可能相信这种伤害中所蕴含的一种诱人观念，即性欲化能赋予你权力。加拿大著名创作型歌手阿兰妮斯·莫利塞特告诉我，在她作为年轻流行歌手和电视名人的时候，当男性给她的关注开始带有情欲的意味时，她产生了一种"权力的陶醉感"。她回忆说："无论我到哪里，我的理智，或者是我的自我意识几乎都在减少，甚至完全消失了。与此同时，我突然有了一种可以利用的权力，这种权力是通过被物化、被性欲化得来的。从某种角度上看，别人觉得我很有吸引力，或者对我犯下法定强奸罪，让我产生了一种赋能感，这种感觉很诱人。⊖对我来说，这种经历中有某种东西，让我觉得很像权力。这就是一种年轻人的看法，'嘿，只要能获得权力，我管它是从哪儿来的'。"请注意，莫利塞特所讲述的时代，是在线上平台出现的几十年前。现在，年轻女性在这种平台上向订阅者（绝大多数是男性）提供各种露骨的"内容"服务。《纽约时报》（而且是商业版）的一个标题清楚地说明了这种现象：《失业，在网上贩卖裸露内容，可依然身陷困境》（Jobless, Selling Nudes Online, and Still Struggling）[12]。

越来越多的年轻人从网络色情中接受了第一轮性教育，这些内容实在是随处可见。我说的不是维多利亚时代的情色作品，也不是你继父收藏的色情杂志。据社会学家、《被绑架的性》的作者盖尔·丹斯所说，当今最流行（即最有利可图）的网络色情在业内被称为"狂野派"（gonzo），这类作品主要是"风格强硬、带有身体惩罚意味，并且贬低、矮化女性的性行为"。[13] 这种作品充斥着肢体暴力，在情感上充满敌意，接触这种性描写的孩子年龄也越来越小——大多数资料显示，第一次接触这种色情制品的孩子平均年龄在11岁左右。

⊖ 莫利塞特在近期发布的纪录片《崎岖不平》（Jagged）中说："我花了好几年的时间做心理治疗，才能勉强承认自己受到了某些伤害。我总是说，我当时同意了。然后就有人会提醒我，'嘿，当时你才15岁——15岁是没有性同意能力的'。现在我想，'哦，是的，他们都是恋童癖。这些都是法定强奸罪'。"

女孩们必须同这种把性和屈从混为一谈的有害观念做斗争。丹斯指出，女性和青少年杂志越来越多地发表各类文章，帮助女性学会通过各式各样的方式取悦他人（通常是男性），从而最大限度地利用这种文化上的转变。他们鼓励女孩展现自己的性魅力，不是将其作为一种自然的、新生的自我表达方式，而是作为一种吸引并留住伴侣的手段，或者作为一种在压迫性权力结构中为自己"赋能"的手段。一方面，我们把充满虐待意味的性视为正常；另一方面，我们又在社交媒体上不断地寻求关注，两者共同导致的结果是可怕的。与此同时，色情制品却教许多男孩把快感与支配，以及对温柔情感的排斥联系在一起。当然，压制脆弱的情感是男性创伤的一种表现形式，这样必然会导致对他人失去同情心，尤其是当别人拥有他们想要的东西时——每一起约会强奸案或未经同意的性侵犯都体现了这种无情。

人们（准确地说，是女性）早就已经认识到女性在父权文化中所背负的负担，以及这种负担如何破坏和限制女性对于真正自我实现的渴望。1792 年，33 岁的玛丽·沃斯通克拉夫特（Mary Wollstonecraft）出版了她那部十分激进的著作《为女权辩护》（*A Vindication of the Rights of Woman*）。她观察到，女性"**在获得任何力量之前，就被赋予了一种人造的角色**"。[14] 差不多整整 200 年后，不屈不挠的激进女性主义思想家安德烈娅·德沃金（Andrea Dworkin）准确地描写了父权制度下女性身体的生命力的生理维度："自我的丧失是一种生理上的现实，而不仅仅是一种心灵上的剥削；这种生理现实是极端的，令人不寒而栗，**既损害了女性的身体完整性，也削弱了它正常运作和生存下去的能力，这并不是夸张**。"[15] 我不确定德沃金是否知道她的说法背后的科学依据，但她说的"并不夸张"，是完全正确的。

用德沃金的话来说，这种自我的丧失之所以会发生在女性身上，在很大程度上是因为她们不但要满足家人的经济和生理需求，还要承担情感照料的责任，并且这种责任会让她们付出代价。事实上，在西方文化中，照料孩子的任务主要落在了女性身上。现在有个词叫**情绪劳动**，这个词很好地表达了这种充满压力、外界强加的责任就像工作一样累人。可以说，这种众所周知的"女人的活儿"是"永远也做不完的"，这些任务比家务和分娩更为繁重。

女性常常充当情感的黏合剂（也可以说是结缔组织）。她们将核心家庭、大家庭和整个社群联系在了一起。然而，女性患上**真正的**结缔组织疾病的可能性远高于男性，包括红斑狼疮、类风湿性关节炎、纤维肌痛，以及多种类似疾病，这并非巧合。这些疾病，就像大多数慢性疾病一样，反映了我们一直在探讨的社会影响，而不仅仅是个人的生理问题。

众所周知，照料他人的压力会削弱免疫系统。比如说，照顾阿尔茨海默病患者的人（绝大多数是女性），其免疫功能会明显下降，伤口愈合能力较差，更有可能患上呼吸道疾病。与各方面相似，但无须照料他人的人相比，他们患抑郁症的可能性也高得多。[16]免疫力并不是照料者压力所影响的唯一功能。研究发现，照料有情绪问题的儿童，其母亲皮质醇指标会出现异常，血液检查表明，母亲们的代谢功能较差，而且她们的体脂分布也不健康。[17]第4章已经谈到过，她们的端粒也更短，这是早衰的征兆。

照料他人并忽视自身的情绪与需求，这样的期望是令人窒息的。在新冠大流行的情况下，这种期望的影响只增不减。《母亲是社会的减震器》（Mothers Are the 'Shock Absorbers' of Our Society）是2020年10月《纽约时报》的头条。一项针对已婚女性的调查发现，照顾孩子是主要的压力来源，女性在很大程度上把她们的沮丧内化了。研究者发现，母亲们并没有要求配偶多做家务，"而是将这些问题归咎于自己，并认为自己有责任减少问题——采用的方式包括辞职、开始使用抗抑郁药，或者忽视自己对于新冠的担忧"。[18]

"所有这些额外的工作都在损害女性的健康。"英国作家卡罗琳·克里亚多·佩雷斯（Caroline Criado Perez）在她的获奖著作《看不见的女性》（*Invisible Women*）中说。这本书讲述了几乎在社会、经济、文化、学术甚至医疗等所有方面都存在的、以男性为导向的隐性偏见。她举了一个男女家务分配不均的有趣例子："我们早就知道，女性（尤其是 50 岁以下的女性）接受心脏手术后的预后比男性更差。但直到 2016 年加拿大的一项研究发表之后，研究者才将女性的照料负担视为这种预后差异的一种影响因素。因为他们发现，做过搭桥手术的女性往往会立即回到她们的照料者角色中去，而更有可能有人照顾男性。" [19]

我们的社会用一种几乎无法用语言表达的方式，强化了男性的这种观念：他们有权得到女性的照顾。我指的是，女性自动地为男性伴侣提供母亲一般的照料，这种情感成了许多异性恋关系的隐形黏合剂：这是一种非常传统的关系动力，说明了性别社会的结构是多么顽固，我们对这种结构的依赖有多深。有些男人只有在得不到照顾的时候，才会意识到他们受到了照顾，并且在这种照顾被收回的时候，会产生强烈的怨恨。例如，当他们的女性伴侣忙于其他事情的时候，比如生孩子时。许多女性向我抱怨，哪怕只是在她们感冒时，她们的丈夫都会变得疏远而严厉。我在与家庭的工作中观察到，如果丈夫要求伴侣提供母性的能量，孩子就可能失去母亲的关注。（不用说，如果父亲在伴侣关系中扮演婴儿的角色，他与孩子之间的稳定的情感共鸣也会受到损害。）在通常情况下，母亲失去活力，或者出现身体／情感上的症状，就表明她们的身体在反抗过重的负担，这会给她和依赖她的人带来进一步的压力。

我承认，我"在与家庭的工作中观察到的情况"，与我自己家里发生的事情一样，尤其是在我们的孩子还小的时候。我也不能摸着良心说，只有过去才是这样的。我采访了蕾，她是这个领域的世界权威专家。"就好像你的情绪是我的责任，而我却忽视了这种责任。"她说，"你用消极的眼光看我，好像我有什么问题似的。我开始质疑自己。我在你身边小心翼翼，如履薄冰。我开始感到抑郁、疏远、孤独。我积攒了许多怨恨，这种压力真的很大，而且也很令人沮丧。"接下来是专家的诊断。"我认为这是一种对母亲的愤怒，男人一感到沮丧，这种愤怒就会爆发，而且是发泄在女性身上。"蕾总结道，"她必须让男人开心。男人总觉得他的愤怒和沮丧是女人的责任——她对他来说只是一件物品。"

当我和朱莉·霍兰博士交谈时，她断言道，女性患上的焦虑和抑郁比例如此之高，在很大程度上是因为她们吸收了男性的焦虑，也接受了文化所赋予她们的责任，即安抚男性的焦虑。从这个意义上说，女性的抗抑郁药和抗焦虑药是为两个性别的人吃的。"女孩会接收到各种直接或间接的信息，告诉她们与人为善的方式就是逆来顺受，寻求共识，确保每个人都高兴。"她说，"你知道，男性在她们身上会看到自己母亲的影子。我亲眼看到我妈妈为我爸爸做这些事情——做饭、洗碗、洗衣服。他在晚饭后会看报纸……而女性承担了别人的痛苦。当我第一次和伴侣杰里米约会的时候，我记得自己对他说过这样的话，'如果你感到悲伤或害怕，我想带你走向光明'。"朱莉说这话的时候，我点头表示理解。半个多世纪以前，蕾也承担了同样的任务。也许我应该说，她承担了同样的"负担"。"我们第一次见面的时候，我就看到了你身上的光明，"蕾回忆说，"我也看到了你的阴影。我要治愈你；我要驱散黑暗。"至少可以这么说，这是一项不令人羡慕的任务。

康奈尔大学哲学副教授、当代女性主义哲学家凯特·曼恩（Kate Manne）在《不只是厌女》（*Down Girl: The Logic of Misogyny*）一书中，为我们提供了一种简便的方法去理解人们对于女性的期望与要求：**女性所特有的商品和服务**，也就是那些"由她来提供"的东西。这些东西包括"关注、情感、钦佩、同情、性以及孩子（即社交、家庭、生殖和情感方面的劳动）；……还有避风港、抚育、安全、安抚和安慰"。这些东西与**男性特有的特权和特殊待遇**形成了鲜明的对比，而那些特权"是他应得的"：例如"权力、声望……等级、名誉、荣誉……身份地位、阶层攀升的机会，以及地位较高的女性的忠诚、爱和奉献给他带来的地位"。[20] 我们很容易看出，哪一类人会拥有并产生更多的自我压制、牺牲和压力。也请记住这一点，曼恩所描述的是地位相对较高的女性。还有许多其他女性，除了要扮演既定的性别角色之外，还要在贫困、单亲家庭和种族歧视的重压下苦苦挣扎。我们已经看到了这些相互交叉的不幸给健康带来的代价。

⤳

　　谈到**父权**时，我指的不是男性个体刻意造成了这种现象，甚至也不是在说，他们对此有清晰的认识，而是说存在着这样一种权力体系。虽然父权很古老，伴随着文明的曙光而兴起，但资本主义已经惬意地按照它的需求调整了父权制度——我们在经济、政治、所有社会机构以及家庭中都看到了这一点。即使男性从这个给予他们特权的体制中获得了可疑的"利益"，他们也是要付出代价的。当我把我的妻子贬低为一件让我满足的物品时，我将自己置于了一个什么样的角色里？一个无能的、依赖他人的孩子。他的情感幸福取决于妈妈是否愿意满足他想象中的需求。这个孩子有一副成年人的身躯，昂首阔步，大声抗议，生闷气，对他的照料者提出各种要求。他从不知足，也不满足。伴侣双方都是无能为力的，只不过各自的方式不同。

　　男性的痛苦也是父权循环的一部分，既是结果，也是原因。尤其是对脆弱的禁忌，无论对男性还是女性，都是非常有害的。愤怒对男性来说，也许是可以接受的，但难过、哀伤或"软弱"则是不被允许的，但这些情绪其实只是意味着人们承认了自身的局限性。许多退伍军人不得不克服这种父权制度的禁忌，因为他们深受痛苦、抑郁、自杀意向和创伤后应激的其他症状困扰，如果他们不让脆弱的情绪自由流动，就无法疗愈自己。有害的男子气概，就像对女性的压制一样致命。这种男子气概会通过许多途径置人于死地，包括酗酒、其他物质成瘾、工作成瘾、暴力、自杀⊖，而所有这些都是对脆弱、哀伤和恐惧的防御或逃避。

　　"在西方文化中，我们会通过切断联结来'把男孩变成男人'。"心理治疗师特伦斯·里尔（Terrence Real）说，"他们要学会与自己的感受、与自己的脆弱、与其他人断开联结，这就是我们所说的独立自主。这是一种创伤，是一个隐藏的伤口，因为这就是我们文化的规范。这几乎是一种无法

　　⊖　近期研究表明，在"9·11"之后的伊拉克、阿富汗战争中，有超过 3 万名美国退伍军人自杀，是在战斗中死亡人数的 4 倍多。

用语言来理解的创伤。"在里尔的《我不想谈这件事：克服男性抑郁症的秘密传承》（*I Don't Want to Talk About It: Overcoming the Secret Legacy of Male Depression*）一书中，他讲述了男性的脆弱，以及对男性敏感的否认。"在我看来，脆弱既与创伤有关，也与对人类本性的禁止有关。"他对我说，"（有害的）男子气概的本质就是没有脆弱。你越脆弱，你就越'娘'。你越不脆弱，你就越'爷们儿'。所以，人类的脆弱，这种纯粹的人性弱点就被压制了。男人试图达到一种非人的标准，并且因为一次又一次达不到这种标准而感到困扰。"听着里尔的这番话，我想起了那些把卫生棉条扔到莉兹床上的男消防员，也明白了他们在试图因为脆弱而羞辱她，就像他们为自身的脆弱感到羞耻一样。

"我治疗的那些人都是行业领袖，他们在外部世界很成功，可他们的个人生活却很糟糕。"里尔说。男性的统治地位需要两性都要付出高昂的代价，而且从各方面来看，这种代价都大于收益。

第 24 章

我们能感受他们的痛苦
充满创伤的西方政治

在政治圈内部，几乎所有政客都被视为难以相处，甚至心理受损的人，但由于他们是民选出来的，所以尽管他们就像公民课程中的反面教材一样，我们依然必须容忍他们的存在。

——迈克尔·沃尔夫（Michael Wolff），
《压倒性胜利：特朗普总统任期最后的日子》
(*Landslide: The Final Days of the Trump Presidency*)

我们的旅程始于个体与细胞层面，现在我们来到了生物心理社会性这颗洋葱的最外层：政治。你可能会想，西方政治与本书所关注的疾病、健康和创伤有什么关系？为什么这很重要？就像有些人说的那样，为什么要"扯这些"？

无论一个人秉持（或反对）什么政治立场，都不难得出这样的结论：当今的西方政治，以及围绕政治的媒体文化，比以往任何时候都更加有害。的确，任何时事（从乡村流言到世界大事），一直都是极受欢迎的谈资。在当今的日子里，这些事情变得极具煽动性，以至于我们常常连好好说话都做不到了，以至于许多人（根据一项调查，有多达60%的美国人）害怕家庭假期。[1] 2019年，内布拉斯加大学林肯分校对美国人进行了一项研究。研究者发现："很多美国人认为，他们的身体健康受到了政治的影响。甚至有更多人表示，政治损害了他们的心理健康，并导致他们与朋友分道扬镳。"[2] 他们可能没有意识到自己有多正确。在一篇题为《政治压力过大？它也可能让你的身体衰老得更快》（Stressed Out by Politics? It Could Be Making Your Body Age Faster, Too）的文章中，端粒研究者艾丽莎·伊帕尔博士（见第4章）提出，政治带来的适应耗损，可能会缩短端粒这种维持健康的染色体结构。[3] 一位华盛顿地区的心理学家甚至将这种被统治者的健康问题称为"标题应激障碍"（headline stress disorder）。[4]

如果我们能得到哪怕片刻的喘息机会，稍稍远离一下政治，那么政治生活的害处可能就不那么令人担忧了。我们的手机已经变成了手持式的压力机器，一直在急匆匆地向我们推送各种有关冲突和不确定性的新消息，从无聊琐事到严峻挑战应有尽有——全都是我们基本无法掌控的事件。社交媒体的信息流让我们看了个够，但依然源源不断。信息从不停止。

并不是说我们对此完全无能为力：比如说，我们也许可以调整看新闻的习惯，从而更好地过滤掉那些带有仇恨、恶意、焦虑和悲观的信息。我们可以练习更好地倾听，对那些与我们意见相左的人多一些共情。我们可以做一种更严格的正念练习：在看手机之前和之后都要深呼吸5分钟，不允许有例外情况。这些举措都是有益的，但也可能是不够的。在我看来，在我们所目睹的、人们经常哀叹的"党派超级分化""两极分化""激进化"等现象背后，有一些更深层的原因。

对西方政治的研究表明，对于政坛上的那些人，也就是那些居于金字塔顶端的人（我们自己则在底层，我们当中那些更有特权的人，则是居于中间），我越是仔细观察他们，就越清楚地看到，是那些受伤的人选举了受伤的人，有创伤的人在领导着有创伤的人，并冷酷地实施那些巩固创伤性社会环境的政策。在西方所有的政治姿态、权威意见和政治活动背后，那些看不见的情感暗流像脉搏一样不断地涌动着。当然，我无法证明这一点。社会心理学并不像物理学那样，能够得出确定的结论。我能做的就是指出这种现象，在可能的情况下提供我的观察结论，援引例证与研究，并相信人们能够自己寻找真相。我确实认为这个问题非常重要，不仅仅是因为创伤给火药味已经很浓的家庭餐桌辩论增加了易燃的情绪燃料。

政治与社会性格有着密切的关系。我们讨论过社会性格：即便这些特质实际上是令人作呕的，但它们也是最能促使人们在特定系统中顺利完成任务的理想特征。西方社会，要求政客具备一定的性格和世界观，我们姑且称之为**政治性格**。考虑到他们的工作要求，如果没有这种性格，他们的事业就永远无法取得进展。在这个不断给民众带来创伤的社会中，最适合管理社会经济系统的人格特质，自然是那些让人漠视情感生活重要方面，甚至彻底破坏慈悲心的特质。这种漠视，始终是从生命早期对自我的漠视开始的。可能会有些人是例外，但我没看见几个，尤其是在权力的顶峰，例外更是少之又少。

如果创伤登上了政治舞台，对民众和地球的影响是巨大的。毕竟，政策是由政客制定的，政策创造或巩固了这种文化环境；而我们都知道，这种文化与健康是背道而驰的。他们和我们给政治对话带去的创伤意识，或者说对创伤的盲目，必然会对我们所生活的世界产生影响。如果说疾病是个人的身体在警告我们，某些事情出了问题，某些东西违背了我们的天性；那么，像成瘾这样的社会弊病，以及气候变化这样的全球灾难，肯定都是国家出现问题的征兆。同样地，西方政治环境中弥漫着一种听天由命、玩世不恭的情绪，公众对任何事情的讨论（从选举到堕胎，再到应该如何应对疫情）都充斥着可笑的怀疑与恶意，这些事情同样说明国家生病了。

例如，对疫苗持有毫无根据的偏见，与健康的怀疑态度是不同的。用轻蔑、自以为是的态度，鄙视那些反对疫苗和封控的人，同样也不是负责任的公民行为。在我对创伤的工作中，我观察到，不仅仅是人们持有的想法会揭示他们的内心，更重要的是，他们的言行——他们是谁、他们的生存方式所引起的情感共鸣，更能反映他们的内在精神世界。如果在面对他人的讲话内容或信念时，我们不关注他所传达出来的能量，我们就会错过重点。同样的道理也适用于社会政治领域：如果我们想要理解，为什么个人和群体会有某些信念或行为（如果我们真的关心那些信念和行为的后果，我们就应该去理解），那么我们就要看到极端情绪反应背后的创伤。当我们坚信自己是对的，他们是错的时，要做到这一点就很难——因此我们更需要去看到创伤。

所有这些并不仅仅是推测。研究已经证明，童年创伤经历对成年后的政治倾向有着非常直接的影响。马萨诸塞大学心理学名誉教授迈克尔·米尔本（Michael Milburn）发现，小时候受到的教养越严厉，人们就越倾向于支持专制或侵略性政策，例如对外战争、惩罚性的法律和死刑。"我们把体罚儿童作为家庭环境不正常的指标。"他对我说，"很明显，反对堕胎的人更多了，支持死刑和使用武力的人也更多了，那些经历过严重体罚的男性更容易有这样的看法，**尤其是，如果他们没有接受过心理治疗的话**。"我对最后的结论很感兴趣。"心理治疗，"米尔本解释说，"意味着自我检查和自我反思。"

政治与创伤的融合并不是一个新概念。几十年前，波兰裔瑞士心理治疗师爱丽斯·米勒（Alice Miller）指出，在德国长期流行的严厉育儿方式，为纳粹独裁主义的形成奠定了基础。她还令人信服地指出，对于德国法西斯领导者来说，尤其是像阿道夫·希特勒（Adolf Hitler）和赫尔曼·戈林（Hermann Göring）这样可怕的精神病态者，他们童年时遭受的剧烈痛苦和残酷压迫，在塑造他们的精神、情感世界，以及政治倾向（这是必然的）方面发挥了决定性作用。她在《为了你好：育儿中的隐性残忍以及暴力的起源》（*For Your Own Good: Hidden Cruelty in Child-Rearing and the Roots of Violence*）一书中写道："在第三帝国的所有领导人物中，我还没有发现任何一个人没有接受过严厉而刻板的教育。"[5] "严厉而刻板"，换个说法就是"创伤性"：毕竟，米勒所说的并不是慈爱而严格的父母所管理的家庭，而是那种会给孩子的世界观留下恐惧的底色，并且（或者）需要孩子漠视痛苦（首先是自己的痛苦）的环境。

政客对于人性、世界，以及他们在世界上的位置所持有的潜意识信念，以及促使他们采取行动的无意识冲动，都会对他们的政治行为产生重大影响——也会对我们的生活和我们的世界产生重大影响。他们在早年间形成的世界观，受到了许多他们既无法选择，也无法控制的不幸事件的影响。这种世界观深深地影响了他们几十年后对世界和同胞的感受、互动与行为。然而，正如英国心理治疗师苏·格哈特（Sue Gerhardt）所说："我们很少关注公众人物或我们整个文化的内在心理和情感状态。"[6]我们来简单地看看政治上的两对宿敌，首先看看加拿大的，然后看看美国的。这四个人曾让亿万美加民众相信，能够放心地把极大的权力交到他们手上。是什么让他们每个人拥有如此大的魅力，却又如此可怕？这取决于是谁在看这个问题，也在很大程度上取决于人们在早年创伤中所形成的人格特质。

在加拿大，前总理史蒂芬·哈珀（Stephen Harper）因其冷酷、对犯罪强硬、无视气候科学、"成瘾是罪犯的选择"等观点而受到保守派的钦佩，并且出于同样的原因而受到进步人士的责骂。据哈珀回忆，他的童年像田园牧歌一样美好，尽管他那严厉而"注重细节"的父亲在多年前就神秘失踪，音讯全无。我完全同意《多伦多星报》记者吉姆·科伊尔（Jim Coyle）的观点。与哈珀的回忆相反，科伊尔说："不难想象，有那样一位大家长，生活可能是令人窒息的。"[7]毕竟，哈珀的传记作者把他描述为一个"专制、诡秘、残酷"的人，他的前幕僚长称他"多疑、诡秘、报复心强，容易因为毫无意义的琐事勃然大怒"。一位加拿大专栏作家曾写道，史蒂芬·哈珀有着"死气沉沉的、社会性病态者的双眼"，另一位记者则称他"冷酷而难以理解"。没有一个孩子生下来就有那样的眼神：这样的眼神表明，一个年轻的灵魂曾被迫目睹过某些可怕的东西。

接替哈珀登上渥太华国会山的人散发着一种完全不同的气质，一种难以抵挡的亲和力。贾斯廷·特鲁多（Justin Trudeau）以说话温和、用词有包容性闻名。他曾不止一次在新闻发布会上公开流下眼泪，包括2017年一位加拿大摇滚巨星因脑癌去世的时候。[8]政客展示自己脆弱的一面并没有错（要是人们把这种事看得正常一点儿就好了），但正如许多人所指出的那样，特鲁多的好人形象也有一些不真实，甚至虚伪的意味。最近，他不得不卑躬屈膝地道歉，因为他在一个全国纪念日参加了一次私人家庭旅行，这个纪念日原本是为了纪念原住民所遭受的创伤而设立的，而他过去一直对这段历史感到悔恨。[⊖]这种道德上和情感上的迟钝，是一种受创伤影响的童年留下的印记。贾斯廷的父亲皮埃尔是20世纪六七十年代的杰出而暴躁的总理，他只在乎工作、地位和男性魅力。贾斯廷就是在这样的家庭里长大的。贾斯廷小时候一直是由母亲照顾的。他母亲比她沉湎女色的丈夫年轻30岁，她经常与丈夫发生冲突，而双相情感障碍让她的忧郁变得更加严重了。有时，她会兴高采烈，与歌手米克·贾格尔等人在公共场合发生令人尴尬的性关系。贾斯廷·特鲁多回忆说，他当时"很绝望……迫切地想为我们一家人在一起相处的每个时刻都赋予神奇的魔力"。⁹我承认，这只是我的猜测——因为特鲁多和任何政客都没有找我做过咨询，但我可以毫不夸张地说，他那充满烦恼的成长经历，很可能让他养成了那种讨喜性格，以及讨好习惯。

　　根据流行的说法，无论是从对特定人群的吸引力、道德价值观还是人格来看，在美国政坛中没有比2016年的总统竞选对手唐纳德·J. 特朗普（Donald J. Trump）和希拉里·罗德姆·克林顿（Hillary Rodham Clinton）更截然相反的两个人了。他们之间的差异显而易见，相似之处却难以察觉，但非常具有启发意义。比如，读到《科学美国人》（Scientific American）在2016年发表的一篇分析文章时，这两位总统候选人的支持者可能都会感到惊讶。这篇文章指出，在顶级政客身上，经常能够发现许多可以被定义为精神病态的品质。其中一种品质就是"冷酷无情"，特朗普和他当时的对手希拉里·克林顿，在这方面的得分都位于人群的前1/5。¹⁰

　　唐纳德·特朗普对美国政治体制造成的破坏，以及围绕着他统治地位的文化骚乱很容易掩盖他是一个多么可悲、多么受伤的人。只有一个比大多数更了解他的人——他的心理学家侄女玛丽·特朗普（Mary Trump）才能透过各种喧闹和谴责，看到问题的黑暗核心。从玛丽2020年出版的传记《永不满足》（Too

---

　　⊖　2021年9月30日：加拿大纪念首个"真相与和解全国纪念日"。

Much and Never Enough: How My Family Created the World's Most Dangerous Man）中，我们现在得知，年轻的唐纳德有充足的理由置现实于不顾，变成一个浮夸、自恋、好斗、投机成性的人。"在内心深处，我认为他完全算得上一个社会性病态者。"玛丽在谈到唐纳德的父亲、大家长弗雷德的时候说，"他没有真正的人类情感，他对自己的孩子只有各不相同的蔑视。"她的父亲小弗雷德是唐纳德的哥哥，童年创伤导致他酗酒成性，并且在 41 岁时早逝。在这种家庭的影响下，全世界都看到了唐纳德的所作所为。原本并不需要玛丽·特朗普的爆料来揭露这位前总统外表背后的痛苦，但在我们这个对创伤视而不见的世界里，的确需要。"他是创伤的典型代表。"精神病学家巴塞尔·范德考克对我说。

记者托尼·施瓦茨（Tony Schwartz）在代笔特朗普写作畅销书《特朗普自传》（*Trump: The Art of The Deal*）时，对特朗普做过近距离的观察。"撒谎是他的第二天性。"多年后施瓦茨这样告诉《纽约客》，"特朗普比我见过的任何人都更擅长让自己相信，他在任何时候说的话都是真的，或者有几分是真的，或者至少应该是真的。"[11] 正如我们之前已经谈到的，"第二天性"不是任何人的真实天性。没有人的本性会驱使他们撒谎；有很多人**善于**说谎，但没有人**天生**就是骗子。弗里德里希·尼采（Friedrich Nietzsche）曾在某部作品中写道，当人们被现实伤害的时候，他们就会用谎言来摆脱现实。这一点在唐纳德·特朗普的成长故事中体现得淋漓尽致。谎言，无论是有意还是无意的，最先起到的作用，就是让他在童年时避免遭到可怕的排斥；后来，谎言则在政治权力领域里为他服务。

希拉里·克林顿至今仍受到许多人的钦佩和想念，因为在那些人眼中，她是一位顽强的幸存者，也是 2016 年大选的合法赢家。与特朗普相比，至少她是沉着、优雅、共情、勤奋和理性的典范。几乎从来没有人问过这样的问题：这种不屈不挠的雄心和"坚韧"从何而来，她又为此付出了怎样的代价？我们真的应该赞扬她的品质吗？还是说，这本身也是一种不健康的社会规范，即便不像特朗普的夸夸其谈与咆哮那么明显？在希拉里·克林顿的竞选活动中，这些问题完全被她完美的光环所掩盖了，我觉得这简直令人难以置信。有一个瞬间让我特别难忘；这个瞬间表明，我们多么容易将政客的"赢家"人格视为正常，加以崇拜。

就在提名为候选人的当晚，一段赞扬希拉里生平事迹与成就的视频面向全世界观众播出了，这个视频由演员摩根·弗里曼（Morgan Freeman）担任旁白。在这个视频中，这位候选人谈到了她严厉、苛刻的父亲在童年时给她的人生教训："别发牢骚，不要抱怨，做你该做的事，要尽你所能。"种种迹象表明，这其实是一种粉饰。我们从她的传记中得知，这个父亲可能反复无常、非常残酷。"他对妻子和唯一的女儿进行了辛辣的讽刺，有时还会过分地打他三个孩子的屁股，好让他们守规矩。"[12]在那个视频中，希拉里国务卿也分享道："我母亲希望我坚强，她希望我勇敢。"然后她举了一个例子，说明了这种"坚强"是如何被灌输给她的。"我四岁的时候，我家附近有很多其他孩子。我出门的时候，头发上别一个蝴蝶结，其他的孩子就会找我的碴儿。那是我第一次被人欺负，我很害怕。有一天，我跑回家里，妈妈看到了，她对我说，'这个家里容不下胆小鬼。你现在出去，想清楚你要怎么处理那些孩子的行为'。"这种做法不会培养坚强，只会培养压抑。在这种情况下，孩子得到的信息是："脆弱在这个家里是可耻的，这里容不下你的恐惧。不要感受痛苦，也不要表现出来，收起你的感受，你只能靠自己。别指望这里有人会对你共情。"然而，在竞选中，似乎没有人对此感到不安，没有人觉得这样打击小孩子的感受有什么不妥。甚至没有任何媒体评论员注意到，这个精挑细选的、本应鼓舞人心的育儿范例，实际上是对创伤的公开赞扬。没人会认为，一个到父母怀抱里寻求安全感的小女孩是胆小鬼。她只是个正常的四岁孩子。

无论如何，克服痛苦的人生教训的确发挥了作用。60多年后，竞选期间的希拉里因为肺炎而生病脱水，但她向所有人隐瞒了自己的"软弱"，直至昏倒在街上。"我感觉很好。"她在当天向公众保证，但毫无说服力，"今天纽约天气很好。"毫无疑问，正是这种自我压制迫使她容忍了丈夫的风流癖好。希拉里把丈夫的不忠归咎于自己，那是一种典型的受创伤影响的做法。她对一位朋友说，丈夫当时压力很大，而她没有很好地照顾他的情感需求。这种说法与父权文化中女性被赋予的角色是一致的。"她认为自己不够聪明，不够敏感，只顾及自己的担忧和挣扎，没有意识到丈夫所付出的代价。"这位密友如此总结了希拉里的看法。[13]

这种对缺乏共情的内化，在竞选期间也表现出来了。她漫不经心地（但很能说明问题）将特朗普一半的支持者称为"一群可怜虫"，向美国广大人民传递出了一条他们早已熟知的信息：许多城市精英自以为是地蔑视他们，认为他们在经济、政治和道德上的不满是可以忽视的。那群可怜虫在当年 11 月用一场令人震惊的政治变局反驳了希拉里·克林顿。

"希拉里·克林顿和唐纳德·特朗普，"保守派专栏作家戴维·布鲁克斯在 2016 年敏锐地写道，"……归根结底，两人都遵从一种不信任、冷酷、好斗、你死我活的人生观——认为在这个世界上生存是一场苦旅，并且由于他人的本性都是自私的，所以脆弱是很危险的。"[14] 我只想补充一句，这种危机感早在他们涉足政坛之前就出现了。虽然他们各自的支持者可能会很难相信他们之间会有任何相似之处，但特朗普和希拉里童年经历的痛苦是如出一辙的。

在阅读不同历史时期、许多国家的政客传记时，你会发现，他们每个人都以各自的方式经历了情感匮乏的童年；每个人都凭借自己的人格品质"克服"了这些逆境，这些品质将使他们成为历史书上的标志性人物和变革者，无论这些品质给他们造成了多大的伤害。他们每个人所拥有的那些特质，至今仍被许多人视为值得称赞和效仿的。这是再正常不过的事情了。

这就与我们其他人有关系了。在追逐利益的媒体机器的怂恿和鼓吹下，西方政治文化利用了我们对于确定性、安全感甚至优越感的深切渴望，以有力而精准的方式触动了我们那受伤的"内在小孩"。事实上，如果我们能看清，亿万人在无意识地指望他们的领导者来满足他们童年未被满足的需求，那么很多政治事件就会变得更加合理。正如认知科学家乔治·莱考夫（George Lakoff）所说："我们都在用一个比喻来思考，那就是国家是一个家庭——这个比喻在很大程度上是无意识的。"[15]

我问丹尼尔·西格尔，是什么吸引人们追随唐纳德·特朗普这样充满敌意和独裁倾向的人。"实际上，人们可能会因为有人在公开场合表现出攻击性或果断而感到兴奋，因为这些都是与无能相反的特质。"这位精神病学家、心理研究者指出，这些特质会给那些缺乏真正力量感的人带来力量，"就像一个孩子想要和会保护他的父母在一起。这样会有一种'我会很安全，一切都会好起来'的感觉。"丹尼尔所说的也是一种**感官记忆**，是一种不可磨灭的、往往未经探索的童年印记，是一种储存在身心之中的渴望。这种渴望被当今的不安全感激活了，而这种不安全感已经被投射到西方政治领域中。

至于那些自由主义者，他们用理想化的眼光看待政客，相信他们很善良，支持、关心他人，并且具有包容性。这可能是对有着情感共鸣的教养的另一种错位的渴望。支持民主党的名人、搞笑歌曲作者兰迪·彩虹（Randy Rainbow）在推特上发布了一张乔·拜登（Joe Biden）与卡玛拉·哈里斯（Kamala Harris）微笑的照片，而哈里斯当天宣布成为拜登竞选搭档。他的配文写道："晚安，爸爸妈妈。明天早上见。"[16] 受这种孩子气的理想化（即便是半开玩笑）影响的人，很容易忽视那些令人不安的反面证据。

～

与西方政治紧密相连的是我们称为流行文化的娱乐界、职业体育、时尚和让人痴迷的各大领域。（实际上，它们与政治的交叉越来越多。）事实上，流行文化的一个社会功能就是分散人们的注意力，让他们不去关注那些真正重要的事情。想象一下，如果我们把所有精力都放在分析名人的私生活或体育赛事的细节上，而不是去解决我们这个时代的重大问题，那会发生什么。

从前的电视真人秀主持人能当选美国、加拿大等国的最高领导人，只不过是这两个领域之间边界日益模糊的一个例子。"像电影明星一样英俊"是加拿大现任总理在国际上名声大噪的众多原因之一。1992年，当时还是青涩总统候选人的比尔·克林顿曾在《阿瑟尼奥·豪尔秀》（*The Arsenio Hall Show*）

上演奏萨克斯，就此进入了国民的视野。如今，美国前总统巴拉克·奥巴马（Barack Obama）时而前往玛莎葡萄园岛参加名人聚会，时而接受深夜脱口秀主持人的采访[17]。在西方，新闻就是娱乐，反之亦然。

有人可能会哀叹这是西方政治生活的堕落。但人们可能没有意识到，流行文化正在培养我们用一种特定的被动方式参与政治，就像旁观者一样。推动现代娱乐业发展的英雄崇拜和情感投射，在很大程度上是从创伤中提炼出来的超级燃料。想想下面这些现象是多么合理、多么**正常**：一个星光熠熠的年轻明星——往往还是他们行业中的先锋，却在成瘾、精神不稳定或自伤等行为的火焰中将自己燃烧殆尽；某个受人爱戴的行业大亨或明星长期以来的性侵行为被人揭露出来；某个运动员或艺人透露，在其职业生涯中或更长的时间里一直在遭受性侵犯；某个曾经纯洁无瑕的童星变成了被物化的性感偶像，结局还往往不太好。

流行文化机器最多把这些事件当作发人深省的插曲：我们短暂地低下头，肃静地缅怀逝去的人，然后又继续目光呆滞地看表演、闲聊、消费。我们到底消费了什么？有时是艺术；通常是无伤大雅的乐趣。但我们也接受了受创伤者的痛苦，这种痛苦被包装成了娱乐，我们用它来减轻或证明自己的痛苦。我们崇拜那些掩盖病态痛苦的"人格"，然后在出现问题的时候惊讶不已。

对于许多名人来说，他们之所以追求名声，是因为他们在成长过程中缺乏自尊，导致心中留下了一个终生的空洞，而粉丝群体的喜爱，正是他们能得到的、最能在一定程度上填补这个空洞的东西。玛丽莲·梦露（Marilyn Monroe）、猫王埃尔维斯·普雷斯利（Elvis Presley）、科特·柯本（Kurt Cobain）以及艾米·怀恩豪斯（Amy Winehouse）等标志性人物，都是悲伤的超级明星的代表，他们都在早年痛苦与公众关注的碰撞中走向了悲剧的结局。这四个人都凭借着超凡的能力和充满创伤的绝望而成为超级明星，他们的才能被人膜拜、被人利用，而他们的创伤，即便在公共舞台上公然地表现出来，也会被人们忽视。

还有许多人在漫长而辉煌的职业生涯中暗自受苦，就像艾瑞莎·弗兰克林（Aretha Franklin）一样。她姐姐艾尔玛（Erma）曾说："艾瑞莎是一个非常痛苦的女人，但她不喜欢表现出来。"当然，她**其实**把痛苦表现出来了，只要你有发现的慧眼。这位歌手演唱了充满自信的歌曲《尊重》（*Respect*），备受人们的尊重，但她在童年时期不仅没有受到尊重，而且在成年关系中依然受到了虐待。1972 年，在洛杉矶一座教堂里拍摄的、令人叹为观止的音乐会纪录片《奇异恩典》（*Amazing Grace*）中，艾瑞莎与自我失去联结的情形让人痛心不已。30 岁的艾瑞莎凭借对现场的惊人掌控力、深邃的情感，震撼了教堂屋顶的橡木，也震撼了人群。只有当她的牧师父亲走上讲坛赞美女儿的才能时，她自信的面具才会滑落。在这个冷酷的大家长面前，她浑身僵硬，她脸上的表情混杂着习以为常的顺从和无意识的解离。她就好像灵魂出窍了一般——就在几分钟前，这副身躯还在传达神明的话语，以及充满甜蜜与疼痛的渴望。在她的音乐中，这位伟大的艺术家展现了她在个人生活中无法拥有的权力与力量。她注定要在这个宁愿制造迷思，而不愿与人共情的行业与文化中成为传奇。我们拒绝正视那种痛苦，以免让现实生活打破了表演的魔力。

阿兰妮斯·莫利塞特、戴夫·纳瓦罗（Dave Navarro）、莉娜·邓纳姆、阿什莉·贾德（Ashley Judd）、拉塞尔·布兰德（Russell Brand）以及杰米·李·柯蒂斯等著名人士都为本书接受了采访，还有奥普拉·温弗瑞、歌手珠儿·克尔彻（Jewel Kilcher）、西娅（Sia）和 Lady GaGa 等人都公开谈论了他们的创伤，以及创伤对他们的生活与事业的影响。我想说，这让我很受鼓舞。在政界，乔·拜登的儿子亨特·拜登（Hunter Biden）公开谈到了他成瘾经历背后的一些创伤；而他的父亲，虽然在与毒品相关的"犯罪"方面制定过一些名声不佳的惩罚性政策，但至少最近对他儿子遇到的麻烦发表了一些更有慈悲心的言论。

总而言之，这个社会系统的运转是一种天衣无缝的循环：这是一种建立在错误信念上的文化，这种信念与我们是谁、我们的本质是什么有关；这种文化创造了一种打压我们基本需求的环境，培养了一群痛苦的人，这些人与自我、与他人、与意义都失去了联结。只有少数人会获得权力——尤其是那些拥有某种早期应对机制的人，这些应对机制使他们否认现实，拒绝与他人共情，害怕脆弱，屏蔽自己的是非观，并且不愿意过于仔细地审视自己。在这样的社会里，他们统治着大多数人——被愤世嫉俗和异化压得透不过气的人，这些人会放弃真实的本能和集体的诉求，以交换虚假承诺带来的虚假依恋，以及让他们感到安慰的个人魅力。那些受过创伤的政客难以分清轻重缓急，用他们短浅的目光制定社会政策，让社会现状停滞不前，甚至变得更糟，让社会的运转彻底陷入一个循环之中。

2020年，前俄亥俄州参议员妮娜·特纳（Nina Turner）为伯尼·桑德斯（Bernie Sanders）的总统竞选助力时，她很喜欢转述《马太福音》（Matthew）的第7章第16节："凭借他们的果子，就可以认出他们来。"从目前的结果来看，西方社会生活与政治之树从根到果都充满了创伤。如果我们希望得到不同的结果，那么我们当中的许多人（越多越好），就不得不去做我们许多政客所做不到的事情——无论是从个人角度，还是从体制角度上看，他们都做不到：勇敢地审视内心，进而更好地、诚实地看待世界。

The
Myth
of
Normal

第五部分

走向健全之路

世界观的改变，可以改变被观察的世界。

——约瑟夫·奇尔顿·皮尔斯（Joseph Chilton Pearce），
《宇宙蛋壳的裂缝：心灵与现实的全新理念》
（*The Crack in the Cosmic Egg: New Constructs
of Mind and Reality*）

第 25 章

心灵的指引
疗愈的可能性

> 头脑在呼喊、解释、论证、抗议；但我内心中有一个声音
> 喊道："闭嘴，头脑，让我们听听心的声音！"
>
> ——尼科斯·卡赞扎基斯（Nikos Kazantzakis），
> 《给希腊的报告书》（*Report to Greco*）

人类的健康与疾病就像同心圆，涵盖了从细胞到社会的所有层面。我们在这些同心圆中已经徜徉了许久，并探索了各个层面之间密不可分的联系，现在我们要看看那些"好消息"：关于疗愈的主题。这些信息可能很鼓舞人心，但并不意味着这很容易。毕竟，在这个动荡的时代，我们该如何疗愈呢？在当今的时代背景下，社会经济体系对于治疗它的任何根本性弊病都毫无兴趣，而现在，一场流行病既凸显又剥夺了我们许多习以为常的东西。我们到底应该如何实现健康？如何在可能性如此渺茫的情况下保持希望？

而且，什么才是疗愈？

当我谈到疗愈时，我指的差不多是一种**走向健全的自然发展过程**。请注

意，我并没有将疗愈定义为完全健全的最终状态，也不是"开悟"，或者任何类似的心理、灵性的理想化状态。疗愈是一种方向，不是目的地；是地图上的一条线，而不是一个点。

疗愈也不等于自我改善。更接近的说法是，这是一种**自我寻回**。事实上，我们现代的自我改善文化很可能让这段疗愈之旅变得模糊而复杂——自我改善的文化在很大程度上被消费主义的力量所影响，这种消费主义引发了我们在书中所谈到的许多问题。当我们疗愈自己的时候，我们要找回那些迷失的自我部分，而不是试图改变这些部分，或者让它们变得更好。深度心理学家、野外旅行向导比尔·普洛特金（Bill Plotkin）[⊖]告诉我，核心问题"不是关注哪里出了问题，而是关注人的完整性在哪里没有得到充分的实现，或者没有完全在生命中体现出来"。

疗愈也不等同于治愈：后者意味着没有疾病；前者意味着走向健全。"我们有可能获得**疗愈**，但没有得到**治愈**，也有可能得到治愈，但并没有获得疗愈。"我的同事莉萨·兰金博士[⊖]指出，"在理想情况下，疗愈与治愈是同时发生的，但并非总会如此。"我们会在接下来的章节中看到这样的例子。

在谈到成瘾的时候，我也做过类似的区分：即使不**彻底戒除饮酒**，也能做到**不受酒精影响**。前者是指不存在有害的东西，或者避开有害的东西，这本身就是一个很有价值的目标，而后者是指一种新的、积极的能力，即活在当下，自由地体验生活本来面目的能力。同样地，如果说治愈是消除损害生活的症状或疾病，疗愈就是重新找回我们内在的品质的过程，这些品质存在于我们体内（我相信它们一直都在），是我们固有的潜能，有了它们，生活才值得过下去。我们疗愈自己，不是"为了"被治愈，即便我们心怀这个愿望（这是可以理解的）。最好把疗愈本身看作目的。

下面的内容并不是在试图给出放之四海皆准的解决方案（因为没有任何方法能做到这一点），而是要指出个人与社会层面上疗愈的可能性。即使在充满

⊖ 普洛特金的阿尼玛斯山谷研究所位于科罗拉多州，为客户提供震撼心灵的静修、工作坊和"探索之旅"，将大自然作为健全人性的模板与老师。

⊖ 兰金患病与疗愈的故事在第 5 章有所提及。

日益焦虑和混乱的西方文化中，这种可能性也是存在的。我还打算尽我所能提供建议，说明疗愈需要我们做些什么，以及哪些内在和外在条件最有利于疗愈。

❧

任何走向健全的过程都始于承认自身的痛苦，承认世界上的痛苦。这并不意味着我们要陷入无尽的痛苦、忧郁，乃至受害者心态的旋涡；也不意味着我们要在"创伤"（或"疗愈"）的基础之上，形成一种新的、僵化的身份认同——这可能本身就是一种陷阱。真正的疗愈仅仅意味着敞开心扉，尽可能坦率而客观地接纳我们生活的真相——无论是过去的，还是现在的。我们要承认自己的伤痛，并且尽我们所能，诚实地审视那些伤痛的影响，因为那些伤痛不仅影响了我们自己的生活，也影响了身边他人的生活。

这个过程可能非常困难，其原因很多，也是可以理解的。无论我们的幻想掩盖了多少不适，真相总会刺痛我们。如果能够避免的话，我们是不喜欢疼痛的——即便我们能意识到，在疼痛过后能迎来更好的东西。娜杰日达·曼德施塔姆（Nadezhda Mandelstam）在她的回忆录中写道："直面生活是非常困难的。"我们当中的许多人，只有遇到下面这种情况才会寻求真相：**不**这么做的代价实在是太大了，或者充分认识到了因为渴求真实而带来的痛苦。古希腊剧作家埃斯库罗斯（Aeschylus）在指挥合唱团齐声朗诵下面的句子时，把这个道理表达得淋漓尽致：

> 宙斯赋予我们知识
> 这位舵手又制定律法
> 我们必须受苦，承受真相的痛苦。[1]

当然也有例外，但我从来没有遇到过一个人在成长和改变的道路上，没有被挫折、丧失、疾病、痛苦或异化的经历所激励过。幸运的是（或者是，不幸的是，这取决于我们看待这个问题的角度），生活有一种规律，那就是一定会将必要的痛苦送到我们的面前。

"真相"是一个可大可小的词，很容易被误解。我说的真相，并不是什么终极的灵性真理，也不是纯粹的知识真理，或者可以验证的事实，比如某件事"是真是假"。如果真相仅限于此，那我们就可以"研究再研究，深入追求真理"，每个学术机构里的员工都会是现代的智者。尽管我们的理性有种种优点，但这种强大的智慧把我们带往了何方？事实上，我们大脑的才能很容易被我们身上那个想要**否认**事实真相的部分所利用："合理"（rationality）与"合理化"（rationalize）能作为同源词是有原因的。

我所说的真相要普通得多，也接地气得多：清晰的事实现状，事情在此时此刻是如何发生的。这是一种引领我们走向疗愈的真相。要得到这种真相，我们必须利用比我们智力更强大的东西。

如果理性能够让心发声，对我们内心的声音敞开心扉；如果理性能与真相产生**共鸣**，而不是试图与之**辩理**，那它就会变成一种更具智慧的工具。在安托万·德·圣埃克苏佩里（Antoine de Saint-Exupéry）的经典故事中，狐狸这样对小王子说："这是我的秘密，一个非常简单的秘密。只有用心才看得见真相，肉眼看不见事物的本质。"理性能够看到可证实的**事实**——只要不因否认而模糊或歪曲事实，而理性常常这样做，以便保护我们那受伤或厌恶痛苦的部分。我们可以信誓旦旦地宣称自己以事实为依据，却不需要承认一丁点儿我所说的真相。能够疗愈我们的真相，只有通过切身的感受才能知晓；我们能否了解这种真相，不仅仅取决于它在多大程度上符合"理性"。

如果这些内容让你觉得有些含糊或不太科学，请不要忘记，"心"在成为一个抽象的概念之前，首先是一个有生命、会跳动的器官。斯蒂芬·波格斯博士的出色研究表明，社会参与和爱的神经回路，与心脏及其功能有着错综复杂的联系。不但如此，心脏还有着自己的神经系统。[○]负责言语思维的大脑自诩

○　对于心包（包裹心脏的纤维鞘）中的神经网络，以及它与神经系统和大脑的联系的研究，属于神经心脏病学的研究范畴。

为唯一的大脑，但这是错误的。事实上，它与肠道和心脏具有相同的特点。换言之，心脏是**知道**一些事情的，正如肠道的直觉也是一种认知。事实上，肠道的神经丛被人们恰当地称为"第二大脑"，心脏也是一样。因此，我们可以说，这三个大脑本来应该是协同工作的，并且由自主神经系统将它们连接在一起。用某人的妙语来说，如果没有来自心脏与肠道的知识，我们通常只是"天才一般的爬行动物"。⊖

　　然而，我们也不能忽视我们的头脑，因为头脑是很多活动的所在。如果说心是我们治愈之旅上最好的指南针，那么头脑（有意识和无意识的）就是我们要探索的区域。疗愈过程能让心脑达成同步，相互合作；而在此之前，它们其中一方往往花了一辈子的时间躲在另一方的背后，或者一直在被另一方忽视。

　　"诸法心先导，心主心所作。"我提起乔达摩的这句话，因为它是理解我们与我们所认为的真相之间关系的关键。这句话也是我在工作中所用的治疗方法的基础，更是我在有意识的时候，在个人生活中疗愈自己的基础。我们用头脑来建构我们所生活的世界——这是这句话的核心含义。现代心理学和神经科学的贡献在于向我们展示了在我们的头脑创造世界之前，世界是如何创造我们的头脑的。然后，我们会根据脑海中的想法创造出我们的世界。然而我们头脑中的想法，是世界曾经灌输给我们的，而我们当时对此别无选择。当然，我们所降生的世界在一定程度上是他人头脑的产物，这是一条永无止境的因果循环之链。

　　这可能听起来有些悲凉。然而，这句格言为我们提供了一条出路，因为在每时每刻，我们仍然在创造我们所看到的世界、我们认为真实的世界。这就是治疗的切入点。我们对于那个创造我们头脑的世界无能为力，那个世界可能给我们灌输了一些关于自己和他人的信念，这些信念是有局限性的、有害的、不真实的。然而，这就是我提到的好消息，我们可以学会为我们创造世界的头脑负责。疗愈的能力就来自这样的意愿，即承担责任的意愿。这种意愿不是一劳

⊖　出自约瑟夫·奇尔顿·皮尔斯的《心脑矩阵：心脏如何教会大脑全新的思维方式》（*The Heart-Mind Matrix: How the Heart Can Teach the Mind New Ways to Think*）。

永逸的宣言，而是每时每刻的承诺——每当我们忘记这个承诺时，它就会重新出现。就我而言，我必须不断提醒自己去承担责任。这也不是在邀请你给自己灌鸡汤，更不是让你养成那种无忧无虑的、所谓的积极思维习惯。这是一种重新考虑我们所有观念的意愿。

如果说，受伤的头脑能够成为暴君，那它就是一个暗地里渴望被人废黜的暴君。我在自己的生活中见过很多次这样的情况，体验过放弃一些不愉快的信念或看法所带来的自由，而就在几秒钟前，我还在死死地抓着那些信念和看法不放。我也非常幸运，能够通过我的工作，目睹一位又一位患者发生令人震惊的转折。在每一个案例中，发生根本性转变的不是人们的环境或过去，而是他们与环境和过去的关系。这种转变在以下两个人的故事中体现得淋漓尽致。从真正的意义上说，他们自苦难中得到了真相，而我们大多数人都会感到幸运，不必经历他们那种煎熬。如果他们能做到这一点，我们每一个人都能。

2019 年，在一个飘着毛毛细雨的早晨，我在苏·哈尼施（Sue Hanisch）的舒适小屋里采访了她。她的小屋坐落在塞奇威克——位于翠绿的英格兰湖区的一座村庄，就在利物浦以北约 75 英里（约 120 千米）。这位 62 岁的职业治疗师、创伤工作者一边喝着茶，一边轻声细语地向我讲述了她攀登乞力马扎罗山的故事。这对任何人来说都是一项了不起的壮举，对她来说更是如此。因为在 13 年前，爱尔兰共和军（IRA）在伦敦维多利亚车站放置的一枚炸弹炸断了她的右腿，并严重损伤了她的左脚。"我记得，有个护士看见我的腿就哭了，另一个护士则开始呕吐。"她回忆道。50 年前，哈尼施的祖父在 1940 年德军空袭考文垂时丧生；而这次，是垃圾箱里的一个 10 磅重（约 4.5 千克）的装置导致了这场爆炸。

她在受伤后经历了多次手术和多年的沮丧。那天有 40 人受伤，哈尼施身旁的那个男人当场就死了。对于自己的幸存，她的脑海中满是愧疚，她对自己的抑郁也怀有沉重的负罪感。"那个人就挡在我和炸弹之间。这种感觉就像，我怎么敢活下来？那个人根本不能选择生死，而我怎么能不把在地球上的每一天都活到极致？"

哈尼施右腿膝盖以下都是假肢，左脚经过了手术修复，但已几乎失去知觉。当她拖着这两条腿去攀登乞力马扎罗山时，她的精神创伤已经明显愈合了。她曾一遍遍地对自己讲那些限制自己的故事，告诉自己这一切都意味着什么，但她后来把那些故事中的能量都释放掉了。随着她把这些经历整合到她一生的画卷中去，她感到越来越自由了。"活在地球上是一件喜忧参半的事。"她轻声对我说，"这是一段艰难的经历，但我也有了从伤痛中发现金子的机会。因为那些发生在我身上的事情，我才有了一些很棒的经历。"对她来说，这些经历总是与他人有关。"我发现，我与别人建立的联结，才是真正值得我为之而活的东西，除此之外，其实都不那么重要。正是这些联结让我觉得我是活着的，也让我**想要**活着。我怎样才能向别人伸出援手，帮助他们感受到联结？这在我心里是唯一重要的事情。"

有一些你最想象不到的人与苏建立了深刻联结。她是那种热爱冒险的人。在爆炸发生的几年之后，她就踏上了南非夸祖鲁－纳塔尔省的荒野，前去执行和平任务。与她同行的人中，有几名来自北爱尔兰的退伍军人，他们以前正是那个炸毁她身体、永远改变她生活的组织的成员。她说："我想听听故事的另一面，看到彼此的挣扎，把我们置于另一个需要保护彼此的环境中。"

这个队伍一度不得不涉水渡河。苏面临的困境是，她的金属假肢不能浸水，她为此感到非常焦虑。她不必担心：因为队员已经制订好了计划，确保她安全、干爽地过河。两个男人把她扛了过去，其中一人就曾是 IRA 的武装分子。"他是 IRA 的人，这让我完全被情绪淹没了。我哭了，唐——这个 IRA 的军人也哭了。与这些人一起工作的经历让我意识到，他们以前的生活经历对他们造成了多大的伤害。唐是 17 个人中最年轻的。他在 8 岁时拥有了自己的第一把枪，而他是在一个孤儿院长大的。他进过监狱，被人欺负过，也经历过一段非常艰难的时光。他杀过人，一直背负着良心的谴责。我以前从未了解过这些人的生活，与他们相处对我来说是一件好事。我意识到，如果我在那种环境中长大，我很可能会成为唐这样的人。"

几年后，哈尼施登上了乞力马扎罗山。当时也有一个来自北爱尔兰的男人与她同行。这个人听说了她的故事，想和她一起登上山顶。到达山顶之后，这两位不太可能凑在一起的攀登者做了一件更不可思议的事：他们一起跳了一支舞，给"高峰体验"这个词赋予了新的含义。"我必须得到邀请，才能回到生活中来。"她回忆道，"正是爱邀请我回来的。"

还有一位女性曾经历过如地狱一般的生活，我和她也进行了一次发人深省的谈话。这次谈话最终促使了我去和自己的过去和解，这在以前看来是不太可能的。与我谈话的这个人是贝蒂娜·戈林（Bettina Göring），她是纳粹德国元帅赫尔曼·戈林的侄孙女。赫尔曼的空军杀死了苏·哈尼施的祖父，也是谋杀我祖父母的犯罪政权的支柱之一。一部以我们为主角的系列纪录片的导演，让我和贝蒂娜见到了彼此；这位导演的直觉很正确，他觉得我们可能对彼此感兴趣。我和贝蒂娜通过 Skype 软件交谈：我在温哥华，而贝蒂娜在泰国，她现在住在那里，兼职与别人做一些治疗工作。这样的交流真的发生了，而且我们是如此坦诚，我不得不用一个我很少用的词来形容这段经历："奇迹。"是她先联系的我，她写信对我的工作表示赞赏。对我来说，这次相遇的神奇之处在于，两个人生起点如此不同的人（一个是死难者的后代，另一个是臭名昭著的罪犯的亲属）都踏上了一段治愈之旅，在这段旅程中，他们偶然相遇，相互理解。

贝蒂娜出生于第二次世界大战结束后 11 年，她的一生都背负着一份黑暗的遗产。她是个敏感的孩子，她承受了几代人的家庭创伤，并且对她叔祖父骇人听闻的恶行深感内疚。赫尔曼·戈林在六周大的时候就被母亲抛弃了，他在成长过程中受到了严格而残酷的养育。爱丽丝·米勒（Alice Miller）在研究所有纳粹高层领导人的生活时，将这种养育方式称为"有毒的教育"（poisonous pedagogy）。赫尔曼用吗啡成瘾和强迫性进食等方法来逃避可怕的内心世界，而他却把这种内在的可怕强加给了别人。

贝蒂娜讲述了她为自己寻求疗愈的经历。根据她的说法，她在澳大利亚的一个会心团体上意识到："我感到很内疚，尽管这毫无意义。我的意思是，在我的大脑（brain）、我的头脑（mind）看来，这种内疚毫无意义，但我能感觉到。"在她对我说这句话的时候，她打了个寒战。"直面这种羞耻和恐惧，以及有与之相关的感受是十分痛苦的。"她是一个共情能力很强的女人，她决定利用内在的资源，勇敢地敞开心扉，去体会叔祖父的心灵——让自己的内心与之产生共鸣与共振。她这样做不是为了原谅**戈林**，而是为了原谅**自己**，为了摆脱她一直认为自己具有的黑暗。"我面对了那种黑暗，"她对我说，"那很可怕。就像经历了灵魂中最黑暗的夜晚。我面对的是最糟糕的东西：一个怪物。非常可怕。然而，再次走出黑暗，我感到自由多了。"

这正是我在我们相互道别之后的感受。我的过去没有丝毫改变；不过，我觉得我面前的路更宽了。我想起了我的同事，创伤专家巴塞尔·范德考克在大约十年前的一个温暖秋日对我说的话。当时，我们都要在纽约北部的一个会议上发言。我已经不记得，我们谈话中有什么事情，或者我的什么举止促使他说出了这番话，但桌子对面的巴塞尔突然透过他眼镜的上缘看着我，说："加博尔，你不需要一直把奥斯威辛带在身边。"就在那一瞬间，巴塞尔看到了我。尽管我积极地对待生活，尽管我生活中也有着爱、快乐和极大的幸运，但那种源于内在的绝望一直是笼罩我的阴影，每当我遇到挫折或沮丧时，甚至在某些措手不及的时刻，这种阴影就会遮蔽我的光明。

巴塞尔指出的那座心中的集中营，它的砖瓦和围墙是由**意义**构成的。这是我幼小的头脑从痛苦、恐惧和我远远不能控制的事情中提炼出来的意义——**囚禁我的并不仅仅是事件本身**。那种意义，那种永无止境的故事告诉我："我是一个受伤的人，没有任何疗愈的希望。"这些想法经常影响我对生活的主观体验——不管外界因素是怎样的，也不管我目睹和了解到的事情是否与之相反，甚至与我对人性的核心价值观和信念背道而驰，也依然如此。我一直相信（"相信"这个词在这里都不足以表达我的内心，因为我所说的是一种比相信更强烈的信念），每个人内心都有发展和成长的潜能，无论他们经历过什么、相信过什么，或者做过什么。然而，竟然有我这样的人存在，我是唯一的例外！这就是头脑的力量：它能长期顽固地坚守自己的信念，哪怕这种观点是自我挫败的、与经验相悖的，甚至与其他相关的观念并不一致。

在走向健全的过程中，最鼓舞人心的旅程往往是最难以置信的，因为这些旅程会揭穿这一谬误：有些创伤是无法疗愈的。在写这一章的时候，我有幸与伊迪丝·埃格尔（Edith Eger）博士交流。她也是一位匈牙利犹太人，是国际上受人爱戴的心理治疗师和作家，现在已经 90 多岁了。也是让我认识贝蒂娜的导演把我介绍给了伊迪丝。

1944 年 6 月，在我出生的 5 个月后，伊迪丝当时 16 岁。她和她的家人被从科希策送往了奥斯威辛。我的母亲也是在科希策这个斯洛伐克小镇上长大的，而我的祖父母也是从这个小镇被送出去的。他们很可能曾与埃格尔一家乘过同一列火车。她的父母，还有我的祖父母，一到站就被送进了毒气室。伊迪丝活下来的经历，以及她克服那些恐怖事件的经历，都在她的书《选择》（*Choice*）[⊖]中有所描述。她所说的到底是什么选择呢？肯定不是选择自己出生的时间和地点，也不是选择让她最亲近的人遭遇那样的命运。然而，她找到了一种方法，来行使她唯一的选择权，那就是对于自己不可改变的过去持有什么观点和情感态度。在书中，她解释了在几十年后，她是如何宽恕希特勒本人的。这件事发生在巴伐利亚境内阿尔卑斯山上的贝格霍夫——从 1933 年起，那里就是希特勒的住所。"我们的痛苦和过去很容易变成一座监狱，"她写道，"于是我站在希特勒的故居，原谅了他。这件事与希特勒无关。这是我为自己做的事。我选择放手，让我自己的一部分重获自由，这个部分在我生命中的大部分时间里，一直在耗费精神和情感的能量来囚禁希特勒。只要我还心怀愤怒，我就和他一起被锁在枷锁里，被锁在破坏性的过去里，被锁在我的哀伤里。要原谅，就要哀悼（哀悼发生和没有发生的事情），并且放弃对于改变过去的需要。要接纳过去和现在的生活。"[2]我们可以说，她开始"选择"自己的过去了，不是说要喜欢或容忍那样的过去，而只是顺其自然。"我当然不是说，"伊迪丝补充道，"希特勒杀害 600 万人是可以接受的。只是事情已经发生了，我不想让这件事毁掉我克服万难坚守和争取来的生活。"

当巴塞尔建议我放下奥斯威辛集中营的时候，他的确切意思是，我不需要

⊖ 此书中文版名为《拥抱可能》，但此处用原书名直译，因为作者在此后提到了原书名中的"选择"一词。——译者注

继续紧抓着过去的痛苦和怨恨不放，也不需要纠结于我过去形成的信念，那时我不知道还能用什么更好的方法去理解这一切。这是一种值得追求的自由。

2019 年，我再次和伊迪丝·埃格尔交谈的时候，她刚刚写完《越过内心那座山》(The Gift)，这是她第二本关于疗愈智慧的书。我知道，我不太可能再遇到一个与我早年经历如此相似的人了，我很受触动。"伊迪丝，"我说，"76 年过去了，我至今还没有释怀，于是我来找你了。"她轻声地笑了起来："加博尔，也许你永远也不会释怀。你不需要释怀。你只需要允许自己与这段经历共处。"伊迪丝在提醒我，什么都不需要改变：只需要改变我在脑海中保存那段经历的方式。

要走上疗愈的道路，我们不需要十全十美，也不需要表现出圣徒一般的慈悲心，更不需要达到什么情感或灵性上的标杆。我们所需要的，只是积极地面对我们内心自然展现的任何过程，这样疗愈就会自然地发生。

无论是谁，无论他们的过去如何，都可以听从健全内心的召唤（不管是呼喊还是耳语），坚定地朝着它的方向前进。以心为向导，以头脑作为积极而好奇的伙伴，我们就能走上最能与那种召唤产生共鸣的道路。

The
Myth
of
Normal

第 26 章

4A 品质与 5 种慈悲心
一些疗愈的原则

> 自然界的一切都有各自的成长过程与困境，它们都会确
> 立自己的身份，并且会不惜一切代价、顶住一切阻力坚守这个
> 身份。

> ——莱内·马利亚·里尔克（Rainer Maria Rilke），
> 《给青年诗人的信》(*Letters to a Young Poet*)

没有人能为别人规划疗愈的路径，因为那不是疗愈的方式。对于有些事情，我们必须找到它特有的发展轨迹，这种事情是没有路线图可言的。然而，我们可以勾勒出这些领域的大致轮廓，描述它，熟悉它，并且准备迎接它的挑战。我们可以去了解疗愈过程可能是由哪些自然法则所支配的，尤其是疗愈能在我们身上唤醒哪些态度与品质，以及哪些态度、品质最有利于疗愈。就像自然分娩一样，疗愈既不能强制执行，也不能催促，但提供一些帮助肯定是有益的。诗人、音乐家珠儿·克尔彻说得很对："你不能强迫自然，只能循循善诱。"她在一次访谈中告诉我，这就是她个人的疗愈经历。

下面的 4 个 A 不是操作步骤，也不是刻板的指令。它们代表了一些疗愈的原则，这些原则已经被证明是对许多人都有用的指导方针。我最初是在写《身体会替你说不》(*When the Body Says No*) 时提出的这些原则，后来又稍做修改，把它们从 7 个缩减到 4 个。（在后面的章节中，我会提出两个新的 A，这两个 A 综合了个人与社会的疗愈，其中的核心准则就是正义。）每个 A 都代表了一种符合人类需求的健康品质。在我们人生早期，由于情感或物质上的不利条件，或者由于身处于混乱而压抑的文化，这些健康品质的发展受到了阻碍，或者被迫隐藏了起来，仅靠已有的环境无法支持这些品质的发展。疗愈的一个重要方面，就是欢迎这些品质回到我们的生活中，并把它们的智慧教给我们。

4A 品质

1. 真实性

坦率地说，在西方文化中，真实性（authenticity）是一种常被拿来营销，却很少真正表现出来的品质。我们发现，我们已经被泛滥的伪真实包围了：有人在为观众或镜头表演"真实"，但并不让人信服。也许是台词的节奏不太好，也许是表达中有太多的挑衅与咆哮。

很难说清真实性是什么。虽然我们的脑海里会浮现出"真挚""真诚""独创性"等同义词，但真实性本身却没有任何精确的定义，我们难以充分抓住它的本质。就像另一种自然状态，"爱"一样，真实性不是一种概念，而是一种需要经历、体验、体会的东西。大多数时候，真实性存在时你会感觉到。你有没有试过用纯理性的方式，向别人解释什么是爱？爱很难解释，真实性也是如此。

追求真实性的过程充满了陷阱。首先，我们会面对一个悖论，即真实性是无法追求的，只能自然地呈现出来。根据其定义，追求理想化的自我意象，与做真实的自己是不相容的。我们首先必须完全接纳自己，安妮塔·穆贾尼在患上致命疾病的时候就发现了这一点（见第 7 章）。"哪怕是对方表示最轻微的反对……比如我让某人产生了丝毫不满，让步的人一定是我，**以前**我就是那样的人。"她对我说，"现在，我不再害怕被人讨厌，也不再害怕让别人失望。我不再害怕过去的我眼中的那些消极品质。我意识到，它们只是我的另一面。"

要拥有真实性，最直接的方法之一就是注意到它什么时候不在了。然后带着一些好奇心和温和，去审视那些替代它、阻碍它的限制性的自我信念。

真实性的缺失，会通过紧张或焦虑、易怒或后悔、抑郁或疲惫等方式表现出来。每当出现这些困扰的时候，我们可以问问自己：我们是否在违抗、抵制、忽视或逃避内心的指引？我是否因为害怕失去安全感或归属感，在表达甚至沉思时隐瞒了一些真相？在最近与他人接触的时候，我是否在某种程度上抛弃了自己、自己的需求和价值观？哪些恐惧、合理化信念或熟悉的说法让我无法做自己？我知道自己的价值观是什么吗？

我们要不断培养这种能力：向自己承认"哎哟，好痛""你知道，我刚才说的不是真心话"，或者"在这种情况下，我真的很害怕做自己"。这种能力不断增强，就意味着走向真实的冲动变得越来越强烈。有了足够的注意之后，真正的选择机会会在我们背叛自己真实的愿望和需求**之前**出现。在此之前，我们只有在事后才会有这种意识；而现在，我们可能会停下来，对自己说："嗯，我能感觉到，我就要把'我真的想这样做吗？还有别的选择吗'这类感受或想法压下去了。"新的选择替代了旧的、预先设定好的习惯，这无疑是真实自我回归的标志。

2. 能动性

能动性（agency）是一种这样的能力：自如地为我们的存在承担责任，并且在面对所有可能影响我们生活的重要决定时，充分发挥"做出反应的能力"。能动性被剥夺是一种压力源。这种剥夺可能是由贫穷、不公、边缘化，或者我们周围世界的崩溃造成的。在患病的情况下，我们往往会由于内部原因的约束而失去能动性。

能动性具有强大的疗愈作用。心理学家凯利·特纳（Kelly Turner）研究过许多被诊断出晚期恶性肿瘤，但出现所谓自发性缓解的病例。"我在多家医院和肿瘤诊所担任过咨询师，"她说，"我亲眼见过，那些听从并遵循医嘱的患者被认为是'好'患者，而那些'讨厌'的患者则是问题很多、带来自己的研究成果的患者，最糟的是那些挑战医嘱的人。"[1]然而，她发现，从长远来看，后一类人，也就是设法掌控自己疗愈的人，可能会恢复得更好。特纳博士指出，她见过的所有根治性缓解的癌症幸存者，在事后都希望自己能更早地积极推动自己的命运。

能动性不意味着具有某种虚假的全能感，或者对所有的事情和环境都具有最终的决定权。我们在生活面前渺小得多，我们不能通过假装控制我们无法控制的东西来获得疗愈。

能动性确实意味着，我们可以在一定程度上选择在生活中"成为"谁，如何"存在"，认同自身的哪一部分，并且遵循这些部分的指引来做事。要做到这一点，通常需要首先调整我们与自身某些人格特质之间的关系。长久以来，我们以为这些人格特质就是真实的自己，但这些特质最初是为了保护我们才形成的，而现在它们却成了我们的束缚。如果说，你**必须**做到"听话"、有才华、有成就、取悦他人、给别人乐趣、"有趣"，那你就没有任何自由可言。如果我们会下意识地反对别人的要求，那我们也不算真正具有能动性：这只不过是一种"膝跳反射"，没有给我们的"反应能力"，也是我们在第 1 章中所说的"反应灵活性"留有余地，创伤会极大地削弱这种能力。

能动性既不是态度，也不是情感；既不是对权威的盲目接受，也不是盲目的排斥。它是一种自我赋予的权利，让我们能够自由而全面地评估事物，根据真实的直觉做出选择，既不顺从世界的期望，也不服从根深蒂固的个人经历的支配。

3. 愤怒

常有人让我给"健康的愤怒"下定义。我要说说它不是什么：盲目的暴怒、咆哮、怨恨、恶意、怨毒、苦涩。所有这些情绪的产生，是因为未表达、未整合的情绪不健康地积累起来了，这些情绪需要去体验、去理解，而不是用行为发泄出来。压制愤怒和过度放大愤怒都是有害的。

在自然、健康的形式下，愤怒（anger）是一种边界防御力量，是一种动态能量。当我们感到自己的生命、人身或情感受到威胁时，这种动态能量就会激活。我们的大脑有愤怒的本能，我们很难避免愤怒：这就是雅克·潘克塞普提出的自我保护的**愤怒**系统的功能。这个系统的充分运转，是身心健全的基本特征，是生存的必要条件：我们可以想象一只正在保护领地或幼崽的动物。走向健全的过程，通常需要我们让这种常被放逐的情绪重新融入我们现有的感受中。这不同于煽动怨恨或酝酿不满，而是恰恰相反。健康的愤怒是一种对当下时刻的反应，而不是我们关在地下室里的野兽，以羞耻或自我辩护为食。这种愤怒是情境性的，持续时间有限：只在需要的时候出现，完成防御威胁的任务后，它就会消退。这种愤怒既不是令人恐惧和厌恶的体验，也不是一种长期的应激。

事实上，我们谈论的是一种正当的、自然的感受，它本身不想让任何人受伤（有些人可能需要主动提醒自己这一点）。纯粹的愤怒没有道德内涵，没有对错之分，因为它只是一种**现象**，它唯一的"愿望"是高尚的：维护安全与平衡。如果愤怒真变得有害了（这是迟早的事），我们可以处理其背后无益的说法与解释，以及自以为是或自我批判的思维模式。这些说法、解释和思维模式一直在助长愤怒，而不会消除愤怒。我们也会发现，如果我们不能说"不"，就会积累长期的怨恨，容易产生有害的怒火。

我们当中的许多人都已经学会如何让自己的愤怒降到最低，以至于我们甚至不知道愤怒是什么样子了。在这种情况下，最好不要理想化或夸大愤怒：想象夸张的愤怒爆发，或者某种义正词严、充满咒骂的内心独白，对我们是没有帮助的。就像真实性一样，真正的愤怒不是一种表演。愤怒传达的核心信息是简洁有力的"不"，至于多有力，完全得看当时情况的需要。每当我们发现，自己在容忍那些一直给我们带来压力的情况，或者试图为这种情况寻找借口，并坚持认为"没那么糟""我能应付得来"或"我不想大惊小怪"，这可能就是学习给愤怒一些空间的机会。即使坦率地承认"我不喜欢这样"或"我不想这样"，也是一种进步。

研究表明，表达愤怒对身体健康有利，比如，对肌萎缩侧索硬化（ALS）或纤维肌痛患者都是有利的——这是两种让传统医学思维困惑不解的疾病。我们已经谈到过（见第 2 章），医生都认为，ALS 患者是特别友善的。最能说明问题的是，另一项 ALS 的研究发现，最"随和"的患者，也就是最不容易生气的人，他们的病情与生活质量也恶化得最快。[2] 纤维肌痛的患者也是如此，许多研究都发现了这种疾病与童年创伤的联系。2010 年发表在《欧洲疼痛杂志》（*European Journal of Pain*）上的一项研究得出结论："愤怒与抑制愤怒的一般倾向，能够预测纤维肌痛女性患者在日常生活中的疼痛水平。心理干预可以侧重于健康的愤怒表达，以尝试减轻纤维肌痛的症状。"[3]

对于我们大多数人来说，重要的不是要不要生气，而是如何用健康的方式对待那些会随着生活的起伏而自然出现和消退的感受，包括愤怒。

4. 接纳

接纳（acceptance）首先要允许事物如其所是，无论它们是什么样的。接纳与自满或听天由命毫无关系，尽管这些态度都可能伪装成接纳（你可以想象那个耸肩的表达方式，"事情就是这样"），就像顽固的自负也可以伪装成真实。与此相反，接纳是一种实事求是的认识，也就是说，**在这一刻**，事物只能是它本来的样子。我们要避免否认现实，或纵容糟糕的情况。我们不应抗拒事实，或者用否认、幻想的方式逃避，而是要努力**与现实共处**。这样一来，我们就培养了一种与真实的当下时刻协调一致的关系。

接纳也意味着，承认要做到接纳是多么困难。这可能看起来有些矛盾，但真正的接纳不会否认或排斥现实的所有方面，**甚至不会否认我们排斥现实的冲动**。愤怒、悲伤、恐惧、抗拒，甚至仇恨——在接纳的态度下，这些情绪都有表达的空间。要接纳我们自己，有时需要首先面对这样的情况：我们不知道自己有何感受，或者我们的感受很复杂。排斥我们体验中的**任何**部分，都是一种不自然的自我排斥，然而许多人都把这种情况视为正常。你犯过大错吗？你是否曾发现自己充满了憎恨、怨恨或困惑？这些情况都是需要接纳的；在这些事情背后，总是有痛苦。事实上，憎恨、怨恨甚至困惑，可能都是心灵在试图**不去**感受痛苦或悲伤。健康的哀伤常常隐藏在僵化的不满情绪里；只要我们接纳事实的现状与过去，常常能发现这种情绪。这可能也是一种很难接受的情绪，但如果我们阻碍这种哀悼的能量在我们体内自由流动，就只会让它积累起来。正如戈登·诺伊费尔德所说："我们将在眼泪的海洋中得到救赎。"

我们必须对**接纳**与**容忍**加以区分。与某件事共处和忍受某件事没有任何关系。接纳能让人充满活力，因为它会为另外三个 A 腾出空间——它会允许我们承认**愤怒**（如果愤怒存在的话），让我们感到更自由、更有**能动性**，并且为我们所有的**真实体验**腾出空间。然而，容忍不可容忍之事，会使人麻木。例如，要让自己绝望地屈从于虐待，或者忽视这类情况，就要**排斥**一个人的自我、需求和价值观中的重要部分，而这些部分理应得到尊重，也需要得到保护。这远远不是真正的接纳。

38 岁的达琳是住在加利福尼亚州圣何塞的家庭治疗师。直到她患上自身免疫性疾病之后，她才开始接纳现实：她的婚姻状况是不可忍受的。由于她从小接受的是基督教的教育，她坚信上帝赋予她的责任是"接纳"（其实是忍受）她丈夫的创伤给她造成的痛苦。"在我意识到我的压力和疾病之间的联系之后，"她说，"我记得我曾经说过，'天哪，原来我一直待在这种殉道者的位置上，一直待在这种虐待性的婚姻里，这样下去只会有一种结果，我会死的！'"

同样的道理也适用于社会层面的不公或压迫。接纳目前正在发生的事情——接纳单纯的事实，并不意味着默许这种事**应该**发生。要应对种族主义、贫困或任何其他社会弊病，我们必须首先认识到，这些都是西方文化中的生活现实。它们确实存在，我们必须承认这种现实给我们带来的痛苦和哀伤。现在，我们可以问问自己，我们如何才能有效地根治这些弊病，不仅消除它们的表现形式，还要消除它们的根本原因。我们可以借助健康的愤怒、能动性，以及行动的自主性。

5 种慈悲心

著名神经外科医生詹姆斯·道迪（James Doty）[⊖]，是斯坦福大学同情与利他主义研究与教育中心的负责人。我们在 1440 多元学院（1440 Multiversity，加州的一家静修中心）举行过一次公开对话。在这次对话中，他对我说："有些人认为慈悲心是软弱的，不值得科学去研究它。然而，我向你保证，当今的科学已经证明，那些正念、自我关怀和同情的行为，是最有力量的行为，能够改变你的生理机能，有益于身心健康和长寿。"同情，既是治病的良药，也是心灵的救赎，不局限于让个人受益。如果我们希望有一个更健康、更团结的世界，就必须利用和放大慈悲心的疗愈力量。

在治疗患者和培训数千名治疗师的工作中，我总结出了 5 种慈悲心，它们相辅相成，没有等级之分。合在一起，这 5 种慈悲心能够鼓励、指导和指引我们踏上健全之旅。正如剧作家（兼医生）安东·契诃夫（Anton Chekhov）所写的那样："正是慈悲心让我们摆脱麻木，走向疗愈。"

1. 作为人之常情的同情心

"慈悲"（compassion）这个词来自拉丁语，意思是"一同受苦"。无论我们能否切身体会到他人的痛苦，最初级的慈悲心确实意味着**与他人一同受苦**的能力。这也意味着能够意识到他人的挣扎，并且为之**感动**；他人的挣扎对你来说不是一种毫无情感色彩的事实。

人际间的慈悲心必然涉及共情，也就是理解他人感受的能力。我们的共情体验可能会发生变化，这取决于我们面对的人是谁，以及我们在任意时刻的感受。当然，共情可能会被消磨殆尽，任何体验过与工作有关的"共情疲劳"的人，都能证明这一点。对大多数人来说，只要我们充分休息，补充了所需的能量，共情就会恢复正常。在任何人身上（在社会性病态和精神病态患者身上尤为明显），缺乏共情始终是灵魂受伤的标志，或者，用 A. H. 阿玛斯的话来说，

⊖　著有畅销书《走进魔法店》（*Into the Magic Shop: A Neurosurgeon's Quest to Discover the Mysteries of the Brain and the Secrets of the Heart*）。

这是"对伤痛的压制"。如果我们注意到自己身上有这样的共情缺失，我们不应评判自我（这本身就是缺乏慈悲心的表现），而是可以问问自己，**我们**有哪些没有充分感受和消化的痛苦。我们可以从自己的情感创伤史中了解到很多东西，只需要观察我们原本自然开放而柔软的心往往会在什么情况下、对谁，变得僵硬而封闭。

慈悲与怜悯是不一样的。在某种程度上，怜悯总是带有某种对于自己或他人的先入为主的看法。慈悲能指引我们制定出最好的社会政策，而怜悯不会为任何人赋予权力。如果我怜悯你，我就必须将我们两人放在不平等的角色上，从想象中的高处俯视你的不幸。即使在现实世界中，我们之间确实存在着权力的差距（比如种族或经济等级导致的差距），把这种差距看作我们之间永远的基本事实，对我们两人都没有好处。对自己慈悲同样是必要的，但它也有不健康的一面："沉湎于自怜情绪"就是一种舒适而泥泞的陷阱，让人永远为自己感到难过。自怜能给人一种安慰，因为这是把自己看作一个不幸的人，被命运所摆弄。自怜会强化我们心中的观念，让我们沉浸在伤痛里，阻碍我们为自己的看法负起责任，从而破坏了疗愈过程。相比之下，对自己慈悲不会否认事物原本的样子，也不会用层层观念包裹住伤痛；它会说"我很痛苦"。

2. 慈悲心：好奇与理解

这种慈悲心有一个首要原则，那就是一切事物的存在都有原因，而且原因很重要。这种慈悲心要求我们不加评判地问，为什么一个人、一个群体（或者任何一个人或群体）最终会变成那个样子，并做出那些行为，即便是（尤其是）我们为此感到烦恼或困惑的时候，也要这样做。我们也可以将这种同情称为对背景信息的同情。无论我们帮助自己或他人的愿望有多么真诚，如果不能看清痛苦，包括尽可能地了解痛苦的来源，我们就无法真正提供帮助。举例来说，仅仅为那些深陷成瘾问题的人感到难过，而不去了解他们生活中有哪些痛苦在驱使他们逃避，以及他们是如何受伤的，这是不够的。如果对背景没有清晰的认识，人们最多只能怀着无用的良好愿望，进行善意但无效的干预。我们能在那些具有严重缺陷的成瘾治疗方法中看到这种局限性，然而这些治疗方法现在却很流行。

在草率行动之前，愿意先探讨问题的原因，这就是好奇与理解的慈悲心在行动中的体现。尽管在每一种长期痛苦的情况下，我们都应该这样做，但无论是在个人生活，还是在社会层面，要做到这一点可能都很困难。在当今社会，我们经常自动相信简单的解释、快速的判断和下意识的解决方案。要明察导致现状的系统性根源，需要耐心、好奇心和毅力。

在第15章提到的梅蒂斯族作家杰西·西斯尔写过一本扣人心弦的回忆录，讲述了他童年、青年的故事，以及他是如何陷入成瘾与犯罪的旋涡，并最终迎来康复的。那本书中恰恰充满了这种寻根究底的慈悲心。"我写《从灰烬中来》，"杰西对我说，"主要是为了让人们看到，我和我的兄弟们在家里经历过什么……在某种程度上，我在试图为家人辩护，并让人们理解。所以，我是在借助我的民族的历史，帮助大家重构记忆。这不只是回忆，比如想起某段记忆。我不但要重构记忆，还要重构这段被国家肢解、被人们遗忘的历史。"在记录自己生活事件的过程中，西斯尔与其他加拿大原住民作家和艺术家一起，为他的族人重新创造了一个富有慈悲心的环境——不仅是家庭环境，还包括整个国家的环境。而且，他们不但让自己被世界看见了，也被自己看见了。

3. 慈悲心：承认

还记得第15章的布鲁斯吗？他曾是俄勒冈州的血管外科医生，因为伪造处方来满足自己吃阿片类药物的习惯而在医院被逮捕。尽管这次经历很耻辱，但他依然怀着感激之情看待这件事，因为这让他彻底觉醒，改变了自己的人生。"如果这件事没有以这种方式发生在我身上，我可能会追求那种快乐，成为一个浑浑噩噩、技术娴熟，但情感迟钝的人，这是我们许多外科医生的特点。"布鲁斯谈到，有一种"新的态度"取代了他过去"以自我为中心"的处事方式。这种新态度的特点就是，能够在别人身上看到自己的影子："我是一个有缺点、挣扎过的人。你可能也是如此。我们来看看如何一起解决这个问题。"

布鲁斯体现了我所说的**承认的慈悲心**。这种慈悲心让我们意识到，我们是同一条船上的乘客，都有着类似的磨难与矛盾。如果我们不能认识到我们的共性，就会给自己和他人制造更多的痛苦：对于自己，这是因为我们与自己的人性渐行渐远，陷入了评判与抗拒的紧张生理状态；对于他人，这是因为我们会引发他们的羞耻感，进一步加深他们的孤立。如果你不确定我的意思，那么下次你对任何人产生强烈的评判时，请检查一下你的身体状态——胸部、腹部和喉咙里的感觉。舒服吗？不太可能，这对你的健康也不好。

我想说的并不是你不该评判，因为并不是**你**在评判，而是你的自动化思维在评判。如果再因为评判而评判自己，这本身就会让羞耻之轮不停转动。此时有一个好机会，你可以带着慈悲心和好奇心，去探索你在评判时的身心状态。如果我们能把这个充满伤害的世界看作一面反映自身痛苦的镜子，并且允许他人在我们身上看到他们的影子，疗愈就会发生——承认真实的彼此，为重建联结铺平了道路。

4. 慈悲心：直面真相

我们可能会认为，保护他人免受痛苦是一种善意的行为。如果痛苦是不必要的、可以避免的，那么这种做法的确是善意的。然而，涉及那些从童年开始，我们每个人都必然会遭受的伤痛、失望和挫折的时候，保护人们免受这些痛苦根本谈不上同情。这样的做法不仅是徒劳，而且会适得其反，甚至可能是不诚实的。这种看似利他的冲动，源于我们对于自身伤痛的不适感。

无论出于什么目的，我们替别人害怕痛苦，或者与他们合谋逃避痛苦，对任何人都没有好处。当人们努力疗愈创伤的时候，伤痛必然会出现。这就是为什么我们所有人在面对伤痛的时候，都会否认、压制、压抑、合理化、辩解、记忆模糊，并产生不同程度的解离。当我们正视所有麻痹自己的方式时，痛苦将必然会出现——事实上，它已经等待了很长时间。当然，害怕这些被放逐的部分，也是很自然的。"如果你一生都在逃避某些情绪，"海伦·诺特写道，"你就会有一种感觉，似乎一旦它们追上你，就会把你痛打一顿，丢在小巷里。"[4]

事情无须发展到这种地步。诚实的同情能够认识到，痛苦并不是敌人。事实上，痛苦在本质上是有慈悲心的，因为它在试图提醒我们，哪里出了问题。从某种意义上说，疗愈就是要忘记这种观念：我们需要保护自己免受自身痛苦的折磨。这样看来，慈悲心是通往另一种重要品质——勇气的大门。

拥有这种慈悲心的人也能认识到，在短时间内，真相可能会导致更多的痛苦。圣何塞的家庭治疗师达琳在结束她不正常的婚姻之后，就发现了这一点。"在我童年所处的环境中，没有人理解我，没有人能看见我，也没有人能懂我的想法。"她说，"这让我感到心碎，因为我想被爱，想要与人建立联结，但我怀疑他们永远也无法看到我，或者与我建立联结。"当你选择真实性的时候，有些依恋关系可能无法留存下来，这是一个人能产生的最痛苦的认识之一；然而，在那种痛苦之中，也有着自由。这样一来，我们就逆转了我们在人生之初不得不做的可悲选择，也同时证明了当初的这种选择有它的合理之处。"这是一段学会不再取悦他人，不在乎别人想法的旅程。"达琳对我说，"有时候我会想，'我想得到那个人的认可'。我不能说我已经成功了，这个过程就像剥洋葱一样——我剥掉了许多层，我的真实让我越来越自由。我必须找到我自己的圈子，能够看见我、理解我的圈子。这是一个痛苦的过程，但我知道这是正确的选择。"

真相与同情必须成为互惠的伙伴。把不受欢迎的真相丢给别人，还用"我只是实话实说"来为这种自己辩护，这不是同情。"只有当人们感到同情的时候，"A. H. 阿玛斯写道，"他们才会允许自己看见真相。"没有安全感，真相就不具有疗愈的力量。

5. 慈悲心：看到可能性

我们每个人，都远不仅仅是被调教出来的、呈现给世界的人格，也不是我们发泄出来的、被压制的或不受控制的情绪，更不是我们表现出来的行为。理解了这一点，就会产生我所说的这种慈悲心。我所说的可能性不是假设的、未来的可能性，比如"也许有一天会怎样"，而是一种当下的、鲜活的、随时能触及的内在品质。可能性与人类许多最伟大的天赋有关：惊奇、敬畏、神奇和想象，这些品质能让我们与我们无法证明的事物保持联结。要培养这种联结，我们只能依靠自己，因为日常生活并不总能为我们提供让人放心的证据。这种最深层次的慈悲心能认识到：看似不可能的事情只是**看上去**如此，我们最需要、最渴望的事情随时都可以实现。

对可能性保持开放态度，并不需要立竿见影的结果。这意味着我们要知道，从最积极的意义上讲，我们每个人都远远不只是表面看上去的那样。同样的道理，也适用于我们或他人内心中最真实、最实在、最难以驾驭的东西。

我想说，看到可能性的慈悲心就像一扇大门，我们将这扇大门敞开，就能看到胜利的到来。对于自己或他人，如果我们能不只看到表面上的人格特征、行为特质，不只看到"好"与"坏"；如果我们能在每个人身上感受到永远不会失去的、走向健全的潜能，那对于我们所有人来说，这将是一场值得珍视的胜利。

The
Myth
of
Normal

第 27 章

可怕的礼物
以疾病为师

在与乳腺癌的斗争中存活下来的经历，重新定义了我是
谁、我该怎样生活……在那之前，我一直都在照顾身边的人。从
那时起，我开始把自己放在第一位。以前我脑海中有些声音在
告诉我，无论我做什么都不够好。现在，我终于让它们闭嘴了。

——谢丽尔·克劳（Sheryl Crow）⊖

"这两天，我和我的类风湿性关节炎进行了一次美好的对话——说起来，
我都想哭了。"我们在第 5 章时曾听到朱莉娅这样说。从表面上看，这话有些
奇怪，而且不太可能。我们更容易将一种有可能致残的疾病视为可怕的威胁，
需要避免它、压制它或者与之对抗，而不是将其视为亲密的、肯定生命价值的
伙伴，这样难道不是才更自然吗？然而，正如我将在本章中讲述的故事那样，
也正如我在工作中遇到的许多其他故事一样，朱莉娅在遭遇疾病时找到了价值
与意义。有些人（这样的人还不少）甚至把他们的疾病称为珍贵的礼物。我采

⊖ 这位创作型歌手在 2021 年 7 月 10 日接受《卫报》采访时说。

访了一位名叫威尔·派伊（Will Pye）的年轻人。他写过一本书，书名就是《脑瘤这件幸事》（*Blessed with a Brain Tumor*）。"这是冥冥之中的一件礼物，让我的灵魂开始疗愈、转变、觉醒。"他对我说。朱莉娅和威尔产生的深刻领悟，与传统思维方式截然不同：他们把疾病本身视为疗愈的媒介，或者至少将其视为一个学习和成长的机会。他们不仅**疗愈了疾病**，还以某种方式**通过疾病学会了疗愈**。

需要明确的是：我并不希望任何人得到疾病这种"礼物"。如果可以避免的话，我不愿意引导任何人走上这条转变之路。对于下面提到的那些勇敢的人来说，这只是他们人生的必经之路。我也不会想当然地认为，如果我处在他们的位置上，我也能像他们那样，拥有内在的力量、勇气、信任和智慧来应对我的疾病。尽管如此，如果我们愿意从他们的事迹中学习，他们的痛苦就能教给我们许多关于疗愈的东西。

请记住我们在第 25 章提到的疗愈与治愈的区别。我亲眼见过一些人病情逆转，寿命超出了最糟糕的预后；我也在其他地方读到过这样的病例。尽管如此，我们在这里探讨的并不是病情的好转，而是变得**健全**的过程。疾病给予这些人的礼物是疗愈，而不是治愈。治愈是无法保证的。疗愈则不同，直到咽下最后一口气之前，我们都有疗愈的机会。疗愈是一个发展过程，在这个过程中，我们逐渐感到自己是一个充满活力的整体，无论我们的肉体上发生了什么。疗愈不是终点：它和疾病一样，是一个过程。在接下来的故事中，疾病恰好是促使人们走上疗愈之旅的老师。

无论生病与否，我们都不需要等到情况变得如此危急，才开始自己的这趟旅程。

❧

"在和你的类风湿性关节炎对话的时候，你们都会说些什么？"我问朱莉娅。她在低剂量服用一种药物的同时，加入了心理治疗、冥想和其他形式的自我练习。十多年来，她的病情没有恶化，血液指标也有了显著改善，很少有疾病突然发作的时候。"它对我说话的时候，"她答道，"我没有把它看作必须克服的东西，或者是什么大麻烦。我只是真切地感受了它。我和它坐在一起，对我生活中发生的事情感到好奇，好奇我压制了什么东西。"

我们已经知道，在充满虐待的原生家庭里，朱莉娅变成了一个极其负责的"好"人，她会压制自己的感受，来保护其他人的感受。她继续说道："我会自我探索，'你想告诉我什么？'我想知道。就在两周前，我的下巴肿得要爆炸了。我知道这只是在提醒我，我应该允许一些不好的情绪产生，我听进去了。我躺在床上做了一个小时呼吸练习。做了一些正念冥想。我没有为此感到不安，只是保持好奇。第二天肿胀就真的消失了。我不需要调整我的药物。我从不调整。"

与我们文化习俗相反，朱莉娅感谢了她的类风湿性关节炎。"它救了我。"她说，"这是我的身体在说，'醒醒，醒醒。内心压抑着这么多的脾气和愤怒，对你没有好处'。脾气和愤怒并不是我想要保持的感受，但我确实把它们视为向导，它们能让我知道，生活中的某些东西失去了平衡。我现在一年可能就发作一次（关节炎）。当疾病出现的时候，我只是接纳它的存在，并且我有些事情是我可以做的，我可以从它那里学到更多东西。"这深刻地证明了接纳与能动性结合在一起的力量——这是我们在上一章谈到的疗愈的两个核心原则。

我决不会说，富有慈悲心的自我探索是朱莉娅健康的唯一原因，也不会说她的药物治疗没有好处。我们所看到的是，疾病引导她做出了自我转变，并且随后她的认识、平静、快乐、健康和生活满意度都有了提高。她从疾病中学到的东西，也促使她在专业上获得了成长。"它给了我很多。"她说，"它让我拿到了硕士学位，成了一名心理学家，让我进入现在的领域——我的专长就是疾病中的慢性疼痛。"这次谈话发生在三年前。她最近给我发了一封电子邮件，说她在过去的12个月里，"没有吃药，这是16年来的头一回，而且没有任何症状"。

对于我的朋友，心理学家理查德·施瓦茨来说，朱莉娅的经历一点儿也不令人惊讶。理查德开创了一种应用广泛的治疗形式——内在家庭系统疗法（Internal Family Systems，IFS）。IFS 理论将人格视为各个独立"部分"的混合体，每个部分都是对生活事件的反应。"内在家庭"是所有这些不同方面的集合体，有些部分相互矛盾，有些部分相互合作。在朱莉娅的案例中，她在童年承受的情感虐待和性虐待导致了她的脾气和愤怒，而这些情绪就是"被放逐者"：小时候，她不能充分感受自身的各个方面，因此这些部分被压抑了。"友善"、成绩优异、高度负责的人格面具代表了"保护者"，其目的是维持他人对她的爱与认可。在她心中的某个地方，有一个部分在渴望确立自己的领导地位，那就是 IFS 所说的"真我"（Self），也是我在第 7 章所说的"源于自身独特而真实的本性的自我意识"。

这种自我意识，就是身体通过各种情绪和身体线索想让我们寻回的东西。症状与疾病是身体在告诉我们，我们已经偏离了自己的本心。

"我的经验是，如果我们的某些部分无法与我们沟通，它们就没有太多选择，但它们确实能够影响身体。"理查德对我说，"有很多很多不同类型的医学症状。如果我们让来访者关注症状本身，对症状产生好奇，并提出问题，他们通常就会遇到那个用症状来传达信息的部分。这个部分在试图以某种方式表达自己，因为来访者拒绝用其他方式倾听它。当他们真正开始倾听这个部分的时候，症状往往会消失，或者会有很大的好转。"这正是一项研究的发现。这项研究将 IFS 应用在了一组类风湿性关节炎患者的身上。当人们开始倾听自己的"部分"，倾听自己的身体时（就像朱莉娅自己学会的那样），他们的主观体验，如疼痛和自我关怀都有了改善；许多客观身体参数，比如疾病的血液指标和关节炎症也都有了好转。[1]

我们也在第 5 章讲到过，罗马尼亚医生比安卡一直在与自己的疾病进行亲密的对话。你可能还记得，当她在工作或个人生活中感到压力时，也就是当她承担了太多责任，或者忽略了自己在这两个领域里的需求时，多发性硬化就会发作。医生曾告诉她，她需要终生服药，但她已经放弃了药物治疗，现在她的病情很稳定。尽管磁共振成像检查结果仍然显示，她的中枢神经系统里有炎症的迹象，但这种炎症已经许多年没有恶化了，她也没有任何症状，除非她以某种方式忽视了自己。在这种时候，她会感到皮肤麻木，她认为这种感觉完美地体现了她可能不允许自己感受的情绪。"这就是警报，"她说，"它在告诉我，'好了，停下。做回你自己吧'。我就是这么做的。在那一刻，我会停下来。因为在过去的几年里，我学会了当我有这种感觉时，哪怕只有一点点，就要停下来。我要放松，冥想，去看看我的感受，看看它在告诉我什么。当我发现那种感受是什么（也许是某种情绪痛苦，也许是我在为某件事感到悲伤，也许是某种创伤诱因把我的思绪带走了）的时候，我就会做回我自己。我一发现那种情绪，症状就会立即消失。"

比安卡现在主要与多发性硬化患者一起工作，其中大多数人都患有创伤后应激障碍，并且所有人都像过去的她一样，表现出了过度补偿的倾向，用她的话来说，这种倾向曾让她专注于"优秀与成功"。

2003 年，加拿大安大略省的语言病理学家唐娜·泽梅纳克（Donna Zmenak）被诊断患有宫颈癌。这件事发生在她生活中的巨大压力之后，这些压力包括争夺三个年幼孩子的监护权，这是一场长达三年的艰苦斗争。肿瘤妇科医生建议泽梅纳克立即接受彻底的子宫切除术，包括切除子宫和一些韧带，以及骨盆和阴道上部的多个淋巴结，然后再接受放射性疗法。她拒绝了。"我告诉外科医生，我不想那样生活，我的内脏都被掏空了。他说我做了一个愚蠢的决定，他也可以做一些决定。于是他当场就让我出院了。"

患者不愿听从专业意见，外科医生就与她分道扬镳，这是可以理解的。他竟然因此贬低患者，这是不可接受的。我想起了亚历山大·索尔仁尼琴（Aleksandr Solzhenitsyn）的小说《癌症楼》（*Cancer Ward*）。书中有一个抗拒治疗的患者，发出了愤怒的呼声："你凭什么认为你有权替别人做决定？难道你不觉得这是一种很可怕的权利，一种很少带来好处的权利吗？你应该小心点儿。没有人有资格这么做，医生也不行。"[2]

　　一整年，唐娜一直按照自己的方式生活，遵循排毒饮食计划，服用补充剂，并且和一位专门研究营养学的医生一起合作。那段时间结束时，医生告诉她，癌症已经扩散，如果不做手术，她只剩下六个月时间了。听到这个消息，她非常震惊。她再次拒绝了。在采访她的过程中，我很难理解她的信心与决心从何而来。即便事后我知道她的故事有个圆满的结局，我依然很难理解。"我心里有个声音在说，'你能做到'。"她解释道，"我认为我内心的声音，比我周围那些给我最好建议的人更有价值。我知道他们尽力了，但我觉得那些建议对我来说不是最好的。作为一个年轻女人，尽管我很想活下去，但我不想活在那样的身体里。在我生命的那一刻，我知道生活质量对我来说比长寿更重要。"

　　泽梅纳克开始了为期六个月的内外朝圣之旅：她去看了治疗师，这些治疗师教了她瑜伽和冥想等练习。她咨询了那些已经走上自己道路的前癌症患者。与此同时，她还读了彻丽尔·坎菲尔德（Cheryl Canfield）写的《康复之本》（*Profound Healing*）。坎菲尔德也是一名癌症幸存者，她拒绝接受传统治疗，并且远远活过了可怕的死亡预后。她见到了坎菲尔德，后者现在是加州的一名催眠治疗师和健康顾问。泽梅纳克总结道，在与坎菲尔德相处并学习了一段时间以后，她从坎菲尔德身上学到了"接纳、自主和真实"的价值观。她说："她教会了我这些，而且她也教会了我如何**圆满地死去**。回家之后，我觉得这个家都不一样了，我再也没有回到以前的生活方式。"

　　重要的是，唐娜做了一个重要的决定，这个决定事关她要如何度过余下的生命：忠于自己，即便她的直觉违背了医生、家人和朋友的意见。"如果我只剩下六个月的生命，我的孩子应该了解我是谁，真正的我。"她记得当时这样对自己说过，"这种想法总是让我想哭。我记得那个时刻。我说，'你知道吗？我不要再那样活下去了。我接纳这一切。我要做我自己，我要快乐地活下去'……我是认真的。我给自己画了一条底线，我再也没有像过去那样生活。"她意识到了自己有些夸张，于是很快纠正了自己，"我只是个普通人，我经常掉进那个陷阱。但我很快就出来了。"

在经历了六个月的心理、情感和灵性之旅后，泽梅纳克从另一个妇科医生那里听说了同样的预后，这次的措辞甚至更加令人担忧。这位医生说，如果不做手术，她必然会死，随时可能会死，而且"死得很惨"。"这一次，我**知道**癌症已经没了。"她回忆道，"我对他说，我认为我不再患有癌症了；事实上，我还想再要一个孩子……他看着我的伴侣说，'她不仅永远不会有孩子，而且永远不会看到孩子长大，甚至活不到生孩子的时候。作为她的伴侣，你需要说服她立即手术，因为这并不轻松'。然后他看着我说，'你必须为你周围的人着想。想想你的孩子。你必须想想你的伴侣'。"多年来，唐娜为了取悦他人而自我压制，这种自我压制正是促使她患病的原因之一，这位医生却敦促她"为周围的人着想"，这对唐娜来说颇具讽刺意味。

不久之后，泽梅纳克进行了多次活体组织检查和扫描，结果都表明她的子宫、腹部和淋巴结里都没有癌症的迹象了——她满怀信心地接受了检查，她完全相信自己已经克服了癌症，但她也同意，如果事实证明她错了，她就接受手术。她回去找外科医生讨论检查结果。"我走进办公室，坐在椅子上，面带微笑，而他说道'你为什么还没上手术台'，他很生气。我说，'你没听说吗？我没病了'。他说，'你没有痊愈。你得了癌症，你永远都是癌症患者。癌症会回来的，我们需要立即做手术。你不能自行痊愈。这是不可能的。别骗自己了。你没有痊愈'。我只是站起身来，说道，'反正我是不会回来了'。就这样。我走了，再也没有见过他。"

从那以后，唐娜有时会给这位外科医生寄圣诞贺卡，包括在她的第五个孩子（现在已经12岁了）足月顺产之后——这是另一项医生向她保证是不可能的壮举，因为她做过锥形活体组织检查，导致子宫开口不稳定。"在第一张圣诞贺卡上，我说，'请不要跟任何人说不可能。因为我还活着，我还在这儿，我就是这么做的'。"她从没有收到过回信。

我联系了泽梅纳克的家庭医生南希·艾布拉姆斯（Nancy Abrams），向她核实了病史的所有细节。"我目睹了整个过程。我有记录。"艾布拉姆斯医生说。"她做了所有那些事。突然之间，她的癌症就没了。我真正感到奇怪的是，为什么这些肿瘤学家不想知道这些人是如何治愈自己的？她成功了。她又生了另一个孩子，这是第五个，而且是顺产。当时她有一个超级大的禁忌证——锥形活体组织检查。她的宫颈甚至都应该是不正常的，没有办法让她继续怀孕，可她做到了，却没有人说，'哇，她是怎么做到的'。"

这种好奇心的缺乏是常态。肿瘤心理学家凯利·特纳的书《奇·愈：癌症全面缓解的九种力量》（*Radical Remission*）谈到了许多癌症患者的预后非常糟糕，但仍然能够康复。在和她交谈的时候，我想知道，在她研究的那些患者（打破卫生专业人士糟糕预测的人）看来，医疗护理人员是否愿意倾听他们的疗愈经历。"很遗憾，在大多数情况下，答案是否定的。"特纳答道，"我调查过的绝大多数人都对我表示感激，'你是第一个对我为什么康复感兴趣的医生……有卫生相关学位的人，你是第一个……我曾试图告诉肿瘤医生我在做的事，但他不想知道'。我总是听到这样的话，我真的很伤心。"杰弗里·雷迪杰（Jeffrey Rediger）[⊖]博士在为他的著作《自愈的概率》（*Cured: The Life-Changing Science of Spontaneous Healing*）做研究时，也注意到了这种冷漠。他在书中记录了 100 多个"自发性缓解"的病例。"医生最多只能说，'坚持下去，起作用了'。"他说，"但他们从不好奇患者是怎么做到的。"

我能理解某些医生的沉默。即便是像我这样熟悉心身统一性、十分欣赏人类精神力量（只能这样理解唐娜·泽梅纳克这样的病例[⊜]）的人来说，要理解这种与传统医学期望和经验大相径庭的传奇故事，也是很有困难的。很少有人能效仿；事实上，如果没有她那样的内在资源和真实意愿，任何人都不应该那样做。她的故事教给我们的，不是任何人都应该跟随她的激进选择，而是我们能够培养接纳生活真相的能力，在各种情况下都要寻找自己的真相的真实性，以及对于任何事情都能选择自己的反应的能动性。在四个 A 中，还有一个 A 是健康的愤怒，这在唐娜的宣言中体现得也很明确："反正我是不会回来了。"她的自我发现之旅还没有结束。"我每天都在努力保持真实。"她说。

⊖　哈佛医学院精神病学讲师，兼麦克莱恩东南成人精神病学项目医学主任。

⊜　从世俗的角度来说，的确如此。

　　埃丽卡·哈里斯（Erica Harris）博士是我遇到的另一个独特的人，她有着强烈的决心——自主的决心。在过去十年里，她接受的医学治疗比我们大多数人几辈子加在一起都多，包括强化型化疗、全身放疗、骨髓移植、双肺移植、因慢性肝炎而长期住院、因皮肤癌而反复接受切除手术，这些只是最显眼的几个例子。如果没有有效的医学干预，她早就死了，现在也不可能活下去。有效的药物能确保她的生存，但她得付出高昂的代价。"我的右眼失明了，"她最近给我写信说道，"患上了没完没了的皮肤癌，失去了一半的下嘴唇，患上了骨质疏松症，终生免疫抑制，35 岁时（她现在 44 岁）就绝经了，3 次中风，需要不断注射免疫球蛋白，还得输血。由于癌症，我甚至失去了曾经幸福美满的婚姻。然而，我比过去任何时候都幸福，远远超过了我的想象！我真的很幸运！"尽管她不得不放弃身体健康，但她没有放弃她的活力和生活乐趣。事实上，对她来说，这些东西变得更充盈、更深刻，而且远不像其他东西那样，容易受到外在条件的限制。

　　作为一名技术娴熟、广受欢迎的运动员脊椎按摩师，哈里斯医生曾经健康得不得了，她在工作中从来都不遗余力。"我对我的运动员客户充满了热情。"她对我说，"我热爱帮助他人。比如，他们一直训练个不停，在比赛前几个月受伤了，但只要能看到他们充满喜悦地冲过终点，我的内心就觉得再辛苦都是值得的。可以说，我有点儿工作狂。"

　　"也许可以去掉'有点儿'。"我插嘴道。

　　"没错。"她表示同意，"我的诊所发展得非常快。当常规时间都被约满时，我觉得真的很难放任别人的痛苦不管。我很早就开始上班，很晚才回家。人们开始注意到，我一直在生病。我每个月至少要得一次链球菌性咽炎。我下背部有严重的椎间盘突出，影响了我的右腿，但我依然会去诊所工作。我步履蹒跚，依然在试图帮助别人克服痛苦，但我忽视了自己的痛苦。我喜欢忙碌，喜欢忙碌带来的一切。"

如果说，她的人格喜欢过度劳累，但她的身体不喜欢。35岁那年，哈里斯带着两个孩子外出游玩，她听到了一个令人震惊的消息。"当时，"她回忆道，"我站在水族馆门前。我是两个婴儿的妈妈，仍然在给小的那个喂奶。那天我做过一个非常常规的血液检查。此刻我接到了实验室打来的电话，说话的人的语气很紧迫、很恐慌。'是埃丽卡·哈里斯吗？你得马上去最近的急诊室。'我被诊断出一种非常严重的急性髓系白血病，还是一种很罕见的类型，通常只有老年男性才会得。"由于预期结果通常很好，她接受了两个疗程的化疗。但这两个疗程都没有起效。

2012年，有人建议哈里斯进入了一家姑息治疗机构，那家机构告诉她，每天输血可能维持她的生命，但不会超过两个月。她不愿屈服于这个可怕的诊断，于是她排除万难，留在家里照顾年幼的孩子，并且每天都去医院输血。她还继续在她的情感疗愈道路上前行。就在这凶多吉少的两个月结束之前，她和医生都惊讶地发现，她的病情出现了意料之外的缓解。"那段时间真的很难。"她对我说，"我不确定我为什么能活到今天，但我真的相信，这是因为我从内心改变了自己，让自己去真实地面对此刻发生的一切，也去面对了过去发生的事情。而且，我给了自己足够的空间去表达所有的想法。"

就像唐娜·泽梅纳克一样，哈里斯练习了瑜伽和冥想，并且接受了营养学的治疗。但最大的改变是，她有生以来第一次允许自己去感受自身全部的情绪，改变了一生的压抑模式。她完全沉浸在了自己的哀伤之中，流下了绝望的泪水。"我第一次住院期间，我看着孩子们和保姆一起回家，"她回忆道，"我想自己开车带孩子回家。我想自己给他们做晚饭。我想自己哄他们上床睡觉。我转过身来，不看窗外，背靠着墙，瘫倒在了地上。我抱着膝盖哭了起来。我哭啊哭啊，好几天都没停下来。"病房的精神科医生（占统治地位的医学文化的一个显著代表）来参加了她的会诊。"她走进病房，"埃丽卡微笑着说，"穿着一身夏威夷印花长裙——我一点儿也没夸张。她大概是这么说的，'我要去夏威夷了，但我可以给你开一些治抑郁的药，不管你需要什么都行。我听说你一直在哭'。我真正需要的，只是有一个空间来体验我所有的情绪，不再伪装——第一次没有任何伪装。我需要感受这一切带来的伤痛。"

　　自她得到仅能存活 60 天的临终诊断到现在，已经过去了将近 10 年。尽管健康反复出现问题，但哈里斯充满活力，精力充沛，养育着两个孩子，成功地把他们带到了青春期，并且，她还在积极地鼓励并帮助其他人走上疗愈之路。我们（她和我）还计划有一天要一起工作。在她身上，我看到了现代医学奇迹与自我转变力量的结合。如果缺了其中之一，就无法取得这样的结果。

　　哈佛医学院精神病学家杰弗里·雷迪杰博士研究了许多从癌症晚期和其他致命疾病中"奇迹般"康复的病例。他告诉我，在他看来，身份认同的转变是关键所在，正如泽梅纳克和哈里斯所经历的那样。"这是一个很模糊的概念，"他承认，"但归根结底，那正是疗愈的根源。这些好转的人，真正改变了对自身的信念，或者他们对世界的信念。"这也是我的观察结果，无论患者得的是什么病：癌症、自身免疫性疾病，或者像多发性硬化、肌萎缩侧索硬化等神经系统疾病。[○]有些人拒绝接受医学治疗，比如唐娜·泽梅纳克；还有些人不接受治疗就活不下来，比如威尔·派伊和埃丽卡·哈里斯。无论属于哪种情况，这些人都自愿地、勇敢地褪去了第二层皮肤——适应与自我克制等特质的混合体，我在讲依恋与真实性的第 7 章中谈过这一点，这也属于艾里希·弗洛姆所说的"社会性格"。这个过程虽然痛苦，但最终令人兴奋。作为老师，疾病的作用在于，引导人们质疑他们对于自身的所有想法与感受，只保留那些对他们身心健全有益的东西。

　　凯利·特纳博士在写作关于"奇迹"疗愈的书时，也有过类似的发现。她的主要发现之一，就是重新找回自己真实的身份认同是至关重要的。"我访谈过的每个人都说，他们不会用任何东西来交换这段经历。"她对我说，"因为现在的他们更圆满了。他们感到身心健全，更加快乐，更加感恩，他们不想变回经历苦难之前的自己。我敢说，他们中的许多人都会告诉我，他们现在和刚刚

　　○　即便是肌萎缩侧索硬化这样通常会致命的疾病，在医疗记录或同行评议的出版物中也有过几十例这样的病例：神经学文献中有一些部分或完全逆转的病例，还有些病例的寿命超出了终末期预后数十年，即便是多年来依赖轮椅和呼吸辅助，这些人依然活着。物理学家史蒂芬·霍金（Stephen Hawking）比两年的预后多活了 50 多年，这是一个很著名的例子。

踏上这段旅程的时候已经完全不同了。"我之前提到过，特纳也说过，她的许多受访者都希望，他们能在患病的几十年前就学到同样的经验教训。我们所面临的挑战是：我们能否在生活迫使我们学习之前，就获得那些领悟呢？我们是否必须"承受真相的痛苦"？

"每个时刻都是宝贵的，"埃丽卡回忆道，"那时候，我需要深入我的内心，反思所有的层面，我一生都没有过这么深刻的反思。我终于意识到，在做运动员脊椎按摩师的时候，我的身体一直在大声尖叫'不要'，而我却忽视了它。疾病是我最好的老师。"

我对坎菲尔德给唐娜·泽梅纳克的建议很感兴趣，于是我联系了坎菲尔德。从医生曾向她保证，她的子宫癌已经到了晚期到现在，已经过去了几十年。当我得知，她已经接受了死于这种疾病的可能性时，我感到非常惊讶。"当我开始写《康复之本》时，"她对我说，"暂定的书名是《圆满的死亡》（Dying Well），因为我认为，就算医生告诉我的不一定是真的，但多半是真的。即便我不是必定死于这种癌症，这种可能性也是很大的。我开始写这本书，是因为我在 41 岁的时候，不知道该如何面对这段意料之外的旅程。这段旅程意味着我要早早抛下自己的身躯、家庭和我所爱的人。我想最后再做一件事，写一些东西，来帮助我弄清该如何走这条路，也许还能帮助我之后的其他人。结果，我不得不改掉书名。圆满的死亡所需要的东西，也正是好好活着所需要的东西。这就是疾病教给我的东西。"

我也和威尔·派伊聊了聊促使他写出《脑瘤这件幸事》的经历。这个身材高大、体格健壮的男子在 31 岁时被诊断出恶性肿瘤。在 20 岁患抑郁症的时候，他常常想象自杀，用枪指着自己的脑袋，而他的肿瘤正长在这把枪所指的位置上。他听从了内心的指引，并且在神经外科医生的同意下，他将手术推迟了两年。他采取了医学上所说的"观察等待"，同时进行了高强度的自我疗愈练习，直到癫痫发作——这表明肿瘤的体积增加了。于是他切除了肿瘤，然后接受了放射性疗法。此时，派伊刚刚活过了这种脑癌的预期生存期限。⊖尽管医生告诉他，他终生都要服用抗癫痫药物，但他已经七年没有服用这些药物了。他不知道事情会如何发展。然而，正如他的书名所言，他坚持认为这种疾病是一件幸事。他告诉我，这个诊断让他醒悟过来了。

"你有了什么领悟？"我问。

"一个领悟是，生命是有限的。疾病能让我更直观、更容易地理解死亡的真相。虽然在理智上，我们都知道死亡，但在心理上，我们会回避或者无视死亡的现实。诊断出来之后，我在和人交谈的时候，会意识到这可能是我最后一次与这个人说话。这就创造了一种非同寻常的体验——共处、倾听、关怀。是的，这是一种彻底的转变。每天起床的时候，我都会做一个练习，充分意识到这一刻、这一天、这副躯体、这次呼吸的可贵之处。"

我们的文化非常厌恶死亡，甚至也很厌恶衰老。想想看，有多少产品的目的都是消除或"逆转"年老体衰的迹象，这些迹象是身体上的线索，提醒了人们生命是有限的。这在另一种意义上说明了，疗愈是一趟逆流而上的旅程：这趟旅程必然包括，全心全意地接纳我们必然会死，并决心充分体验走向人生尽头的每一刻、每一天。

几年前，我曾举办过一次静修，前来参加静修的人，有着各种健康问题，从精神痛苦（如成瘾、抑郁）到身体疾病。参与者中有一位 64 岁的老人，我在这里称他山姆。他患有晚期肌萎缩侧索硬化，这是一种神秘的、使人瘫痪的、致命的神经系统退行性疾病。他的病属于所谓的"延髓起病型"（bulbar onset type），这意味着受影响的不是他的四肢，而是说话、咀嚼和吞咽的肌肉。"我……来……这儿，"他用嘶哑、微弱、缓慢的声音对大家说，"是因为……我想……活。"根据他的描述，他在病前的人格，与我见过的每一个患这种疾

⊖　2021 年 12 月，正在本书进入最后编辑阶段的时候，威尔·派伊告诉我，他在 2011 年首次诊断出的肿瘤复发了，他在 2020 年 10 月进行了多次手术。在他最初得到诊断的时候，预期的平均存活期限是 5~10 年。

病的人一致：即我们之前所说的"超自主型自给自足"，这种人会封闭自己的感受，不愿意（几乎到了恐惧的地步）向任何人寻求帮助或情感支持。

经过一周高强度的自我探索、与其他参与者的亲密对话（他从未有过这样的经历），以及几次很有启发性的治疗，山姆说他有一些重要的话想说。"当我第一次说我想活下去的时候，"他说，他的声音明显更有力、更洪亮了，"我的意思是我想活得久一点儿。我现在不这么想了。我仍然想**活下去**，但我现在知道，'活着'不是指时间，而是指质量。我很想活在我生命中每一刻的当下，充分体验我经历的一切，我以前从未这样做过。"一年半后，他去世了，与他的预后一致。在那次静修之后的几个月里，山姆会给我发来感谢和庆祝的信息（在他去世后，他的家人也会发这样信息），因为在生命的最后阶段，他能够在自己身上找到活力、爱和快乐，并且能够在与亲近的人相处中表现出来。

山姆的死，不能用日历上的数字来衡量，而是要通过他能找回自我的哪些方面来衡量。在我看来，他的去世最接近所谓的"善终"。他的病没有治好，但他得到了疗愈。如果没有疾病的主动邀请，他最重要的各个自我部分，可能依然是支离破碎的、不和谐的，而他将这些部分融合成了和谐的整体。他还找到了一种方法，在原本很容易被视为残酷的、破坏性的或毫无意义的事情（正如许多人将死亡视为"不凑巧"的疾病）中，发现了肯定生命价值的意义。正如山姆的家人在后续交流中所说的那样，他所发现的意义在他去世后依然存在，并且对家人的生活产生了积极的影响。

"这趟旅程的目的，"威尔·派伊对我说，"就是在挑战中发现礼物。它促使我练习并培养了一种能力——有意识地选择所发生的一切事情的意义。"

这种挑战，以及通过参与挑战而获得的关于自我的礼物，正在耐心地等待着我们每个人。这份礼物就藏在我们当下生活中发生的每件事中。我们所面临的选择是，现在就拿起那份礼物，还是等待更紧迫的学习时机。

第 28 章

赶在身体说"不"前
回归自我的第一步

当我们真实地对待自己和他人时，疗愈就必然会在生活中
荡起涟漪。

——海伦·诺特，《穿着我的鹿皮鞋》

我再说一遍：我并不希望任何人拥有疾病这个导师，即便它会教给我们何谓真实性。身体和精神上的重大疾患，只是与我们失去联系的重要自我部分发出的最新的、最响亮的呼唤。我们可以更好地倾听和留意生活不断向我们发出的微妙警告，这样一来，那些自我部分就没必要发出如此激烈的信号了。本章提供了一些简单有效的办法，这些方法是我从治疗成千上万患者的过程中提炼出来的，可以重新训练身心，让人对内在的呼唤做出更加敏感的回应。

在做这些练习的时候，记住本书中讨论的一些基本的、现在已经熟悉的原则，可能会有所帮助。

①你的人格不是你，你不是你的人格。我们究竟是谁，这个秘密隐藏在我们人格的面纱之下。这并不是说人格是"假的"，就像我们不会讨论衣服是真

是假一样。然而，与衣服不同的是，"脱掉"人格，或者只是"脱掉"人格中的某些部分，似乎都是不可能的，因为**人格好像就是我们自己**。这并不是说，我们应该（或能够）以真实性的名义，突然剥去人格。然而，提醒我们自己，人格并不能定义我们是谁，这是有所帮助的。用一首流行歌曲的歌词来说，我们并非生来如此。[⊖]

②**人格是一种适应**。我们所说的人格，通常只是真实特质与被调教出来的应对方式的混合体。有些应对方式完全不能反映我们的真实自我，只是失去真实自我的表现。每种人格，都是根据一个人的特定气质与家庭、社群和文化的相互作用而形成的。人格可能不会表达出我们的真实需求、最深切的渴望和最真实的本性，但它能体现出我们因为与这些需求、渴望和本性相背离而试图做出的补偿。"我们会因为身份认同出错而受苦。我们的文化向我们推销了一大堆东西，这些东西与我们真正是谁有关。"婚姻/家庭治疗师理查德·施瓦茨写道。[1]

疗愈工作不是为了完全摆脱人格，而是为了让我们摆脱它的自动化控制，让我们触及人格之下的东西，与最本质的自我重建联结。A. H. 阿玛斯说："自由，不过是人格摆脱了当下的束缚；此时人格不再控制我们，放松下来了。"[2]我们真正的优点仍然存在，并且比以往任何时候都拥有更多的空间来展示，让别人知晓。

③**我们的身体的确不会忘记**。[⊖]即使真实自我会被层层限制性的自我信念和调教出来的行为所掩盖，但它永远不会被抹去。它会不断地通过身体与我们对话。我们可以学会身体的语言，从而学会注意它所发出的信息。

④**人格，以及我们本性的丧失，并不是我们个人的问题**。在西方文化中，与自我失去联结是一种流行病。许多领域都在鼓励和利用这种病。当然，从历史上看，在心灵的层层限制之下寻找真实自我的努力，早在现代社会开始之前就已经开始了。因此，尽管我们每个人都要为自己的疗愈之旅负责，必须与自

⊖　Lady Gaga，《生来如此》（*Born This Way*），2011。

⊜　向巴塞尔·范德考克关于创伤的当代经典作品《身体不会忘记》致敬。

身人格的特殊性做斗争，但我们也可以从这种想法中得到鼓舞：我们正在参与一项全人类的事业——用《美女与野兽》（*Beauty and Beast*）主题曲歌词来说，这是一个古老的故事。《美女与野兽》是一部备受喜爱的音乐剧，讲述了一个人发生出乎意料的转变，并找回自身本质的故事。

　　在做以下练习的时候，重要的不是具体的文字，而是那些练习的精神。这种精神体现在了我开发的一种练习方法的名称里：同情探询（Compassionate Inquiry，CI）。同情探询既是我在80多个国家给数千名心理治疗师所做的一种专业培训，也是一种个人的自我反思练习，我将在下面讲述其大概。让专业受训者深受启发（有时也会令他们沮丧）的是，同情探询前三个月的课程会让他们努力解决自己的问题，而不是去解决他人的问题。**治疗师，疗愈你自己吧。**

　　我们先看看这个名称的后半部分，"**探询**"是什么意思？如果探询是真诚的，它就是一种开放式的探索。要做到这一点，最重要的是谦卑：就像苏格拉底一样，承认我们不知道答案，或者更好的做法是，承认我们还没有找到正确的问题。因此，在阅读接下来的内容时，我建议你尽最大的努力，至少暂时搁置你对自己的看法。在这个肤浅的流行心理学盛行的时代，自我认识往往只代表一个人很了解自己的人格，却对自己缺乏更深入、更详尽的认识。后面这种认识能够照亮我们过往的黑暗角落，能让我们更好地看清自己当前的困境。这才是我们要探询的东西。我们要深入了解自己，而不仅仅是知晓一些**关于自身的信息**。

　　这个名称中的另一部分是**同情**。要同情地探询，就需要保持开放、耐心和豁达的态度。想想你会如何对待一个深陷困境的朋友或你爱的人，想想当他们感到茫然、困惑、沮丧的时候，你会给予他们多少包容。对自己心怀同情也是如此，只不过更难做到。如果对自己心怀同情，我们就不会劝告自己去改变真实的自己，只会邀请自己去探询那些对我们无益的信念与行为的方方面面。我永远不会对任何人说，他们**应该**同情自己。同情没有"应该"一说。在任何情况下，我们那些防御的、封闭的部分都不会对这种要求做出积极的反应——凭什么呢？更友善、更有效的做法是，让人们注意到他们**缺乏**对自己的慈悲心，并且注意到这种缺乏是如何体现在他们生活中的。一旦看到了慈悲心的缺失，这种问题就会缓解，让人们得以探索它久远的源头，以及在今天的影响。

这种练习并不会让人感到过于感情外露。同情并不是要对任何人产生温暖的感受，包括对自己。这是一种态度，不是一种感受。感受会自行来去，态度则与之不同。在**任何**情绪状态下，态度都是可以催生、产生和培养的。这里所说的态度，就是始终对我们所注意到的任何事物保持不评判的态度。一旦我们开始评判自己（这是不可避免的），就可以对这种评判的来源保持好奇，而不是相信这种评判的内容。

所有事物都可以被探询，即便是最消极的体验，比如自我厌恶。[⊖]与其让我们讨厌自己，我们可以保持好奇：为什么会有这种自我憎恨？本着这种精神提出的问题，往往很有启发性。如果我们内在的美女能够保持慈悲心，接纳野兽（也可以说，让它"成为我们的客人"），野兽可能就会变成一个英俊、充满爱的伴侣；至少这头野兽会放松下来，不再不依不饶地纠缠我们。

赶在身体说"不"前：自我探询练习

这里有一个练习，可以每天或每周做，或者按照你觉得合适的频率做。这个练习的确需要持续的投入（对我来说，这可能有些难度）。对你来说，如果每天花几分钟做这种自我探询练习似乎都难以做到，那么注意并询问（不要下评判）这种不情愿从何而来，也是很有价值的。

不下评判并不意味着放松警惕。当我们的人格感觉到，我们可能在试图解除或质疑它对我们的控制时，它就会熟练地给我们设置合理化的障碍。投身于疗愈之旅，意味着你要熟知人格的把戏。最标准的借口往往也是最蹩脚的："我

⊖ 更多有关自我厌恶的适应性来源的内容，见第30章。

没时间。"我们大多数人，即便是那些最忙碌的人，其实都有很多不知道该如何利用的时间；我们所缺乏的是应该如何利用这些时间的强烈**目的**感。我们有很多默认的追求，无论这些追求是高尚的还是轻浮的，都会很快填满空闲，突然我们就"没时间"了。这种抗议对解决问题毫无帮助："噢，我真的想在自己身上花**些**时间，只不过……"接下来你就会列举各种让你做不到的原因。如果这听起来和你很像，那就怀着慈悲心和好奇心，问问自己：即使只是做一点点自我探索，会给此时的你带来哪些不适？也许这是因为，设置一个十分明确的目标，可能会让你面对一个令你感到脆弱的事实：你可能会失望，不得不面对痛苦，或者被迫离开自己熟悉的舒适圈。这些风险是真实存在的。无论是哪种情况，用强迫、哄骗或者羞辱的方式，让自己去做任何练习都是没有用的，哪怕这些练习本来能够帮到你。

这项练习最好用书面的形式，在安静的房间里做。这样你可以与自己的体验共处，不会有任何干扰。你可以写下自己的答案，因为与只观察自己的思想和见解比起来，写作能更积极、更深刻地调动你的心灵；此外，你可能还想记录下自己的进步。手写比打字更能帮你与自己建立联结感，同时也能让你远离电子设备的干扰。

经常有人告诉我，这项练习有助于改变人们的生活。关键在于要定期做，时间间隔可以由你选择，但至少要每周一次。

问题 1：在我生活中的重要领域内，有哪些事是我不能拒绝的

换句话说，在今天或这周，我心里想对哪件事说"不"——尽管我想表达出来，但我抑制了这种想法，反而在想说"不"的时候说了"好"（或保持沉默）？

请探索最新情况和具体事件。请仔细审视，并且记住，我们此时说的不是偶尔的失误，而是长期的模式。我们都会做出一些用心的、发自内心的决定，牺牲自己的便利来支持其他人。父母总是会这样做：大多数孩子永远不会知道，当他们生病时，父母曾有多少个夜晚不眠不休地照看他们。或者，如果一位朋

友深陷严重的困境，我们也可能心甘情愿地选择去见他们，而不是按照自己的心意，待在家里休息。同情探询绝不会诋毁真正的利他行为。这种练习想要探索的，是许多人的人格中根深蒂固的、**习惯性的**、**不情愿的**无私，这种无私会让他们付出沉重的代价，而我们要温和地把这种无私挖掘出来。

人们往往会在两个主要领域内发现这种问题：工作与个人关系。例如，在工作中，你可能会接受额外的任务，但你觉得这件事可能会让你负担过重；或者你可能会在周末把工作带回家做，牺牲留给自己或陪家人的时间。你可能没有对侵犯你私人空间的同事说"不"；或者，有人曾询问你的意见，你说了你认为他们想听的话，而不是你觉得真诚的话。

在你的个人生活中，你可能在真正需要休息的时候，接受了朋友去喝酒的邀请。你可能在完全不想有亲密肢体接触的时候，或者在重新开始性接触前需要先解决一些问题的时候，选择与伴侣发生性关系；或者，你在中途产生了"不"的感觉，但你把这种感觉压下去了。你可能答应了邻居让你帮忙搬家的临时要求，可你还有其他紧急事务需要处理。也许你需要给自己留一些空间，但没有要求伴侣帮你照看孩子。或者，你常年承担了照顾年迈父母的责任，但没有要求兄弟姐妹帮忙减轻你的负担。

你可以问问自己这个更笼统的问题：在什么情况下，面对什么人，我最难说"不"？即使说了"不"，我是不是也感到很不情愿，有抱歉或内疚的感觉？事后我是否会为此自责？

经过深思熟虑、自愿自主地说"好"，以及强迫性地压制自己说"不"的想法，这两者之间有着天壤之别。诚然，现代工作中的现实，可能会模糊这种差别：我们的理性可能会认为，要保住一份工作，就必须对那些沉重的要求说"好"，哪怕这些要求是我们更想拒绝的。有太多的人仅仅是为了经济上的生存而陷入这种境地。在这种情况下，我们可以问问自己，为此付出的代价是否值得，为此承担的压力是否值得。千千万万的人甚至连提出这个问题的自由都没有，这是一个巨大的社会问题。但对于我们中的许多人来说，不能说"不"对个人健康和经济福祉都没有好处。只有你自己才知道，你陷入了哪种不能说

"不"的情况。即便如此，只要弄清楚我们在有意识、有目的地接受一种会招致慢性压力的情况，就已经比自动接受这种情况有了进步。

问题2：不能说"不"，对我的生活有什么影响

你会发现，这种影响主要体现在三个方面：身体、情绪和人际。

在身体层面，我们谈论的是身体上的警告信号，比如失眠、背痛、肌肉痉挛、口干、频繁感冒、腹痛、消化问题、疲劳、头痛、皮疹、食欲不振或暴食。

在情绪层面，这个问题的答案是悲伤、孤立、焦虑或无聊。这种影响也可能表现为情绪缺失：例如，对过去能带来快乐的事物不再感兴趣，幽默感减退，等等。

在人际领域，最常见的影响是，对那些让人不能给出真实答案的人或情境心怀怨恨。仔细想来，这真是一个颇有讽刺意味的结果。比方说，你压制自己说"不"的冲动，是为了与你在乎的人保持亲近的关系。实际上，怨恨反而会让你们的关系变得更远，因为这种情绪污染了你对那个人的爱。他们也会感受到由怨恨引发的情感退缩。这种退缩会表现在你的面部表情、语气和肢体语言上。这样一来，就适得其反了。如果稍加注意，你就会知道，怨恨远不仅仅是一种抽象的情绪：它真的会侵蚀你的腹部或胸部，或者让你的下巴、脖子或前额的肌肉感到紧张。我们可以把怨恨看作没说出口的话、没得到尊重的感受所遗留下来的东西。毕竟，"怨恨"（resent）这个词来自法语"ressentir"，意思是"再次感受"。在我们的心里和身体里，我们注定要一遍又一遍、一遍又一遍地感受它，直到我们明白这种感受的意义。

为了说得更全面一些，我们还要看另外一个方面的影响，那就是在日常的、物质世界里的影响。此时我们应该问的问题是："由于我无法坚定地表达我的想法，我在生活中错过了什么？"也许答案包括了乐趣、快乐、率真、自我尊重、力比多、成长与冒险的机会，等等。

问题3：我忽略了身体的哪些信号？我忽略的哪些症状可能是报警信号，我是否应该更加留心

第三个问题与第一个问题关注的方向相反：在这里，我们先着眼身体上

的影响，相信身体能揭示真实性的缺失。这个问题要求你检查一下自己的身体——定期有意识地"扫描"一下，检查当天或这一周的情况。对有些人来说，这个问题是一个必要的后备措施，因为自我否定对他们来说已经司空见惯，以至于他们可能看不出自己什么时候不能说"不"——这个词甚至不敢在脑海中出现，更不用说能不能说出来了。

这个问题的目的是，定期检查有哪些持续的症状，比如疲劳、持续性头疼、胃部不适或腰痛；然后问问自己，这些症状代表了哪些没说出口的"不"。当然，你需足够长的时间才能发现这些迹象。在这种身心分离的西方文化中，我们中的许多人已经习惯了忽视身体的信息。当别人欣赏我们的自我否定，或者从我们的自我否定中获益时，我们大脑中的奖赏机制甚至可能会陶醉于多巴胺和内啡肽水平的升高，就像成瘾时的样子一样。"肾上腺素成瘾"这个词是有些道理的。如果善待他人没有变成一种强迫性行为，那它就是一种真诚的冲动，这种冲动有可能压倒我们善待自己的重要需求，而这种需求也是同样真实的。

同样地，有些人把自己完全视为他在这个世界上所扮演的角色；对他们来说，"不"这个字很难突破这种身份认同的隔音层，让他们听到。我们会把自己和世俗意义上的职业搞混——医生、心理治疗师、教师、律师、CEO、一家之主、超级妈妈。因此，第三个问题邀请我们主动思考，身体一直在告诉我们什么，它是如何试图把我们的注意力从那些被调教出来的身份认同，转移到我们真正需要的东西上去的。这个问题可以很好地防止身体最后无计可施，不得不对我们"大喊大叫"，或者导致更可怕的崩溃。

问题 4：我不会说"不"，这背后隐藏着什么故事

使我们习惯于不让自己说"不"的原因，就是我所说的**故事**。我指的是使这些习惯看起来正常甚至有必要的说法、解释、辩解和合理化想法。事实上，这些东西源于对自身的限制性核心信念。在大多数情况下，我们没有意识到它们**只是**故事。我们把这些故事当成真的一样，并且让它们影响了我们想法和行为。

当我在工作坊里提出这个问题时，人们可能需要一些时间才能发现那些潜藏的说法和故事背后的故事。当我们不用再纠结具体情境的细枝末节时（例如，"你知道我妈是什么样的人——说'好'比跟她争论要简单得多"），我们就会发现更深层次的故事，这些故事的内在逻辑决定了我们对事件的解释和反应。这种隐含的意义始终与自我有关，而与当前情境无关。

如果你很难发现自己行为背后的故事，那就试着问问："我一定是对自己有哪些信念，才会如此否定自己的需求？"这个问题的答案，即便只是推测，也可能非常接近事实。我们的故事既不客观也不准确，但总与我们的行为和体验有着**内在的一致性**。

下面是一些耳熟能详的故事：

- 说"不"意味着我不能接受某些事情。这是软弱的表现。我必须坚强。
- 我必须"听话"才值得被爱。如果我说"不"，我就不可爱了。
- 我要对别人的感受和体验负责。我一定不能让任何人失望。
- 除非我做了有用的事，否则我就没有价值。
- 如果人们知道了我的真实感受，他们就不会喜欢我了。
- 如果我拒绝了朋友/配偶/同事/父母/邻居，我就会理所应当地感到内疚。[⊖]
- 说"不"是自私的。
- 爱就不应该生气。

值得注意的是，这些答案中隐含着双重标准。我们通常认为，双重标准是一种区分对待，我们可以借此免除自己的责任，同时苛刻地对待他人——正如那句俗语所说："照我说的做，不要学我做的事。"在实际情况中，这种无意识的言行不一也常被用来对付自己：我们可以称之为反向伪善。我经常问别人："如果你的朋友拒绝了一些要求，因为这是他们的真实想法，你会谴责他们'软弱'吗？"不出所料，答案是："当然不会。"再问问自己：你会让任何人承担

⊖　第30章将讨论如何与我们强迫性的内疚感做朋友。

永不辜负他人期望的责任吗？如果你的邻居有事要处理，不得不拒绝你的请求，你会指责他们自私吗？你会对孩子说，除非他让自己变得"有用"，否则他就毫无价值吗？我相信，你会像我问过的每个人一样，给出否定的回答。

有些人不愿意说"不"，是因为他们有一种根深蒂固的感觉，他们觉得自己是"强者"，别人会因为他们为人可靠、从不抱怨而尊重他们。这种"强大"是以牺牲真正的力量为代价的；而真正的力量，意味着我们对于自己是否愿意承担责任拥有发言权。如果可以选择，我们大多数人更愿意拥有自主的力量，培养出坚韧的品质，而不愿拥有身不由己的"强大"。

问题5：我是从哪里得知这些故事的

没有人一出生就觉得自己毫无价值。正是通过与照料者的互动，我们才形成了对自己的看法。如果由于自身的创伤，他们对我们不好，我们就会认为这种事是针对我们的。无论出于什么原因，照料者感到有压力或不开心，我们也会觉得这都是因为我们。即便有人向我们保证，我们是被爱着的，但意识到父母的痛苦，就可能会让我们怀疑自身的价值（当我们还是孩子的时候，我们无法减轻父母的痛苦）。这种情况确实发生在了我身上，我在治疗师的沙发上猛然意识到了这一点（我将在第30章讲到这件事情）。

回顾过去不是为了沉湎于过去，而是为了放下过去。释迦牟尼说，当你知道自己的痛苦如何产生的时候，你就已经走上了解脱的道路。[3]因此，这第五个问题要求我们坦率地看待我们的童年经历——不要自欺欺人，而是要看到那段经历的真实模样。

问题6：在哪些时候，我明明想说"好"，却忽视或否认了这种想法

如果说，不让自己说"不"可能会让我们生病，那么不让自己真诚地说"好"也是如此。曾经有什么是你想做、想展示、想创造或想说的，你却出于责任或恐惧放弃了？你忽略了哪些玩耍或探索的欲望？曾经有哪些快乐是你不让自己拥有的，只是因为你相信自己不值得拥有，或者因为你养成了一种恐惧，害怕这种快乐会被夺走？

关于那些没说出口的"不"，你可以问问自己：是什么样的信念让我无法认可自己的创造性冲动？就我个人来说，我觉得我必须忽视自己的直觉，坚持工作，正如我在《身体会替你说不》中所写的那样。

> 成为医生之后的许多年里，我太沉迷于自己的工作了，以至于没有关注我自己，也没有注意到内心深处的渴望。在难得允许自己闲下来的时候，我注意到我肚子里有一种轻微的抖动，一种几乎察觉不到的骚动。我的脑海中会响起一声微弱的低语：写作。起初，我说不清这是胃灼热还是写作灵感。我越是倾听那个声音，它传达的信息就越明确：我需要写作，需要通过书面语言来表达自己，不仅是为了让别人能听到我的声音，也是为了让自己听到。

"音乐救了我的命。"纳什维尔的词曲作者、前酗酒者玛丽·高蒂尔（Mary Gauthier）对我说，[⊖]"我能够通过歌曲来表达自我。当然，当歌曲与其他人产生联结时，我也能与他人产生共鸣。这些东西对我来说，就像救命稻草一般。它们也让我不再喝酒。这是每天早上让我起床的理由，一直在感动着我。"我们内在的创造力，无论它用什么方式呼唤我们，都能有力地支持我们的疗愈。

"我们心里的东西一定要有出口；否则，我们可能在不该爆发的时候爆发，或者因为挫折而陷入绝望。"智慧的医学家亚诺什·塞利在《生活的压力》一书中写道。⁴ 我很好地吸取了这个教训。每当我内心有什么东西需要表达出来，而我却没有表达时，我就会在沉默中窒息。我写过的那些书，包括你手中的这本书，都来自我内心需要表达出来的呼唤。

⊖ 事实上，高蒂尔在她的新书《一首歌的救赎：歌曲创作的艺术与疗愈力量》（*Saved by a Song: The Art and Healing Power of Songwriting*）中表达了这一观点。

The
Myth
of
Normal

第 29 章

眼见不为实
消除自我限制的信念

> 如果我们不能接纳自身的价值，即我们是值得疗愈的，那
> 么疗愈就不可能发生。即使这样做可能会动摇我们对世界的看
> 法，改变我们与他人互动的方式，也应该如此。
>
> ——马里奥·马丁内斯（Mario Martinez），心理学博士，
> 《心身密码》（*The MindBody Code*）

在一个依靠人们的不足感牟利的社会里，最常见的自我限制的故事，必然是"我没有价值"。这种信念是上一章列出的所有其他信念的基础。如果不加以处理，这种信念就会阻碍我们用同情的态度来探询自我。即使在写这本书的时候，我也能感觉到这种念头的刺痛。我在治疗领域的朋友和导师彼得·莱文对这种想法表达了令人感动的认可。"我已经回答了这个问题。'我**做**得够不够多？'答案是肯定的。"彼得在最近的一次谈话中说，"我做得**已经**够多了。但'**我**够好吗？'我至今仍在纠结这个问题。"我会心一笑。

有很多方法可以处理这种"没有价值"的谎言。有些老师建议用积极肯

定语。就我个人而言，我发现这些肯定的信息恰恰会在我最需要的时候消失不见。

我们不应该低估这种没有价值的信念有多么根深蒂固、难以觉察，也不应低估用语言来驱除这种信念有多么困难。我们几乎已经被它催眠了。用生物学家布鲁斯·利普顿（Bruce Lipton）的解释来说，在神经系统中，这是个脑电波的问题。δ波是频率最低的脑电波，在我们两岁前占据主导地位，之后θ波逐渐增多，直到我们六岁时到达顶峰。"对七岁以下的孩子来说，最主要的脑电波是θ波。"他对我说，"θ波会导致一种催眠状态。在七年里，你就是在这种状态下吸收各种信息的。就像在催眠师的控制之下，你会相信你接收的任何信息。"只有在七岁之后，与α波和β波有关的意识与逻辑思维状态才会出现。"在获得批判性思维能力的几年之前，我们就已经接受了对于生活的认知与信念。"利普顿博士写道，"这些认知或错误认知，会变成我们心中的真理。"[1] 从这些真理中，我们会学会如何看待在这个世界上的自己。更准确地说，这些真理其实是谎言。

～

你已经发现了那些没说出口的"不"或"好"，开始觉察它们的各种影响，研究这种自我否定模式背后的故事，并开始寻找这些故事的来源。接下来该做什么呢？虽然，知道我们的故事**仅仅是**故事，是有内在价值的，但我们最终想要的是，摆脱这些故事对我们的束缚。

下面的练习，会建议我们首先采取一些步骤来解放自己，从那种"没有价值"的催眠中醒过来。在我讲成瘾的书中，当我谈到疗愈的时候，我（经许可）改编了加州大学洛杉矶分校精神病学教授杰弗里·M. 施瓦茨（Jeffery M. Schwartz）的书《心灵与大脑》（*The Mind and the Brain*）所提出的一系列步骤。[2] 在本书中，我会再做一些改编，让这种方法适用于各种各样的自我限制信念。

虽然施瓦茨博士最初开发这些步骤是为了治疗强迫症，但这些方法也可以很容易地改编来处理其他类型的思维循环。毕竟，消极想法里的强迫性一点儿也不少：尽管我们并没有从这些想法中获得乐趣，但我们不得不这样想，一遍又一遍地想。这种练习的目的是重新训练大脑，通过有意识的努力，增强前额叶皮质的能力，让我们摆脱根植于过去的恍惚状态，回到当下。任何重复的、自我否定的思维模式都可以用这种方法来处理。

这是一种体验性的方法，需要投入和专注。这种方法不仅需要人们去做，还需要充分地体验。只有集中注意力的时候，大脑才能重建连接。"**必须进行有意识的注意**。"杰弗里·施瓦茨坚持说，"这才是关键。大脑的物理变化，取决于它所创造的精神状态，这种状态就叫注意。注意很重要。"

施瓦茨博士的方法原本有四个步骤，我又增加了一个。定期练习这五个步骤是最有效的。不过，当某种自我挫败的信念正在对你产生强烈的影响，你害怕自己陷入其中无法自拔的时候，这些方法也同样有效。你可以找个地方坐下来写，最好找个安静的地方。对于这项练习，你最好也用手写。

第1步：更换标签

第1步是认清自我限制思维的本质：一种想法，一种信念，而不是真理。例如，"我**似乎相信**，我应该为每个人的感受负责"，或者"我在**想**，我必须坚强"，又或者"我的**表现好像说明**，我认为只有能够帮助别人，我才是有价值的"。在这一步里，清醒的意识是非常重要的：我们正在唤醒自己的一个部分，这个部分可以作为一个感兴趣但中立的观察者观察心理的内容，而不与之产生认同。

更换标签的目的不是让自我否定的想法消失：这种想法长期占据着你的大脑，它会用尽浑身解数来抵抗你的驱逐。事实上，如果我们努力压制、驱逐这种想法，它就会变得更强，向它屈服也是如此。请记住：你不是要揭穿故事的真相，或者把它变成错误。与这种故事争论，就像在跟一个不愿吃蔬菜的两岁孩子争论。他在大喊："我恨你！"而你却告诉他："不，你不恨我，那只是你的一个想法。"你也不应尝试用一些相反的愉快想法来代替它，例如"我是个好人"，或"我心中充满光明"。相反，你要打消"内隐信念为真"的**确定性**。这样一来，你就把故事放到了它该在的地方，轻轻地把它从"非虚构类"的书架上拿了下来。它不再是一条必须抵制的铁律，也不再是一项必须反驳的指控：只是一个想法，尽管它可能是一个痛苦的想法，或是一个很不正常的想法。这种想法很有可能会再次出现，而此时你需要再次更换它的标签，同时要保持冷静、决心、专注和警惕。

第2步：重新归因

在这个步骤里，你要学会为换了标签的信念找到恰当的来源："这是我的大脑在向我发送一条熟悉的旧信息。"不要责怪自己或他人，而是要找到正确的原因：当你还是个孩子的时候，你的大脑就形成了这些神经回路。这表明，在你生命早期的一段时间里，你缺乏必要的条件，让你的情感回路健康发展。你不能把消极想法推开，但你可以清楚地表明：你从来没想要过这种想法，这也不是你罪有应得。

重新归因与对自我的慈悲心和好奇心有着直接的关系。消极信念的存在，并不能说明你是一个怎样的人；这不是道德上的失败，也不是性格上的弱点，而是你无法控制的环境所造成的影响。你现在的确拥有一些选择权，那就是如何回应那种消极信念。你当下体验的质量，更多地与你选择的反应有关，反而与固定、既定的过去关系不大。

第3步：更换焦点

这是为了给自己争取一些时间。就像心中的幽灵一样，你的消极自我信念终会消失——只要你给它们时间。杰弗里·施瓦茨指出，关键原则是："重要的不是你的感受，而是你做了什么。"这并不意味着你要压制自己的感受或信念，只是不要让它们拖累你，或阻碍你的探询。即使你有意回避，你还是会与这些感受和信念保持联系。

所以我们要这样做：如果你能设法捕捉到一种消极的自我信念，那就努力掌控局面，**找点别的事情做**。这需要有觉察能力，如果你一开始没能注意到，最好也不要自责。有时候，在我们还没来得及采取行动之前，这些信念模式就会占据上风。

你应该设置一个合适的初始目标：给自己争取一刻钟的时间。选择一些你喜欢的、能让你保持活力的事情，最好是一些健康的、创造性的事情，但实际上，任何能让你高兴，而不会造成更大伤害的事情都行。与其无助地陷入消极的自我信念，沉湎于这种熟悉的绝望情绪，不如去散散步，听听音乐，做做填字游戏——只要能让你撑过接下来的15分钟就好。"体育活动似乎特别有用。"施瓦茨建议道，"但重要的是，无论选择什么活动，必须是你喜欢的。"或者，如果你觉得精力不足，无法立即做那些活动，你也可以转而关注生活中充满爱、有活力的东西：关注你已经实现或已经看见的可能性，关注你为自己或他人做出的贡献，以及你爱的人或爱你的人。

更换关注点的目的是教育你的大脑：它不必屈服于旧的、陈腐的故事。它可以学着选择其他的东西，即使（在一开始）只能坚持一段时间。

第4步：重新评估

在这一步里，你要实事求是，评估现实。到目前为止，自我排斥的信念已经占据了主导地位，压倒了你关于自己的任何有意识信念。你可能会告诉自己"我的生活中应该有爱"，但与此同时，你的大脑却认为"我毫无价值"的想法更加重要。十次中至少有九次，是第二种想法占据了主导地位。那么，你可以把这一步想象成在做审计，调查你的头脑投入如此之多的时间和精力持有的信念带来了多少客观成本。

这种信念到底给我带来了什么？你要问问这个问题。可能的答案是：**它让**

我感到羞耻、孤立。它给我带来了痛苦。它阻止我追逐梦想，不让我冒险，也不让我体验亲密的爱。它引发了身体疾病或症状。要看到这种信念的影响，就不要只用理智来回答这个问题。思考这种信念在你心灵中所占据的空间时，感受一下自己的身体状态。它的影响就在那里，在你的生理之中，并且一定会体现在你的行为与人际关系上。

再问个具体的问题：在你与伴侣的关系中，这种"无价值"的故事（或者你要处理的任何故事）的净值是什么？在你与最好的朋友、孩子、老板、员工和同事的关系中呢？昨天你让这种信念支配了你，最后发生了什么？上周发生了什么？今天会发生什么？当你回忆这些事情时，当你预见到即将发生某些事情的时候，都要密切关注自己的感受。

一次完整的重新评估，也需要考虑你从这种信念中获得的任何**回报**或**红利**。它能保护你免受伤害吗（即便是在短期内）？它能保护你免受批评或拒绝吗？这些问题也要考虑，考虑得越周全越好。

最重要的是，做这项练习时不要评判自己。你来到这个世界上的时候，并不希望变成这个样子，你也不应该因为那些被揭露出来的事情而受到惩罚。相反，你是在试图给自己减刑。请记住，这不是你个人的问题。千千万万有过类似经历的人也发展出了这种机制。你个人的问题是，你现在要选择如何做出回应。

第 5 步：重新创造

到目前为止，是什么决定了你的身份认同？在你有选择机会之前，你就在按照大脑中的固有机制行事了；根据那些自动化的机制和很久以前形成的信念，你塑造了现有的生活。是时候重新创造了：想象一种不同的生活，一种真正值得选择的生活。

你有价值观。你有激情。你有目标、天赋、能力、做贡献的愿望，也许还有一种潜在的使命感。你心中有爱，而且你想把这份爱与世界上的大爱联系起来。当你更换标签、重新归因、更换焦点和重新评估的时候，你就动摇了那些束缚你的、你一直坚持的模式。如果你能改变自己的生活，改变这种沉溺于获得、自我安抚、自我辩解、羡慕、无知和无意义活动的生活，你真正想要的生活是什么？你会选择创造怎样的生活？写下你的价值观和目标。再次强调，写的时候要有清醒的意识。想象自己过着堂堂正正的生活，能够直视他人的双眼，心怀对他们（以及对自己）的同情。

通往地狱的道路不是由善意铺就的，而是由缺乏目标所铺就的。你越是更换标签、重新归因、更换焦点、重新评估，就越能自由地重新创造。你怕挫折吗？你猜怎么着？你肯定会遇到挫折。这就是生而为人的真相。

最后，我要送给智者，以及希望成为智者的人一句话。如果我们去掉"重新创造"（re-create）这个词里的连字符，就剩下了"娱乐"这个词的动词形式（recreate），也就是"玩耍"。这是一个很好的提醒：如果我们过于严肃地对待自己或探询的过程，就会失去自发性和活力，这对我们自己没有任何好处。这些步骤可能不是很有趣，加入一些轻快的元素，它们仍然非常有效。我见过不少人因为发自内心的微笑，让练习取得了意想不到的效果。

第 30 章

化敌为友

化解阻碍疗愈的障碍

> 我这一生，并不是在修复破碎的东西。这是一场充满爱与
> 温柔的考古，让我找回真实的自我。
>
> ——珠儿·克尔彻，《从未破碎的人生：音乐只是管中窥豹》
> (*Never Broken: Songs Are Only Half the Story*)

真希望我能告诉你，疗愈就像每周做几次心理练习一样简单。可惜，走向
健全的道路，不能简化为一两种（或 3 种、20 种、50 种）练习、治疗模式或方
法。回归自我远非一劳永逸的事情，而是我们选择的一条道路。走上（更确切
地说，是开辟）这条充满不确定性的道路，必然会遇到许多坎坷曲折，还有许
多看似无路可走的死胡同。根据我的经验，我们的进步永远不会像我们希望的
那样大，也不会像我们所担心的那样小。

本章会提供一种方法，来处理疗愈中普遍的障碍：严重的内疚；自我厌恶
及类似的心态，如自我排斥、自我挫败、自我毁灭的冲动；对情绪记忆的压抑，
也就是我们所说的，对痛苦的否认。再次强调，我们在这里讲的不是抽象的

概念。"我没有价值"和"我有缺陷"不仅仅是想法；用理查德·施瓦茨的话来说，它们存在于我们的神经生理与心理中，"它们是相关心理过程的离散集合"。"为了提高效率，大脑会创造这样的集合——某些记忆、情绪、对世界的感知方式与行为之间的联结。它们组合在一起，成为内部的单元，在需要的时候，可以被一同激活。"[1]

在理解这种复杂的大脑 - 心理集合的起源，尤其是在理解它们初始功能的过程中，我们会明白同情探询的首要原则。我们心中的一切，无论有多么痛苦，它的存在都是有目的的；没有什么东西是不应该存在的，哪怕它会给我们带来麻烦，甚至可能让我们感到虚弱。这样一来，我们的问题就从"我怎么摆脱这个问题"变成了"它有什么用，它为什么会出现"。换言之，我们要首先努力去了解自己这些令人讨厌的方面，然后再尽我们所能，化敌为友。

事实上，这些扰乱我们心神的障碍一直是我们的朋友，尽管这听起来很奇怪。它们的初衷是保护我们，让我们受益。这仍然是它们的目标，只是它们实现目标的方法是错误的。

我们不需要害怕、回避、排斥或压制这些"不受欢迎的东西"；事实上，如果我们这样做，就只能延缓获得解脱的过程。对我们的身心健康造成最严重伤害的并不是这些障碍，而是我们不顾一切地试图抵抗它们的行为。一旦我们能够看清这些表面上的内在敌人的本质，并且允许它们存在，它们往往就会以同样的方式回应我们，还我们清净。能动性不是通过与自我对抗获得的，而是通过接纳与理解。

对于这些表面上的敌人，我开玩笑地称其为"傻朋友"。如果这个形容词让你觉得有些刺耳，你可以用不那么贬义的词来代替，比如"迟钝"或"固执"。野外旅行向导、深度心理学家比尔·普洛特金甚至用"忠诚的士兵"来称呼这些障碍。我所说的"傻"是指，这些自我的部分不会学习：它们拒绝认清事实，它们最初诞生时的环境已经不复存在了，而我们也不再是处于危险中的无助孩子。

请注意，这些障碍存在的理由一点儿也不愚蠢。虽然它们现在给我们带来了痛苦，但它们最初是来拯救我们的。事实上，它们的存在明确体现了人类的身心具有高度的智慧。幸运的是，疗愈并不需要这些障碍彻底消失，只需要将它们重新组合，或者是重新分配。重要的是，要让我们处于主导地位，而不是它们。

多年以来，我犯过许多错误，有过许多疏忽。对此，恰当的反应是（或者本应该是）健康的懊悔。我撒过谎，忽视过自己的责任，也曾对人十分刻薄。做出这种行为之后，我希望自己能感到适度的后悔，这会促使我负起责任：去尽可能地纠正错误，恢复信任，并且在再次做出那样的行为之前要三思。这种健康的懊悔与自我认识、道德准则和亲社会价值观密切相关；我们甚至可以说，这是大自然让我们找回社会性本质的方式。我怀疑，我们中是否有人愿意生活在人们无法建立联结的世界里。

但是，有一种内疚是不健康的：这是一种长期的信念，认为我们在本质上就应该受到指责，随时都有人会惩罚或责备我们，这甚至是我们罪有应得。在这种信念的影响下，我们的过错和失败都变成了证据，证明了我们无可救药的卑微，而不能促使我们成长、变得更好。这种类型的内疚，或者对这种内疚的恐惧，往往会让我们无法坚定地说"不"，压制我们的自信：一想到别人的否定或失望，我们就会产生一种难以忍受的信念：我们是坏的、错的、不可原谅的。如果不加限制，这种信念就会导致身心痛苦，正如我们在本书中所看到的各种故事那样。很多人只要一想到让别人失望，或者把自己的需求看得很重要，又或者用行为维护自己的利益，他们就会自然而然地感到内疚与羞耻。

在最糟糕的情况下，有的人会有一种深入骨髓的内疚感，让他觉得自己仅仅活着都是有罪的。这种存在性的内疚感在语言和意识出现之前就存在了。当时我躺在沙发上，体验到了我的一个患者曾经说过的"双重心境"。一方面，我清楚地知道我是谁，我在哪里，我和谁在一起；另一方面，当我抬头看着咨询师那张和善的脸时，我的主要感觉是，她就是我的母亲，而我是一个一岁的婴儿。我听见自己抽泣着说："我非常抱歉，我让你的生活变得如此艰难。"我看到了降生之初的我：一个婴儿已经为他身边的痛苦负起责任了，并且由于自己是痛苦的根源而满心羞耻和内疚。

长期的内疚，就像大脑的其他"傻朋友"一样，只是一个不合时宜的保护者。为什么这么说呢？这种让人心力交瘁、自我羞辱的姿态在保护自我安全方面起到了什么作用？我们可以认为，它具有减轻伤害的作用。如果成人世界提出要求（即便只是无意之中的要求），让婴儿或儿童压制他真实自我的某些部分，如他自己的愿望、感受和偏好，那他就不敢违抗，以免损害或威胁他那不可缺少的依恋关系。他必须在自己的内心发展出一些强有力的执行机制，以预防因为让照料者失望，或者与照料者失去联结而产生的焦虑。内疚是最可靠的内在监视者。孩子的自我表达的确受到了限制，但最重要的是，他与父母的关系得到了维护。对生存来说，依恋比真实性重要。在那个年龄，这是必然的。

大多数长期内疚都是偏执的，只知道一种刺激和一种反应。刺激就是，你（无论是孩子还是成年人）希望为自己做一些可能会让别人失望的事情。这件事可能是一种真正的错误行为，比如偷窃或违反道德原则的行为；然而，更多的时候，这只不过是一种按照内在冲动行事的愿望，如坚持自己的边界，表达消极的感受，甚至包括**拥有**那种消极感受。内疚不会对这些行为加以区分，只会不分青红皂白地给出相同的评判：**自私**。这位逾期不归的朋友被困在了时间的隧道里，分不清过去和现在：它会根据你最早的人际关系滤镜来解释你现在的每一次人际互动——无论是与配偶、孩子、父母、朋友、医生、邻居，还是与陌生人互动。

内疚的声音，是通过紧密连接的内隐记忆回路发出来的，这导致它完全不讲理性，也完全不受理性影响。它的存在是不可避免的，我们不能强行把它赶走。即使服从内疚的命令，我们也只能暂时摆脱它——它很快就会再次掀起波澜。我们的顺从，我们落入的陷阱，都源于我们害怕内疚，厌恶内疚，渴望摆脱内疚。我们请求道：**好的，我会服从。做什么都行，只要你能走开。**

　　只要能意识到，内疚其实是善意的朋友（只是过于顽固、忠于职守），我们就可以为它腾出空间。通过与内疚亲切交谈，而不相信它自我贬低的信息，我们就能意识到，与我们对话的，是一个非常年幼且天真的生物。理解了这一点，我们就能对内心的指责者产生同情。随着时间的推移，我们甚至可以对它的贡献心存感激：现在，我们可以倾听这首只有一个音符的警告之歌（"不要自私"），但仍可以有意识地决定，我们是否要跟着它的旋律一起跳舞。**好的，谢谢你，我明白你的意思，感谢分享。你可以留下来，但我会用成年人的智慧来判断我是否真的在伤害别人，还是只在尊重真实的自我。应该由我做主，而不是你。**如果我们给予内疚一席之地，它就不需要再到处折腾了。

　　内疚有个坏脾气的邻居，那就是自我指责。国际知名的摄影师南·戈尔丁（Nan Goldin）多年来一直为自己的成瘾问题自责，她依赖过许多物质，尤其是阿片类药物。"每天早上，我就像在地狱中醒来一样，"她告诉我，"在自我谴责中醒来。然后我要花两个小时才能起床，因为我感觉太糟糕了。"这段对话，发生在她要求参加的一次同情探询的练习中。

　　"如果这是一场审判，"我问，"而你是被告，检方会怎么说你？"

　　南的回答没有丝毫犹豫。"他会说，我浪费了许多年的生命，我没有多少年可活了。我成年后的大部分时间都沉迷于毒品，结果是，我变得很无知。我的知识很有限。我也没有审视自我，处理自己的问题。我失去了很多。"然而，说这话的人是一个从未停止创作的、精力充沛的艺术家，她的作品充满力量、与众不同，在国际上广受好评。

　　"判决结果如何？"我问，"你做了所有这些事情，说明你是个什么样的人？"

　　"没价值，有缺陷。"南自如地在原告、公诉人、被告和铁面法官之间进行角色转换。

　　她还说，当她指责自己没有价值、有缺陷的时候，她注意到喉咙发紧、上半身有压力。在这种时候，我一般会问，这种身体感觉是不是新现象。"不，我很熟悉这种感觉。"南回答道，"声音发紧和这里的压力，它们都是熟悉的感觉。"这是一种典型的反应：在阳光之下（或者在阴影之中），没有什么新鲜事。

"那你觉得自己没价值、有缺陷的感觉呢，有多熟悉？"

"非常非常熟悉。"

"从什么时候开始的？"

"至少从我九岁就开始了。甚至可能更早——听我妈妈说，我小时候有过惊恐发作。"换句话说，给南贴标签的那些核心信念，以及这些信念在生理上的表现，出现得远远早于她"浪费"在成瘾上的几十年。早在那个自我诋毁的声音开始每天早上训斥她之前，那些信念和生理表现就已经存在了。

除非孩子能够与善解人意的成年人分享自己的情绪痛苦，并且得到成年人的认可，否则他们的发展性自恋（这是必要的）就会让他们把一切都认为是自己的责任。当坏事发生时，如生活伤害了他们，环境充满压力，父母不开心或生病时，他们会自然地相信，这是因为**自己**有错，没价值，有缺陷。

人们很少注意的是，这种信念也有保护作用。如果年轻人的世界陷入混乱［用叶芝（Yeats）的话说，万物分崩离析，楹柱难以为继的时候］，㊀他有两种理论可以采信。一种是，他的小世界出了严重的问题，是丑陋错乱的，而他的父母不能或不愿意爱他、照顾他。换言之，他是不安全的。另一种是，他（孩子）是有缺陷的。他们几乎每次都会选择第二个理论。海伦·诺特在她关于代际创伤、性暴力和成瘾的优秀作品中讲述过这一过程："我曾坚信那是我的错，于是我保持沉默。"㊁她不相信其他任何可能性：承认自己所依赖的人无法满足自己的需求，对一个年幼的孩子来说，将是一个致命的打击。因此，自我指责就像内疚一样，是一个永不懈怠的保护者。相信我们自己有缺陷，至少会给我们一些能动性和希望：也许，如果我们足够努力，就能赢得我们需要的爱和关心。

㊀ W. B. 叶芝 1919 年的诗《基督再临》(The Second Coming)。

㊁ 我在本书中多次引用诺特的这本《穿着我的鹿皮鞋》。

自我谴责是一根无情的鞭子，鞭策着许多完美主义者和高成就者全力以赴，做得更多、更好。与内疚一样，你无法与这种浑厚但幼稚的声音讨价还价、理论或争论。我们需要承认它、看到它本来的面目，并温柔地将它放在应有的位置上。

有一次，在布达佩斯的一个团体工作坊上，我和一个年轻的德国女人一起工作。她心里仿佛有一个东西，充满了毁灭世界的愤怒，而她将其称为"内在的阿道夫·希特勒"。她对自己的这个部分又恨又怕，就好像那真的是希特勒的鬼魂一样。她感觉到，她自己与那场屠杀了数百万人的种族灭绝有着可怕的联系，甚至她对此负有罪责，哪怕那件事发生在她出生的几十年前。当她让自己沉浸在身体的记忆中时，她发现，她的"阿道夫"其实是一个难过的、害怕的两岁孩子，因为被长时间留在婴儿床里而感到愤怒。这种愤怒保护了她，让她不再感受到被抛弃的恐惧和痛苦，而她早就把那些感受埋在心底了；与此同时，还能让她不再陷入可能变得脆弱、受到伤害的境地。当然，这种愤怒也让她感到了痛苦的孤独，只能在成瘾中寻求解脱。

"我们并不都是纳粹的后代，"奥斯威辛集中营幸存者、心理治疗师、作家伊迪丝·埃格尔写道，"但我们每个人心中都有一个纳粹。"[2]这个内心的法西斯分子，可能看起来很可怕，但它其实是我们心中那个害怕的部分，很久以前就被我们放逐到意识之外了。

只要我们能意识到，那种恶毒的自我厌恶（比如内疚），最初出现是为了保护我们免受更大的伤害，并且认识到，这个内在的独裁者是多么年幼，我们就能用好奇、同情，甚至感激的态度来接纳它。只要允许它存在，既不纵容，也不指责它对我们的严厉谩骂，它对我们的压迫就会放松。

‿

说到内疚、自我厌恶等信念，我们很容易听到它们的声音：毕竟它们从不闭嘴。但是，我们这些内在的被放逐者和保护者，还可能以更难以察觉的方式表现出来。我们更有可能看见，而不是听见这些表现：它们会表现在我们的行为、情绪状态和心理过程中。我说的就是我们在本书前面部分谈过的补偿性痛苦，比如成瘾和所谓的精神疾病。我们可以通过某种方式，与这些过程（记住，它们是动态的过程，而不是有实体的"东西"）化敌为友，以它们为指导，或者在最坏的情况下，将它们变成讨人厌的熟人。

尽管南·戈尔丁对她"浪费"的几十年感到悔恨，但她也欣然承认，在她18岁开始滥用物质时，成瘾其实也拯救了她。当时她处在极其痛苦的时期中，她要求我不要透露那段时期的细节。"不夸张地说，成瘾救了我的命。"她告诉我。她承认，如果没有那种安慰，她可能会陷入厌世的绝望。和所有人一样，她只希望成瘾的后果不会那么严重。但是，如果我们不关注伤害，而是侧重于减轻伤害，那会怎样？

"如果我在你18岁时遇到你，"我提议道，"然后说，'我们做个交易。我会救你的命。我会告诉你一种摆脱痛苦的办法，并且让你充满创造性地活着，在60多岁时仍然健在，并且仍然会有新的体验，但你必须付出代价'。你会愿意听我说吗？"南点头表示同意。"如果你做了这笔交易，"我继续说，"你就能在这个世界上做许多伟大的创造性工作。你能够表达真、美和痛苦——这是真正的艺术家的生活。但你要付出代价，一个沉重的代价，那就是孤独，失去许多人际关系，失去自尊，并且即使你能活到60岁，你的身体健康也会很糟糕。你会放弃一些可能性，错过一些经历。经历过虐待和其他创伤的你，愿意接受这样的'交易'吗？"她又毫不犹豫地点了点头。这就是我们与那些迟钝的内在朋友在无意间达成的"交易"，而且这种选择是正确的：在当时，这可能是我们能得到的最好的交易。

杰西·西斯尔对自己多年来的违法经历感到痛苦，直到他的一位长辈改变了他的看法。"有一次我去了她的厨房，抱怨自己曾经流落街头，诉说当时发生的所有可怕事情。"他回忆道，"太可怕了。我知道，20世纪60年代时，她住在温哥华，当时她也有过类似的成瘾史。我以为她会理解我，我们就可以一边抱怨一边拉近关系……可她责备了我。她说，'你胆子不小。你怎么敢这样说你的长辈'。"杰西还没来得及道歉，这个女人就接着开口了。"她说，'我不是你的长辈，杰西；那些成瘾是你的长辈。它们在教你家庭的重要性。它们在教你健康的重要性、人际关系的重要性、毅力的重要性。所有这些东西都是成瘾教给你的。所有这些'。所以，对我来说，这是我生命中最大的考验、最大的磨难。这几乎就是一种获得智慧的仪式。成瘾给了我许多智慧，让我看清了许多其他人看不清的事情。我有了不同的看法。我不会纵容自己成瘾。我宁愿自己在 20 年前组建家庭，也许还能拥有一座房子，就像我现在的朋友那样。但我对世界的看法是他们永远也不会有的。"

那些被我们归为精神障碍和人格障碍的疾病，也有其有益的方面。我们在第 18 章，探讨在困境中寻找意义时提到过这一点。现在我们要更进一步，看到与这些问题友好共存的可能性，甚至是与之建立卓有成效的同盟的可能性。我的儿子、合著者丹尼尔讲述了他生活中的一个例子。

2019 年，我被诊断出环性精神障碍（cyclothymia）——基本上是一种轻度的双相情感障碍，这对我来说是一件大事。我发现，我那些疯狂、高产的时期，和抑郁、崩溃的时期并不是完全对立的，它们更像是连体双胞胎，而且这两者从童年时起，就一直在试图帮助我应对这个世界。意识到了这一点，我的生活开始变得合理起来。那种"不能停，不愿停"的模式，其实是一个小男孩的大脑在超速运转，他在试图跟上并应付周围的噪声，而情绪崩溃就像断路器开关，它的目的是防止我的保险丝盒爆炸。

在某种程度上，多亏了我服用的情绪稳定剂，现在那两种模式之间多了另一个人，这个人观察着我的起起伏伏，知道这两种模式都不是我。现在，每当我进入轻躁狂的加速模式，整夜睡不着觉，头脑里满是奇思妙想的时候，或者在我醒来后感到心情沉重、不愿起床的时候，我既不会与之对抗，也不会焦虑。这两种状态都能带来礼物：前者能带来兴奋与创造，后者能带来休息，让我拥抱自己的局限性。两种状态都不会持续太长时间。

我发现，知道自己的心理状态不是你的敌人，这很重要。

"我不记得我的童年了。"我听到有人这么说，"好多人都有童年的恐怖故事……但我想不起来任何原因能够解释我为什么会变成这样。"你可能也发现了，面对书中一个又一个糟糕的养育故事，你的脑海中却一片空白。

许多人都有这种问题，他们以为这只是他们想不起来了。他们常常会想，这种记忆空白是否会阻碍他们的疗愈。答案是"不会"，这很鼓舞人心，而且有几个很好的理由能够解释。我们已经说过，创伤不是发生在我们**身上**的事情，而是发生在我们**内心**的事情所导致的结果。彼得·莱文提醒我们："创伤是联结的断裂。与身体失去了联结，与我们的活力、与现实、与他人失去了联结。"既然如此，只要我们还活着，心智正常，那么重建联结就是可能的，这一点再怎么强调也不为过。要做到这一点，我们不需要执着于过去，只需要做好当下。这就是即便我们无法想通过去的事情，也不需要对疗愈感到绝望的第一个原因。即便久远的记忆已经被尘封起来了，我们始终可以对此时此地做工作。

但是，还有第二个原因，这个原因更实际：**并非**我们不记得了。我们的记忆每天都会体现在我们与自己、与他人的关系中，只要我们知道如何识别，就能发现这些记忆。每当我们的情绪被"触发"的时候，也就是突然陷入一种不想要的、令人困惑、过度紧张的情绪反应时，那就是过去的记忆出现了：即使我们不能有意识地回忆起来，也在此刻听到了童年经历的回声。有一些方法可以借助当下的情绪和身体体验，来找到这些经过编码的记忆来源。⊖

⊖　我通过与播客主持人蒂姆·费里斯（Tim Ferriss）的坦率对话阐明了这一点："Dr. Gabor Maté on How to Reframe a Challenging Moment and Feel Empowered, The Tim Ferriss Show, November 4, 2019, YouTube."。

"触发"这个词就很能说明问题。在许多辩论和对质中,这个词已经变成了辩论炮弹,双方来回投掷,但这个词很少能加深对话,却往往能结束对话。然而,仔细审视一下,这个词能教给我们许多关于我们自己的东西。请想一下:能够"触发"的部分,在武器中占多大比例?其实很小,也许那是最小的可见部件。武器也会携带弹药、炸药,往往还有制导系统,以及将有杀伤力的部分以所需的力量运送到目标的机制。当我们的情绪被"触发"时,如果我们只把愤怒集中在外部刺激上,就错过了一个绝佳的机会:检查从童年开始,我们携带了哪些弹药和炸药。

我们简单地回顾一下"快乐童年"这个问题。尽管人们后来遇到了许多挑战,比如疾病、成瘾、情感痛苦,但他们仍然经常宣称自己的童年是快乐的。全面地回顾过去,关键不是要自怨自艾,也不是要抹去记忆中真正美好的时光。关键在于:要与我们内心折磨我们的部分和平相处,就必须了解它们的起源,并且在这个前提下理解它们。这就是对背景的同情。

我曾经被要求为一起谋杀案提供专家证词。被告是一名长期酗酒者,他接受了三名精神科医生的访谈。据报告显示,他是在一个快乐的环境中长大的。我们在监狱里谈了10分钟后,他告诉我,他父亲是个酒鬼,他母亲十分抑郁。四岁的时候,他胳膊骨折了,他的哥哥把他的头发点着了;后来他在学校受到了霸凌。他从没有想到(那些未经进一步调查,就接受他"快乐童年"说法的司法专家也没有想到),真实的往事可能与他粉饰过的回忆相互矛盾,甚至能揭穿回忆的真相。他也不是不真诚:那就是他全部的感受。他可能紧紧抓住了某些真正快乐的时刻,这些时刻是他精挑细选出来的记忆片段,而他将其命名为"我的快乐童年"。

我们并不需要如此极端的情况,也能看穿"快乐童年"的迷思。回想一下埃丽卡·哈里斯博士,她自称是个工作狂,也是白血病、双肺移植,以及某种致命、耐药性血源性感染的幸存者。在我们的谈话中,她说:"我有幸拥有大多数人认为的非常快乐、幸福的童年。我家的经济条件很好,我有许多朋友,所以我从没有被欺负过——我没有过任何重大生活逆境。但在12岁的时候,我却过得很艰难。"一场家庭冲突让她伤心、困惑、不知所措。她相信，这就是她受创伤的原因。

事实上，早在那时之前，她就与自我失去联结了，这体现在她那句"非常快乐、幸福的童年"中。我接下来的提问就会揭示真相。我经常向患者和受训者提出这个问题，我现在要向你们，也就是读者提出这个问题。任何人，只要你有意识地回想起来，童年都是快乐无比的（从无灾无病到田园诗般的美好），但你却面临着慢性疾病、情绪痛苦、成瘾、难以做真实自己等问题，我也特别邀请你来思考这个问题：

当我感到悲伤、不快乐、生气、困惑、不知所措、孤单、受人欺负时，我会向谁倾诉？我会告诉谁？我可以向谁倾诉？

留意你的答案，以及你对此的感受。如果像埃丽卡的情况一样，答案是"没有人"，或者是除了一直陪在身边的成年人之外的"某个人"，那你肯定很早就受到了失去联结的影响。（一个爱你的哥哥或姐姐可以在一定程度上代替父母，但不太可能完全取代父母。即便如此，这也表明你与成年照料者失去了联结。）没有一个婴儿不会向父母表达他们的真实感受，也没有一个婴儿会在需要帮助时不发出信号。在童年后期，不这么做就是一种异常的发展适应——对有些人来说，这种适应是一种沉重的打击，加深了随之而来的创伤。

因此，压制早年悲伤的现象，并不只会出现在遭受明显创伤或虐待的情况下。在我治疗过、采访过的所有慢性疾病患者和精神疾病患者中，没有人能回忆起，自己能够与照料者或信任的成年人公开、自由、毫无顾忌地分享不快乐的感受。生活中的这一点，是大多数快乐的童年回忆都会过滤掉的，其原因很简单：我们更容易回忆起发生过的事情，但不容易记住**没有**发生但应该发生的事情。尽管我们回忆起来的快乐记忆是真实的，却是二维的，缺少了孩子真实体验的深度与厚度。

有些人可能不认为"没有人可以倾诉"就等于创伤。对于这些人，我将通过我与哈里斯博士的对话来说明这一点。哈里斯博士既没有受过虐待，也没有经历过接近虐待的事情。我邀请她做了我常用的思想实验，鼓励她跳出自我，想象另一个孩子，也就是她自己的孩子，处于类似的境地。根据我的经验，我们的对话很典型，其过程是下面这样的。

"作为母亲，如果你发现，你的孩子在12岁的时候像你一样，经历了情感冲击，但她没有告诉你，你会怎么解释？"

"她不信任我。"

"孩子不信任自己的父母是什么感觉？"

"那真是太可怕了。那会让人感觉不安全。就好像你是独自一人，非常孤独。"

这就是埃丽卡"非常快乐、幸福的童年"的真实模样。这并不意味着她的父母不爱她，或不愿意为了她的幸福做任何力所能及的事情。这只意味着这段关系的早期失去了某种重要的联结。这并不是在她12岁的时候突然发生的，即便她是在那时才意识到这一点。

最后要说的是，人们经常相互比较，不公平地贬低自身的经历。你可能会发现别人遭受的痛苦比你更"多"，尽管你自然会对此感到庆幸，但这也不意味着你自身的痛苦比别人少，也不能抹去这种痛苦给你的心灵留下的痕迹。我们不需要评估创伤的程度，更不应该用正态分布的曲线给伤痛评级。例如，你可能会像埃丽卡那样安慰自己："我家的经济条件很好，我有许多朋友，所以我从没有被欺负过——我没有过任何重大生活逆境。"我照例插嘴说道："你的确很幸运，但请想象一下，你的小侄女或小侄子向你哭诉，'我很伤心、很孤独、很困惑，我不敢跟爸爸妈妈说这件事'。如果你想表示支持，你会用这样的话把小家伙打发走吗，'嗨，有什么问题吗？想想那些逆境中的孩子，比如挨饿、被虐待、被欺负的孩子。相比之下，你没什么可抱怨的'。如果你想让他们知道，他们的感受是安全的，无论如何他们都是可爱的，你会对他们说这样的话吗？"我还没见过有人会给出肯定的回答：当我直白地问他们这个问题的时候，他们终于能够看到强加给自己的荒谬双重标准了。

本章的最后，再讲一个睡前故事。

　　很久很久以前，当我们的内在朋友（如内疚、自我憎恨、压制、否认和其他心态）开始保护我们的时候，我们就失去了健全的身心。我们几乎没有主动去和这些朋友交往，在大多数情况下，它们都在自行其是，我们没有注意到它们。它们就像一群真人秀设计专家一样，开始重塑我们的人格，这样我们就能安然无恙地度过童年：装饰某些房间，用木板封住其他房间，装上报警器，锁上地窖的门。但是，为了成功地保护我们的安全，它们让成年后的我们把自己的某些重要部分封闭起来了。它们很擅长自己的工作。

　　在这个封闭、隔离的房子里生活多年之后，我们开始渴望在更宽敞、通风更好的地方生活。于是我们感谢了这些"专家"，让它们去大吃一顿三明治——这是它们应得的。我们则渐渐地、勤奋地投入一项新任务中，这项任务能疗愈我们在很久很久以前被肢解的心灵：回想起我们自己是谁。

第 31 章

追求真实的生活
触摸心灵

> 归根结底，你能赠予世界的最美好的礼物，就是做你自己——这既是你的礼物，也是你的成就。

——A. H. 阿玛斯，《自我的真相》(*Being and the Meaning of Life*)

我曾在秘鲁学习，在那里我学到的第一件事（我指的是直接的学习体验，而不是往知识中堆砌更多的信息），就是疗愈是不能靠思维获得的。一个原因是，心灵在本质上是分裂的：我们的各种人格总是互相矛盾的。就我而言，我的一部分总是希望（即使是理论上的希望），可能有一天，我能以某种方式"开窍"，发出一声大大的"啊哈！"；而我的另一部分则总是隐藏起来，煽动愤世嫉俗和悲观的情绪。相反，心灵是一个整体。我们的头脑（我们学到的知识），能够存储值得记住的疗愈原则，甚至能帮助我们获得疗愈的体验。然而，如果我们希望"一路走下去"，总会遇到那么一天，这些值得信赖的保护者不得不打开他们把守的大门，让不那么复杂、更加脆弱、剥离了确定性的盔甲的东西走进来。

　　第二件事，我发现，我不可能计划这件事的发生。恰恰相反：把我带到那一刻的一系列事件打乱了我所有的计划。只有当我放弃了控制的幻想，完全屈服于事物本来的模样，我才能进入灵魂的领域。愿意让我的计划被破坏，这是我要付出的代价；只有下了这样的赌注，我才能坐上那神秘的牌桌。

　　第三件事，与疗愈也密切相关，那就是我必须做几件困难的事：我必须放弃我作为领导者或治疗师的身份；放下我的习惯，也就是总是忙于帮助他人，却不花时间或精力来转变自己；接纳我所担心的事情（因为偏离所预期的角色而导致的自我价值感降低）。最大的挑战是看穿我那受到威胁的自我所发出的充满怨恨的抗议："我不能让这些人失望，他们大老远过来是为了和**我**一起做治疗。"我的身份认同、我一生都在坚持扮演的角色，完全被颠覆了。它能做的，只有协商投降的条件。

　　智慧的生活将我置于一个我无法控制的境地。我唯一的选择就是放手并相信（相信他人，相信自己，以及最重要的是，相信我的生活突然走上的新方向），或者选择不相信。选择相信（在片刻之前我可能不会这么选），就开启了一种可能性，让我有可能体验到充满力量的疗愈，这就像上天的恩典。我不会说，是我的放手使疗愈发生（据我所知，上天的恩赐不是这么来的），但这是一个先决条件。我只是恰好终于做好了这样的准备，在我 75 岁的时候。

　　我的那段经历充分体现了贯穿全书的普遍疗愈原则，这些原则对所有人都适用：接纳，抛弃身份认同，选择相信内在的指引，反对我们受到限制的心灵的抗议，以及坚持真正的能动性（矛盾的是，愿意放弃僵化的控制行为，我们才能获得这种能动性）。如果我能做到这一点，我相信任何人都能——任何人，只要他能致力于疗愈自我，让疗愈过程来指导自己，而不是反其道而行之。

　　多年以来，我一直有一个顽固的看法，那就是为了疗愈，我必须进行某种彻底的宣泄，就像我在其他人身上见到的那样；或者我也许可以以某种方式回到过去，重温或挽救艰难的过去。是的，治疗可以采取这种形式，但不一定。再次说明，并非过去必须改变（或能够改变），要改变的是我们现在与自己的关系。当我躺在坐垫上的时候（他们告诉我，我时而大笑，时而哭泣），我深深地意识到，我的婴儿时期就是那样的，无论如何也无法改变，我的祖父母也不可能免于死亡。我也知道，这一切都不能扰乱或破坏我内心的平静，这是我与生俱来的权利与本质，这种平静永远存在，永远是可能的。不只是我，每个人都是如此。这是不需要我们去接纳的事实。在那一刻，面对现实的客观性和必然性，我知道没有什么是需要去努力接纳的——唯有欣然接受这一切。

我在很久前就已经通过观察和直觉得知，做人，远比眼睛看到的东西更为复杂；或者，用灵性导师埃克哈特·托利（Eckhart Tolle）打趣的话来说，"比'我'更复杂"。我们是某种伟大的东西的一部分，我们也都拥有这种东西；我们以自我为中心的心灵，有着根深蒂固的分离感，无法理解这种东西，更无法证明其存在。行为主义心理学创始人约翰·华生（John Watson）在 1928 年写道，"从没有人触摸过灵魂，也没有人在试管里见过灵魂"。从人类五种感官的角度来说，他说得很对。但是，我们这些西方人的感官并不那么发达：借用迪伦（Dylan）的话说，⊖我们的感官中失去了一些微妙的东西，而这些东西是灵性大师和原住民文化一直在培养的。"我们生活在一个分裂的世界里，"冥想教师杰克·康菲尔德（Jack Kornfield）对我说，"所以我们的心灵也分裂了。我们工作挣钱，在健身房里锻炼身体，也可能会通过心理治疗来稍稍照顾一下我们的心灵，我们去音乐会欣赏艺术，我们去宗教场所参加活动。这些事情都是各不相干的，就好像这些活动与我们所做的工作、我们欣赏的音乐是无关的。"

在匿名戒酒互助会这样的项目里，对许多人来说，最先要做的，也是最具挑战性的事情之一，就是把自己的生命托付给某种更伟大的力量，无论这种力量对于这个人来说意味着什么。不管我们是否意识到了，我们都在追求某种更伟大的力量。这种渴望会体现在很多方面：我们对归属感的渴望；我们渴望知晓我们的人生目标；我们迫切地想要摆脱那些被外界调教出来的、以自我为中心的人格施加给我们的限制；我们喜欢超脱的体验。不幸的是，在我们的文化中，我们受到的教育是，要用稍纵即逝的外界事物来满足自己。这是不可能的，因为我们内在的缺失无法用外在的东西来弥补。我们之所以感到空虚，是

⊖ 出自他 1965 年的歌曲《铃鼓先生》（*Mr. Tambourine Man*）。

因为我们与内心最深处的自我失去了联结。A. H. 阿玛斯（我有幸称他为导师）将这种断裂的联结称为"空洞"。"现在，要忍受、克服这些空洞变得更加困难了，因为整个社会都变得不利于此了。社会是反对真实的。无论你去哪里，你身边的每个人都在试图填补空洞。如果你不以同样的方式填补你的空洞，人们就会感受到极大的威胁。"[1]

"我不认为社会是敌人。"他在和我谈话时澄清道，"社会更像是睡着了。它只是不知道这是怎么回事。人们可能会通过一些事情对这个问题产生一些认识。在某些时刻，人的精神驱动力会被唤醒。至于这股力量何时会醒来，这就是一个谜团了：有时它会自行醒来；有时它是被外界发生的事情唤醒的，比如听某人说话，或者读一本书。当精神驱动力或好奇心觉醒的时候，人就会渴望更多地了解，除开社会通常所理解、承认和试图强加于人的限制之外，人究竟是什么。"

心灵既无法描述，也无法定义。有无数条道路通往心灵；对于不同的人来说，其中的一些道路更容易引起共鸣。在我那躁动不安的大脑能够忍受的范围内，我曾尝试过长时间的冥想。有一次，我坐着做了十天的止语冥想，我再也不想这么做了。事实证明，尽管我当时也得到了一些好处，但这种方法不适合我。瑜伽、较短的冥想、静坐冥想、阅读许多信仰和学科的经典灵性著作、倾听当代大师的教诲都对我有所帮助，让我在通往深层真相的道路上跌跌撞撞地前行。有些探索心灵的人没有选择以上任何一种道路，而是通过自我规划的，甚至是偶然发现的小路，最终找到了与心灵重建联结的道路。这里的关键不在于顿悟，而在于某种意识的产生（无论这种意识是怎么产生的，是突然产生的还是逐渐产生的）：能够清晰地看待自己的心灵，却不把心灵中的内容误认为心灵本身。我的同事威尔·库克（Will Cooke）医生在印第安纳州南部的阿拉巴契亚山脉附近的地区治疗成瘾的患者，他就见过不少顿悟时刻。他向我描述道："每个人身体里都有这种火花，那是闪闪发光、等待被人发现的自我，却被生活强加于他们身上的东西弄得乱七八糟，暗淡无光。但如果我们每次稍稍把杂物挪开一点，露出真实的自我，就总能发现一些美好的东西。"

美国记者、广播员迈克尔·布鲁克斯（Michael Brooks）在 2020 年夏天英年早逝，享年 36 岁。去世之前，他曾总结过人类这种对于精神追求的渴望。因为布鲁克斯的真诚、幽默、对真理和正义的执着，美国内外的许多人都为他哀悼。他此前一直在深入地研究心灵。他的姐姐丽莎说，他在去世前一天还在谈论人们对心灵的意识越来越强，他的原话是："我感到内心一片广阔，就像外太空或海洋一样。"然后，他明确地总结了变得真实、回归自我的做法，并表达了他对于培养和扩展这种身体感觉的投入。"在接下来的几周，"他写道，"我想研究一下，是哪些机制在不断地**促使我远离那些让我与真实自我分离的因素。我想要记住真实的内心**。"

阿什莉·贾德（Ashley Judd）也开创了自己独特的疗愈之路。贾德是最早公开指责电影大亨哈维·韦恩斯坦（Harvey Weinstein）性侵行为的女性之一。长期以来，贾德一直背负着家庭对她的影响——她的家庭里充斥着酗酒和未经处理的哀伤。对她来说，她之所以能够将自己托付给一个她"不信仰"的上帝，在一定程度上是因为她与大自然有过一次亲密接触。"当时我坐在大烟山国家公园的小溪旁，"她在和我谈话时回忆道，"有许多蝴蝶从小溪上游飞过来，阳光在水面上反射出粼粼波光，我知道一切都很好。我在那一刻产生了顿悟，时间仿佛停止了，我很好，我是一个人，而且我可能永远都会孤身一人，但一切都好。"贾德说，即使过去的伤痛重现，那个顿悟时刻的记忆在她心中依然鲜活。这在某种程度上能让她更加坚定地在疗愈之路上前行，甚至能减轻她的负担。"多一点幽默是好的。"她笑着说，"我打败过那些老对手，我会没事的。"

"我会没事的。"这也是加拿大奥运会自行车、滑冰选手克拉拉·休斯（Clara Hughes）在与大自然的邂逅中所领悟到的真谛。作为历史上唯一一位在夏季和冬季奥运会上都获得过多枚奖牌的运动员（总共六枚），休斯开始了一种全新而忙碌的职业生涯——演讲与教学，并且拥有了一种新的身份，作为发声者，向他人传递疗愈与鼓舞人心的信息。在经历了与重度抑郁的痛苦斗争之后，她终于觉醒了。"我意识到我被困住了，"这位充满活力的 47 岁女士告诉我，"我在不断地重复每一件事。'这不健康。'我心想。这不是我。我需要拥有自己的生活……2017 年 3 月 22 日，我放下了所有事情。我不再公开演讲，退出了我所在的董事会，停下了所有事情，开始旅行。"跟随着内心的声音，她找到了一种新的爱好：长途徒步旅行——这项活动为本书最后一部分的标题"走向健全之路"赋予了全新的含义。在过去的三年里，她每年都会花大概六个月的时间去行走。

这种长途的朝圣之旅有诸多益处，休斯的收获是，她找到了一种活在当下的方式，这种方式与她疗愈的意愿完美地结合在了一起。"当我行走的时候，"她充满活力地说，"我不会去想明天，而昨天也已经过去了……只有此时此地。我会倾听森林、群山和流水的声音。我能听到它们的声音。树木变成了一家人。岩石变成了有生命的东西，你看到这些东西会很高兴。"行走也让她对于坚韧品格有了新的认识。"我毫不怀疑，我可以克服任何事情，战胜任何困难。在生活中，无论我有了什么不良的心态……我可以坐下、写作、画画、做园艺、洗碗。我可以深呼吸，然后我就会没事了。我会没事的，这就是我。"我很高兴她谈到了绘画和园艺，因为我们中很少有人能像她那样，如此酣畅淋漓地在野外旅行。不过，任何活动，只要能让我们回归本性的（当然，我们的本性只是大自然的一种表现形式），不受电子产品、虚拟世界阻碍的活动，都能让我们精神抖擞。

在多次手术和化疗之后，V 能够从转移性子宫癌中康复，大自然发挥了重要的作用。"大自然曾让我感到害怕。"这位作家、社会活动家告诉我，"后来我病得很重，我听到——听到自然母亲在呼唤我，叫我到乡下去。就好像她在说，'你需要到这儿来'。"这一切始于她病房窗外的一棵盆栽树。一想起那棵树，她就笑了："我爱上了那棵树。当时我病得很重。我体重掉了 30 磅（约 13.6 千克），我不知道自己能不能活下来。当时我看着那棵树，自言自语道，'天啊，在我等死的日子里，我每天都得看着这棵树吗'。就在那一天，那棵树开始对我讲话了……我当时想，哇！我从没见过树叶是那么……第二天，那棵树好像在说，树皮！第三天，它好像在说，树干！真的，我那时已经不喜欢有人跟我说话了，也不想让别人靠近我——就让我和这棵树待在一起吧；这棵树和我之间发生了一些神奇的事情。我在那间病房的最后一天，那棵树开花了，开的是白花。那就是我转变的开始。"

人

对于世界各地的土著人民来说，这不是新闻；与大自然合为一体，一直是这些文化的支柱。即使是北美的原住民在被残酷地驱逐出孕育他们生命的土地时（这片土地是他们身份认同的重要组成部分），他们也从未失去这样的意识：这个地球是他们最终的归属。事实上，根据纳瓦霍人社会活动家、艺术家、仪式主持人帕特·麦凯布（Pat McCabe，也被称为"闪耀的女人"）的说法，这种归属感是他们的生命线，是坚韧与力量的源泉。"我心中首先出现的感觉是，"她对我说，"我们对地球负有责任。然而，这不仅仅是一种责任——这是一种对地球疯狂的爱。我们有能力，也有责任帮助她和其他生命茁壮成长。这不是现代世界的思维方式。现在的一切都是个人主义的，都与个人的成就有关，甚至一切都得以人类为中心，对吗？完全以自我为导向。如果你能成为地球这个更大的社群的一分子，如果你要对这种与鸟、鱼、树、山和天空的疯狂爱恋负责，你就会有更多的驱动力、更多的引导。"

在我为本书做过的所有访谈中，经常有人提到他们接触原住民传统的经历，并表达了他们对这种传统的敬畏，我对此深感惊讶。通过与南美、北美的原住民治疗师和长者的交往（无论是在秘鲁的马洛卡棚屋里，在哥伦比亚的小屋里，还是在加拿大艾伯塔省的桑拿房里），我也开始产生了这种尊重。我很感谢那些欢迎我的社群，因为我是一个外来者，一个新殖民主义"定居者"，他们却允许我来到他们的土地，领略他们的生活方式——无论一个来自主流文化的人能够领略到多少。

如果我们不把原住民的智慧看作可以消费的东西，而是看作丰富的、关于生活与死亡方式的传统宝库，那我们就应该对这些智慧保持好奇和尊重，其广阔、统一的视角可以完善西方医学的二元论和以生物学为焦点的思维方式。原住民传统本身也在为生存而奋斗，但这些传统仍然可以成为西方医学"巫术"的有益、同等重要的补充。由于后者未能尊重我们的情感、社会、社群与灵性的需求，这些传统也可以成为一种必要的纠正。

海伦·诺特把待在桑拿房里的体验比作回到子宫里。"我们在疗愈的过程中，"她对我说，"必须在寻求帮助时心怀一些谦卑，要意识到，你不能靠自己做所有的事情，仅仅依靠自己，你可能会变成一个很可怜的人。我们忍受着生而为人的痛苦，试图找到自己的方向，而那种桑拿房能把我们带回自己的源头——大地母亲的肚子里。在那里，我们能放下一切，躺在地上，就只是**停留**在那里。那种小屋一直是有着强大能量的地方。"当那些被加热过的大石头被拖进桑拿房中间的坑里时，参与桑拿的人会像他们的"爷爷奶奶"一样欢迎这些石头的到来。这不是比喻，这是一种深刻的理解和清晰的洞察，比我们大多数人所受到的教育要清晰和智慧得多。我们不都来自产生这些岩石的土地吗？不都来自在祈祷和诵唱之前浇在石头上的水吗？如果我们能以这种方式看待事物，那么在破坏和掠夺那些创造我们、维系我们的东西之前，我们难道不会三思而行吗？在西方世界，我们长期与原住民文化所承认和尊重的人与自然的统一性失去了联结，而我们为此付出了巨大的代价。

有着拉科塔人血统的精神科、内科医生刘易斯·梅尔－马德罗纳（Lewis Mehl-Madrona）[⊖]很熟悉高科技的急诊医学，也很了解他们族人的传统疗愈方法。在他看来，两者各司其职，他不想舍弃任何一种方法。和我一样，他也看到了这两种方法所能带来的奇迹。"对美洲原住民来说，疗愈是一趟灵性之旅，"他写道，"大多数人会本能地认为（也许医生除外，他们所受的训练让他们不相信这种理念），身体上发生的事情反映了心理与灵魂上的问题。人们**可以康复**。但一个人在能够康复之前，他／她往往必须做出某种转变——除了在身体上做出必要的改变之外，还要在生活方式、情感和心灵上做出转变。"[2]

　⊖　匹兹堡大学医学部补充医学中心前医学主任，目前是新英格兰大学附属东缅因医学中心家庭医学住院医师项目的教员。

"在拉科塔人看来,"在和我讨论这本书,并且探讨在一些治疗活动中合作的可能性的时候,梅尔 – 马德罗纳对我说,"我们需要赞颂和支持那些生病的人,因为他们就像在矿井里报警的金丝雀一样。他们告诉了我们,我们的社会已经失去了平衡,我们需要感谢他们承担这种责任,为我们其他人做了这件好事。我们所有人都要参与他们的治疗,因为如果没有他们,我们该怎么办?我们所有人都要为他们的痛苦负责。为了每个人好,我们有责任为他们的康复贡献自己的力量。"多么令人振奋的老 / 新思想啊:这是一个所有人对所有人的健康负责的社会,在这个社会中,疾病被视为共同经历的体现。像我们这样的文化,可以向他们的文化学习很多东西,他们的文化认为我们的生物心理社会属性是理所当然的。

当梅尔 – 马德罗纳接下来指出西方医学态度与他祖父的原住民传统之间的另一个区别时,我不禁笑出了声。他谈起了他的一位老师,一位著名的美国医生,在给他医学院的男女同学讲课时的经历:"'小伙子们,'他说——他还不习惯班上有女生,'小伙子们,生命是一个走向死亡、疾病和衰败的无情过程。医生的工作就是减缓衰败的过程。'我当时很震惊,因为我的曾祖母总是教导我们,你们应该健康地死去,这样'你们就能在那一边聚会了'。她并不真的相信,你必须病恹恹地去死。她不会把疾病和死亡联系在一起。对她来说,死亡就代表你的时间到了,而疾病是你可能不得不经历的事情。"

"她去世的时候多大?"我问道。

"九十五六岁,她当时身体很好。这是一个难以解释的故事。一天晚上,她告诉大家她将在当晚死去。她说,'轮到我了,我的时间到了'。然后我的母亲(她非常努力地想成为现代人)说,'胡说,你很健康'。我曾祖母答道,'那与死亡无关'。第二天早上,我曾祖母就去世了。"

这不是在用浪漫的眼光看待原住民的生活方式,也不是要效仿原住民的习俗;而是在说,我们能够也必须克服韦德·戴维斯(Wade Davis)愤怒地称之为"文化短视"的现象,这种观念认为"其他民族就是我们失败了的样子;或者,他们是古老的、退化的生物,是穿戴羽毛的古怪、奇异生物,注定要消亡。但这些都是活生生的、充满活力的人，他们都有着自己的话要说。"

虽然我自己的疗愈经历不像克拉拉·休斯的疗愈经历那样发生在广阔的空间里，但我也见过有些人在狭小、令人窒息、往往不那么人性化的监狱里找回真实的自我。我见过的一些人，是加拿大或美国监狱里的无期徒刑犯人，这些人能够勇敢地面对自己的过去。许多和这些人一起工作的人，也和我一样，对他们有着同样深刻的印象。

由于我在成瘾方面的工作，我受邀去为服刑人员做演讲——换言之，去为我们文化中受创伤最严重、最边缘化的人做演讲。我不会忘记里克，一个在加州臭名昭著的圣昆廷州立监狱里的无期徒刑犯人对我说过的话。他参加过一个由志愿者领导的转变项目，这个项目让他深入地了解了自我。他们做的第一件事就是回顾童年。他的童年经历充满了各种各样的逆境：情感疏离、充满暴力的青春期，刚刚成年时毒瘾缠身，最后以谋杀告终。30年过去了，他现在是个身材瘦小的黑人男子，脸上有灰白的胡茬，头发稀疏。他希望申请假释。我们坐在一间会议室里，在场的还有十几个不同年龄的狱友。他说："这群人让我反思了自己的行为，帮助我不再逃避，站起身来直面那些我一直在躲避的心魔。我学会了爱自己，也知道外面有人关心我。"

我想知道，他希望让假释委员会的人了解哪些有关他的事情。"嗯……"里克沉思道，"在我生命中的那个时候，我与真实的自我产生了隔阂。我当时甚至不知道自己是谁。我不尊重自己，所以我也无法尊重别人。我不爱自己，所以我也不爱别人。但坐了这么长时间的牢以后，我真的停了下来，把自己的生活看作了一件真实的事情。有了对自己的爱，我终于明白，对我来说爱就是一切……爱让我对外界的一切敞开了心扉。我为自己做了很多事，我了解了自己，也在了解其他人。如果我能触摸人的心灵，我就不会与之产生隔阂。如果你们能让我出去，这就是我出狱后想做的工作。我准备好了。我想回家，即使他们不让我回去，我也已经知道了我是谁、我想做什么。"我们之前探讨过的 5 种慈悲心，每一种都在里克的话中体现得淋漓尽致。

———

"在寻找属于你的特殊真相时，只有一条放之四海而皆准的规则。那就是学会耐心地倾听自己，给自己一个机会，找到自己的路——这是你的路，不是别人的。"心理学家、思想家威廉·赖希（Wilhelm Reich）写道。[3]

在这个日益嘈杂的世界里，倾听属于我们的"特殊真相"是最艰巨的挑战之一，因为这个世界让人孤立，却不鼓励健康的独处。这种对内心真相的探索由来已久。乔治·萧伯纳（George Bernard Shaw）的戏剧《圣女贞德》（*Saint Joan*）描绘了年轻农家女贞德（Joan of Arc）可歌可泣的生与死，也描绘了她所看到的幻象和她听到的"声音"如何激励着她，去领导武装斗争，反抗英格兰在 15 世纪对法国的侵略。"哦，你的那些声音啊，"法国国王查理七世既羡慕又沮丧地对贞德说，"为什么那些声音不对我讲话？我才是国王，不是你。""它们的确跟你说话了，"贞德答道，"但你没有听到。你并没有晚上坐在田野里，侧耳倾听。当教堂的钟声响起时，你只是画画十字，敷衍了事。但是，如果你发自内心地祈祷，倾听钟声停止后，空气中那激动人心的余音，你就会像我一样清楚地听到那些声音。"

在疗愈我们自己，以及疗愈我们这个充满烦忧的世界的诸多挑战之中，有一项挑战就是让内心在足够长的时间里保持平静，从而听见我们的真我。古代和现代的正念练习会让我们与内心中的嘈杂分离开来，并允许我们去观察这些纷扰，而不被它们诱惑、压倒或吓倒，从而鼓励并允许这种内心的声音浮现出来。

根据文献记载，正念练习还具有减少炎症、重置表观遗传学功能、促进端粒修复、降低应激激素水平、促进大脑回路健康发展等益处。[4]正念练习甚至能够减缓肌萎缩侧索硬化患者的疾病恶化；[5]这再次体现了心身统一性的作用。

如果我们带着同情的好奇心来观察自己，而不对自己加以评判，也许我们就能学着放下对他人的成见（也就是偏见）。有一项最鼓舞人心的研究来自以色列和巴勒斯坦，那里的冲突和仇恨不断。300多名3～5年级的犹太学生参加了一项以正念和慈悲心为基础的社会性－情感项目。6个月后，尽管那里的暴力敌对现象有所增加，但这些学生对巴勒斯坦人的偏见和负面刻板印象却"显著降低了"。[6]

我采访了几位著名的正念修习者，他们每个人都证明了，练习已经让他们和其他人都对人类同胞产生了更多的同情与接纳。"我永远也不会对人心持悲观态度。"心理学家、冥想老师里克·汉森[○]对我说。

～

这本书的书名用了"迷思"（myth）这个词在现代日常生活中的含义。"这只是个迷思，"我们可能会对一个兜售流行阴谋论的焦躁朋友这样说，"没有证据。"但这个词的贬义用法，实际上与文化史上的大多数时期都不相同。就在不久之前，神话[○]还被视为知识的源泉、通往精神世界的大门，以及健康文化的基础之一。神话很可能成为疗愈的大门，让我们与人类古老的智慧重建联结，并培养出一种心态：没有任何事情是孤立的偶然，生活中任何原始材料都能产生意义。神话是一剂有效的解毒药，可以消除割裂心理与身体的二元论思维。在神话的世界里，一切都是相互联系的：神话思维可以帮助我们发现真实世界中的许多真理，这就是其中之一。

神话是对一种人类独有的品质的集体表达方式，这种品质就是想象力。与魔幻思维、否定现实不同的是，想象思维能让我们透过表象，看到健全与健康的意义。"当我们失去神话的时候，"美国的一位讲故事的人、作家、《生活中

　　○　作家，其最著名的作品是《冥想5分钟，等于熟睡一小时》（*Buddha's Brain: The Practical Neuroscience of Happiness, Love, and Wisdom*）。

　　○　英文中"迷思"（myth）的原意是"神话"。作者在序言的脚注中也有说明。——译者注

的神话》（*Living Myth Podcast*）播客主持人迈克尔·米德（Michael Meade）对我说，"我们知道的就变少了。我们对自己的了解、对疾病的了解都变少了，因此我们对疗愈的了解也变少了。"于是我问，找回神话中蕴含的想象力，对于我们的身心健全与疗愈有哪些启示？"如果我们允许身体告诉我们发生了什么，那么疾病就会阻止我们继续在当前的道路上走下去，并且成为我们的警钟。"他答道。我们在本书中多次看到了这一点。

神话与预言是紧密相连的。如果我们的社会愿意倾听从癌症到新冠等各种群体性疾病对我们的生活方式所发出的警告，我们就可以走向健全。神话式思维或许能帮助我们尊重并践行下面这一科学原则：我们的健康源于联结——与真我的联结、与彼此的联结、与尊重这些关系的文化的联结。

神话也来源于与大自然的深刻联结（或者与大自然合为一体），也许正是因为如此，我们才会如此自然地接受积极的神话隐喻。正如韦德·戴维斯在我们谈话时所说："在人类历史的大部分时间里，我们与自然世界的关系都建立在隐喻的基础上。"山是力量与永恒的象征；河流则代表了变化、流动，甚至生命本身。这些意义对于我们如何生活，如何看待世界和我们自己在其中的位置，有着非常深远的影响。这些意义是一种文化的标志，这种文化知道如何读懂、关注大自然的语言。

迈克尔·米德曾用过一句美丽的话来形容这种能追溯到人类诞生之初的集体认知："心中的一个念头。"我自己的心也与这种想法产生了共鸣（尽管所有明显的证据都与之相反）：我们每个人身上都有一种不可磨灭的重要方面。这个社会的精神层面似乎处于不成熟的、否认现实的休眠状态，阻碍了我们对心灵的认知，取代心灵的是那些不可能令人满足的品质、活动、商品和信念。作为个人，我们无法看到自身的美好与完美；作为集体的成员，我们不知道我们的本质，不知道我们实际上是由相同的神圣物质构成的——如果你愿意的话，也可以用"永恒""古老""超凡脱俗"来代替"神圣"这个词。

用圣昆廷监狱的里克的话来说，触摸人的心灵，只会点亮我们的疗愈之旅。

第 32 章

破除迷思

展望更健康的社会

我们偶尔能瞥见真理，那便是人类灵魂的曙光。

——维克多·雨果（Victor Hugo），《悲惨世界》（*Les Misérables*）

怎样才能破除"正常"的迷思？我们怎样才能揭穿西方文化制造的大量误解、偏见、盲点和危害健康的谎言，尤其是，它们正在为当前的世界秩序服务，而这种秩序只在乎自身的维系，哪怕最终必然走向自我灭亡。

实话说，我不知道。在某些方面，我更愿意描述问题，而不是规划解决问题的路线。我有自己的信念和猜测——尤其是关于建设更美好的世界有何障碍，但这不等于我为创造新事物绘制了详细的蓝图。即便在某种程度上，我对于事物应该是什么样有着强烈的信念，但用这本关于创伤与疗愈的书的最后一章来指点江山，似乎也不太合适。然而，在我们的探询即将结束的时候，我确实觉得有责任为我一直在描述的有害文化提出某种替代性的展望。

作为一名医生和治疗师，我可以自信地说，我们的社会要想纠正自己的错误，走出一条通往健康的道路，就必须满足某些条件。要创造这些条件，就需要做出一些关键的转变。这些转变都源于本书的核心原则：医学要兼顾生物、心理、社会，要以疾病为师，要把依恋与真实性都放在首要地位；最重要的是，还需要在整个社会的尺度上，进行无所畏惧的自我探询。这些转变本身是不够的，但在我看来，它们都是必要的。如果没有重大的变革，这些转变可能不会完全实现，但它们很容易理解，我们也完全有能力为之努力。

几年前，在我为写作本书做研究的时候，我与现代语言学之父、哲学家、社会活动家、文化评论家诺姆·乔姆斯基（Noam Chomsky）进行了交流。我问这位自称"战术性悲观主义者和战略性乐观主义者"的知识分子，他是否仍然对未来感到乐观。乔姆斯基笑了。"你只能做个乐观主义者，否则你还不如自杀。所以，当然，我是个乐观主义者。你可以试着尽你所能去纠正错误，但我们不知道，这件事能不能做到。葛兰西（Gramsci）[⊖]有一句著名的口号，'理性上的悲观主义，意志上的乐观主义'。除此之外，我们别无选择。"我也会称这种心态为心灵的乐观，这种乐观是意志的源泉。我们的这些非理性部分了解人类的潜能和生命的本质，即使最聪明的理性主义者也无法理解这些。

在进行重大变革，建设有着更好的创伤意识、更有利于健康的社会之前，我们需要审视自己的内心和思想，确保我们从可行的角度来处理这些艰巨的任务。世界所面临的问题已经够艰难了，还没算上我们习惯性的应对模式带来的压力。我们是在**创造性地**看待事物，还是在**被动地**看待事物？毕竟，被动反应是受创伤的人格的一大特点，就像一柄只能看到钉子的锤子。然而，创造性与某些更根本性的东西有关：首先要看到我们**能够**创造，然后要感觉到我们**想要**创造什么。创造性是真实性的一种体现，是写作能力的近亲。

一个人只能从这个角度来创造："无论事情看起来如何，都有新的可能性。"根据我们对人类本性和需求的了解，以及对身心的韧性和神秘的疗愈力量的了解，这种乐观态度是有道理的。我们也可以从这样的认识中获得信心：我们每个人都是一个不断壮大的群体中的一员，这群人已经看清了现状，并且在思索改变现状的方法。

⊖　安东尼奥·葛兰西（Antonio Gramsci），意大利哲学家、语言学家、反法西斯活动家。

这样的心态必然包含耐心与远见，以及对现实与理想的健康的容忍。

如果我们要看清事物的原貌，就必须愿意，甚至渴望抛弃我们的幻想。我们必须欢迎幻想的破灭，甚至像阿兰妮斯·莫利塞特在她的一首热门单曲中的副歌所唱的那样，感谢幻想的破灭。[⊖] 通常我们会悲伤地把幻想的破灭说成是一种需要避免的经历，类似于失望或被背叛的感觉。幻想的破灭确实是有代价的：我们可能不得不放弃一些我们重视的东西，或者一些我们聊以自慰的观点或态度。然而，我们不太容易看到拒绝放弃幻想的代价。我经常问人们："你喜欢**保留幻想**还是**让幻想破灭**？"我们是更愿意与真实的世界打交道，还是只希望世界是我们想象中的样子？哪种做法最终会带来更多的痛苦？

我想说，可能有一些对于我们每个人来说是"正常"的事情，包括我们对自己的看法，我们对社会本质的看法，这些是我们不愿意抛弃的。当然，我的一系列幻想破灭在当时是痛苦的：这意味着我要抛弃一些东西，一些我曾经珍视的东西，我曾经围绕这些东西构建了我的一部分世界。然而，我不愿用每次抛弃幻想所带来的自由，来交换我不得不放弃的舒适。当一种错误信念消失的时候，在丧失的痛苦和无依无靠的感觉消退之后，我注意到我内心中的某些东西放松了，不再需要坚持做不可能做到的事情，也不再需要调和水火不容的矛盾。无知也许能带来一种幸福的平静，但那不是真正的幸福；在集体的层面上，这种无知可能会导致巨大而广泛的痛苦。如果我们能努力消除自己的幻想，向它们所隐藏的真相敞开心扉，我们就帮了自己和世界一个大忙。

"并非你面对的所有事情都能改变，"詹姆斯·鲍德温写道，"但如果不去面对事实，你就什么都改变不了。"¹

愿意接受幻想的破灭，就要正视自己的否认倾向，这种否认是维持现状的主要原因，也是想象或寻求改变世界的主要障碍。毕竟，如果我们要改变自己的世界观，看清事物的原貌，以及事物让我们付出的代价，我们就不会那么轻易同意保持现状了。"在我们的国家里，语言大多是用来让人们沉睡的，而不是唤醒他们。"这是鲍德温的另一个精辟的论断，这句话几乎可以准确地描述

⊖　1998 年的《谢谢你》(*Thank U*)。

地球上的任何一个地方。[2]

　　"这个世界很健忘，太容易忘记它不喜欢记住的东西了。"将近 100 年前，雅各布·里斯（Jacob Riis）在《另一半人的生活》（ *How the Other Half Lives* ）中这样写道。他在这本书中描述了 19 世纪晚期纽约肮脏的租房生活。这种文化擅长忘记过去，掩盖当下肮脏的一面。

　　如果有人期待全球化的公司资本主义体制会有朝一日面对真相，正视自身的本质，并做出彻底的转变，那他就要经历漫长而沮丧的等待了。这种体制的学术机构和媒体也不愿放弃它们作为意识形态鼓吹者的角色。对于那些媒体，琼·狄迪翁评论道，对于记者来说，"'公正报道'通常意味着一种谨慎的被动，即不按照事情的原貌来报道，而是按照事情呈现出来的样子，也就是被制造出来的样子去报道"。[3]这就使我们每个人，无论是个人还是群体，都需要寻找和支持其他的信息来源，让自己接纳不确定性，去理解别人的观点，无论我们是否同意这种观点，还是要对"正常"的迷思施加的诸多影响保持警惕，不让这些迷思变得正常。

有创伤意识的社会

　　提高人们对创伤的意识以及对疗愈本质的理解，在任何一个集体领域内都必然会产生积极的影响。我想在本书的最后几页里讨论几个关键的问题。

　　如果社会能够了解创伤，那将产生巨大的影响。由于创伤是诸多疾病的核心推动力，所以我们需要培养出能够发现创伤的眼睛和耳朵。有些人看到了鼓舞人心的迹象：我的同事巴塞尔·范德考克甚至断言："我们即将建立一个有着创伤意识的社会。"[4]在短期内，我并不像他那样乐观，因为这种意识还远远没有渗透到我们文化中具有决定性的机构里。但我同意，近来公众对于创伤在我们生活中的普遍性和重要性的认识，发生了巨大的变化。许多人，无论是外行人还是专业人士，都渴望理解创伤。我们可以从巴塞尔重要著作的长期畅销，以及在布鲁斯·佩里博士与奥普拉·温弗瑞合著的《你经历了什么？》所取得的成功中看出这一点。同样地，记录我工作的电影《创伤的智慧》（*The Wisdom of Trauma*）取得的火爆成功也体现了这一点（如果我也能把它作为一个例子的话）。在受欢迎的程度方面，这部电影甚至也让我大吃一惊——在2021年6月上映后的两周内，有220多个国家的400万人观看了这部电影。

创伤意识：医学

首先，一个了解创伤的医疗系统可以帮助人们疗愈和预防痛苦，其发挥作用的规模和方式都可能十分令人鼓舞。这样的系统将改变医疗服务的提供方式，与最新的科学发现保持同步。那些科学发现几乎每周都会发表在主要科学期刊上，但尚未对主流医学思想产生太大影响。在本书中，我们已经引用了许多这样的研究，还有更多的研究会定期出现。[5]

目前，医学界对创伤意识仍然有很强烈的抵制——尽管这种抵制更多是在潜意识层面的，而不是刻意的，更多是被动的，而不是主动的。为了写这本书，我采访了几十位医学同事，其中包括刚毕业的学生，几乎没有人记得有人教过他们身心统一性的知识，也没有人告诉过他们，已经有大量文献记录过身心之间的联系，例如创伤与精神疾病或成瘾的联系——更不用说逆境与身体疾病之间的联系了。我们医生以所谓的循证医学为荣，却忽视了大量质疑我们核心信条的证据。

还有那种充满压力、往往会造成情感创伤、令人麻木的医学教育，我采访的许多医务工作者都有过这样的经历。"我在医学院的第一年受到了严重的创伤。"一位声名显赫的同事告诉我，"那是一种用恐惧来教学的方式，即使我们已经有很强的学习动力，他们也要用恐吓的方式让我们去学习。""这是一种虐待性的系统，一种创伤性的系统。"我的朋友，科罗拉多州的精神病学家威尔·范德维尔（Will Van Derveer）说，"住院（医生）正在自杀。"他的话让我想起来我在第4章提到的一项研究。该研究表明，正在接受培训的医生的端粒，比同龄的其他年轻人磨损得更快。对创伤的无知除了会危害这些医疗卫生人员自身的健康之外，也会阻碍他们看到痛苦生活经历对他人造成的影响。这样一来，他们在不知不觉间延续了这个忽视甚至加重真正问题的系统。由于生活忙碌、时间有限，尤其是付费服务的模式，阻碍了医生深入了解患者的生活史，即使他们愿意这样做也不行。有些住院医生向我讲述了一些令人心碎的故事，他们倾听患者的个人经历，几乎就能立即缓解患者的症状，可他们却遭到了专家导师的诋毁。医学生会因为工作不够麻利而挨批评。我采访了俄勒冈州的医生帕梅拉·威布尔（Pamela Wible），自身的痛苦经历促使她在医生群体中开展了预防自杀的工作。"我做梦也没想到，"威布尔坦言，"在接受了那么多困难的医学教育之后，我竟然要在七分钟内完成诊室内的工作，就像流水线工人一样，要把患者当作工业零件。"一个了解创伤的医疗系统应该关心医学生与从业者的心理健康。

不过，事情也有积极的变化。一些医学院正在增添共情训练的元素。加拿大也有了一些举措，让医学生了解原住民的历史与传统。儿科医生娜丁·伯克·哈里斯（Nadine Burke Harris）是著名的创伤意识倡导者，是现任加州卫生局局长。她为加州的公共卫生项目引入了童年逆境的筛查。在她被任命为医疗总监之前的一次采访中，她表达了一种与巴塞尔·范德考克相似的乐观态度。"信不信由你，"她对我说，"情况会比我想得要好。我认为，我们有望迎来一系列逐渐向好的成果，这些成果将在三四十年的时间内实现，但还有许多的基础工作要做。"威尔·范德维尔为精神科的同事举办了一项颇受欢迎的创伤培训，世界各地的同行参加了这项培训。帕梅拉·威布尔则开创了一种以社群为基础的培训，这种方法尊重身心的统一性，并帮助人们积极地参与到自己的医疗保健中去。她对我说："医学就像一种呼唤，是心灵的使命。"她现在创造了一种方式来响应这种呼唤。

创伤意识：法律

接下来，我们能否想象出一种了解创伤的法律制度，一种名副其实的"矫正制度"？这样的法律制度会致力于用人道的方式纠正错误，这种做法与我们现有的制度相去甚远。更准确地说，在北美和世界许多地方，目前的法律模式应该被称为"惩罚创伤、诱导创伤的制度"。尽管有证据表明，大量服刑人员犯罪是因为童年时遭受了严重的创伤，但法学培训却让普通的律师或法官像医生一样，对创伤的了解少得可怜。欧美法律制度很对得起它的另一个俗称——从道德的角度来讲，我们的法律制度是**刑事**司法制度。

了解创伤的法律制度不会为有害的行为辩解或开脱。相反，这种制度会取消赤裸裸的惩罚措施，取而代之的是助人康复而非进一步伤害他们的项目。"我们所有罪犯一开始都和其他人一样，都是正常人，但生活中发生的事情让我们崩溃了，让我们变成了有能力伤害别人的人。"学者、前服刑人员杰西·西斯尔写道，"这才是真正令人绝望的黑暗。爱变质了。我们只是被生活伤害的心碎的人。"[6] "与其他一些国家不同，加拿大的监狱不是为了改造你而设计的，"他对我说，"而是为了折腾你，这样就导致了很高的累犯率。这就是我的想法。"

心理学家妮卡·琼斯·塔皮亚（Nneka Jones Tapia）曾经是一名监狱看守，现在是芝加哥超越司法倡议组织（Chicago Beyond and Justice Initiatives）的总经理。作为一名黑人女性，她深知监狱内的种族创伤。她与我谈到了心理韧性，以及如何创建一个了解创伤的司法系统。"我们倾向于把人简化为他们的行为——'你是个杀人犯，你是个抢劫犯，你是个小偷'。但我们并不是我们最坏的行为。我曾有幸看到，只要给他们机会，每个服刑人员都能拥有力量，都有爱的能力。不只是人们需要疗愈。这个制度需要被起诉、被改造。"

创伤意识：教育

由于创伤会影响孩子的学习能力，了解创伤的教育制度应该培养出了解人类发展的教师。这样的教育制度会鼓励这样一种氛围：把情绪智力看得与智力一样重要。我们将不再根据表现目标来评价孩子（这些目标仍然主要反映的是孩子的社会优势和种族优势，并且会造成社会地位与种族之间的鸿沟），而是会提供一个鼓励所有人茁壮成长的环境。"可以改进学校课程设计，支持健康的社会和情感发展。"教师、学校心理学家玛吉·克兰（Maggie Kline）写道，"当学生感到安全时，他们大脑中负责语言、思维和推理的区域就会得到增强。"[7]教师应该学会识别孩子"行为发泄"的迹象与信号，将其视为寻求帮助或情绪痛苦的标志，而不是将其视为需要压制的不良行为，或者需要惩罚或排斥的理由。

除开学校教育，我的朋友拉菲·卡沃基安提出，整个社会应该尊重孩子必不可少的需求（见第 9 章），这种观点具有广泛且直接的潜在影响。我就任由你们——诸位读者去想象一下，如果把孩子的福祉放在首位，我们的世界会变成什么样子。这对于育儿、支持育儿、儿童保育和教育、经济、我们销售和购买的产品、我们销售和烹饪的食物、气候以及文化都意味着什么？如果我们（父母、教育者、整个社会）一心想要培养孩子与他们的感受保持联结，拥有足够的真实性，能够表达自己的感受，独立思考，并能够践行自己的原则，那又会怎样？

一个健康的社会还应该努力缩小代沟。这种代沟主要是人为造成的，使父母难以理解孩子，也使孩子难以理解父母。正如前面"以同伴为导向"的章节所述（见第 13 章），人类天然具有很强的集体属性，成年人社群应该共同努力，为孩子的发展创造空间。这并不意味着我们要居高临下地对待孩子，也不意味着要对他们生活的方方面面指手画脚，而是要重新担起责任，为了他们的成长而创造、维护良好的环境。我们也必须记住，父母双方需要彼此，我们都需要久经生活考验的长辈的陪伴；在一个致力于健康的世界里，抚养孩子，以及价值观与文化的代际传递，不应该是一项孤独的任务。

在过去的几十年里，在世界上的许多国家，人们（成千上万的成人和儿童）开始加入各种重要议题的对话，如环境正义、原住民权利、妇女权利、性别正义、种族平等等。十来岁的气候活动家格蕾塔·通贝里就是这样一个人，她为提高她这一代人对气候变化的认识做出了巨大贡献。她把自己的自闭症称为"超能力"。"许多无知的人仍然认为那是一种'疾病'，或某种负面的东西。"她在推特㊀上说道，"当嫉恨你的人攻击你的长相与差异时，这意味着他们找不到别的地方下手。然后你就知道你赢了。"她用自己的例子说明了参与有意义的活动的疗愈力量。她透露，在参加气候运动之前，她"无精打采，没有朋友，也不和任何人说话，只会一个人坐在家里，忍受进食障碍的折磨"。[8]

在通贝里和其他可能永远不为人知的榜样的鼓舞下，我们可以重新审视一下我们在之前列出的促进疗愈的四个 A——**真实性**、**能动性**、**愤怒**与**接纳**。我们在这里还要加上变革所需的两个 A：**社会行动**（activisim）与**倡议**（advocacy）。后两个 A，是在社会层面上对前四个 A 进行有意义地整合的重要方式。再加上一些额外的品质——团结、集体思维与联结，我们就能够对抗现今对人的孤立了。

为了康复，摄影师南·戈尔丁（我们在第 15 章谈到过她的成瘾问题）进行的不仅仅是一场个人的斗争：她参与了反对普渡制药公司的个人与集体活动——这家公司助长了导致数十万人死亡的服用成瘾类药物过量的危机。普渡制药从其产品奥施康定中获得了巨大利润，他们将这种药物作为一种不太容易上瘾的止疼药出售，却掩盖了与之相反的证据。戈尔丁在匿名戒酒互助会的朋友曾建议她，不要参与这种公众活动，说会破坏她戒瘾的努力。"事实证明，这是我做过的最好的选择。"她告诉我。

她针对控制普渡制药的萨克勒家族发起了斗争。戈尔丁作为艺术家的名声给了她振臂高呼的平台，尤其是在萨克勒家族已经给自己打造了"艺术赞助者"的声誉的情况下。"我在参观博物馆的时候得知了他们的名字，"她说，"我一直以为他们是有品位的、仁慈的艺术慈善家。"这又是一次有意义的幻想破灭，我想。"后来我发现，"戈尔丁继续说道，"他们卷入了药物危机，从成千上万

㊀　现已改名为"X"。——编者注

人的痛苦中获利，他们既冷血，又不人道。"戈尔丁为她的发现感到愤怒。在戈尔丁的影响下，一些世界上最负盛名的博物馆（如纽约的大都会博物馆）不再接受萨克勒家族的资金，并且从他们的大楼上移除了萨克勒家族为自己洗白的标志。纽约大学医学院的萨克勒研究生生物医学研究所也放弃了这个家族的冠名。

我问戈尔丁，为什么她认为发起这项公共活动是她做过的最好的选择。她的回答说明了后两个 A（**社会行动**与**倡议**）对健康的益处。"你需要某些比你自己更重要的东西，"她毫不犹豫地回答道，"对我来说，比我自己更重要的东西是别人的苦难。这是我能够帮忙改善的情况。此时的主张比任何个人都重要，这事关世界的现状。试图找到一种方法来影响这种现状，这就是我力量的体现，也是我奋斗的目标。这有助于我戒瘾。"正如戈尔丁所发现的那样，起来反抗有害的系统，有助于我们找到自己的内心。

～

我们有必要提醒自己，中文里的"危机"是"危险"与"机遇"这两个意象的结合。

我们已经看到，即使有些人患有令人衰弱，甚至危及生命的疾病，他们也能从自己的疾病中学习，并改变自己的生活。如果同样的道理也适用于整个社会，那么气候危机就会变成一种机遇，让我们审视西方文化中让我们走上自我灭亡之路的主流观念与做法。新型冠状病毒疫情在很大程度上**揭露**了我们生活中许多令人不快的事实，它有力地提醒了我们：所有生命之间都是相互联系的；我们的真实本性根植于彼此的关系之中。

～

在因战争罪受审之前，纳粹种族灭绝的罪魁祸首之一、党卫军中校阿道夫·艾希曼（Adolf Eichmann）曾被几位精神科医生认定为"正常人"——根据汉娜·阿伦特（Hannah Arendt）的经典叙述，其中一位精神科医生说他"至少比我正常得多"。[9]阿伦特写道："另一个精神科医生认为，艾希曼的整体心理状况，包括他与妻儿、父母、兄弟姐妹和朋友的关系，'不仅正常，而且很理想'。"

这就是美国精神病学家罗伯特·J. 利夫顿（Robert J. Lifton）所说的"恶性常态"。在他们各自的圈子里，这些人是再正常不过的。在 20 世纪 90 年代，由于美国的制裁，数十万伊拉克儿童死于营养不良。[10]在数百万人面前，时任美国常驻联合国代表玛德琳·奥尔布赖特（Madeleine Albright）在采访中宣称"代价是值得的"。我们现在已经知道，当时的所有人可能也都知道，这种无情而残忍的行径并没有令人信服的理由。奥尔布赖特后来成为美国历史上第一位女国务卿，至今仍备受尊敬，尤其是在自由派的圈子里。[⊖]这不禁让人想起维克多·雨果对这类人物的尖刻评论——"文明的野蛮人"。

事实证明，往往那些反抗传统常态的人才是健康的人。心理学家亚伯拉罕·马斯洛花了毕生的心血去研究自我实现——获得真正的满足，而不依赖于外界的评价。"一项针对足够健康、可以自我实现的人的研究揭示，"他在一篇广为流传的论文中写道，"他们并没有'适应良好'（天真地接受与认同某种文化）。"马斯洛认为，这些健康的人与"不那么健康的文化"有着复杂的关系。这些人既不墨守成规，也不是处处反对常规，他们以忠于自己内心价值观的方式，表达自己的特立独行，没有敌意，但在必要的情况下也不会放弃抗争。"尽管不一定意识到了，但他们几乎所有人都表现出一种内心与文化分离的现象……他们似乎能够常常脱离文化的影响，仿佛自己完全不属于这种文化。"[11]

我们之前已经看到，要对抗"常态"所造成的、如催眠一般的影响，唯有保持真实：在自己的内在体验中寻找意义，不要被社会上传播的虚假信息所欺骗——其中最主要的就是丹尼尔·西格尔所说的"孤立、独立自我的谎言"。这种谎言是最不正常的。在我看来，致力于看穿这种致人创伤的虚伪，不让这

⊖ 奥尔布赖特于 2022 年 3 月去世，她后来公开对自己曾经的言论表示后悔。她从未谴责过这一言论所主张的政策。

种虚伪限制自己的生活和创造，就是一种很好的生活。

要过上这样的生活，首先我们要醒悟过来：要认识到，在我们身边和我们心中，哪些东西是真实的，哪些不是；要认清我们是谁，而不是谁；要意识到我们的身体在表达什么，而我们的头脑在压制什么；要正视我们的创伤与天赋；要意识到我们相信什么，真正重视什么；要认清我们不能再容忍什么，以及我们现在可以接纳什么；要认识到束缚我们的迷思，以及决定了我们是谁的人际联结；要清醒地面对过去、现在和可能的未来；最重要的是，要认识到我们本性的需求与"正常"对我们的要求之间存在的差距。

我们有幸得到了一个重大的机遇。只要摆脱这种让我们与自身、与他人、与地球失去联结的有毒迷思，我们就能一点一点地，让正常的东西更加贴近自然。这是一项世代相传的任务：这项任务能够弥补过去，激励现在，指向更光明、更健康的未来。

这是我们最艰巨的挑战，也是最有希望的前景。

The
Myth
of
Normal

致　谢

　　没有一本书能像雅典娜从宙斯的脑袋里蹦出来那样，完全从作者身上蹦出来。这本书肯定也不是。这本书中留下了数百名科学家、研究者、医生、思想家和作家的印记，更不用说还有我的许多医学同行和不同学科的专业人士，慷慨地与我分享了他们的时间和专业知识，还有数百名前患者和其他非专业人士，坦率、信任地向我讲述了他们的痛苦、挣扎与成功。虽然书中的解读、表述、呈现，以及其中的任何错误都是我的责任，但我不能声称，我对我试图传达的真相拥有个人所有权。

　　在这本书的图书计划遭遇长时间的搁浅之时，纽约的"超级"文学经纪人 Laurie Liss 出现了，帮助本书从提案阶段走向开花结果，度过了沮丧的停滞期，让它充满了自信的创造力，最终重新焕发生机。她还在美国、英国和加拿大召集了一支完美的英语出版商团队。非常感谢 Avery 出版公司的 Megan Newman、Louise Dennys，多伦多 Knopf 出版公司的 Martha Kanya Forstner，以及伦敦 Ebury 出版公司的 Joel Rickett，他们从一开始就充满热情，看到了这部作品的可能性——尽管作者有时会僭越职责、陷入盲区，但他们仍然会这样做。我也很感谢他们贯穿全部书稿的精辟编注和宽容——随着他们令人耳目一新的批评直指要害，作者的态度多次从粗鲁变为感激。他们让读者受益良多。我还必须感谢 Rick Meier、Nina Shield 和 Hannah Steigmeyer 为编辑本书做出的贡献。在这些无畏的工作人员中，我要特别感谢我亲爱的朋友 Louise Dennys。在最关键的阶段，她承担了指导书稿修改的职责，我和她有很多天几乎 24 小时都在不断地交流。

在关键的早期阶段，帮助我做研究的人是勤奋的 Estella Kuchta。说到这里，我还必须提到不列颠哥伦比亚省的内外科医学院图书馆的工作人员，他们一如既往地给了我很大的帮助，尤其是 Karen Shaw-Karvelson。我还要感谢 Peter Prontzos 教授，他多年来一直在向我提供重要的研究资料。Katherine Abegg 和 Jordan Stanger-Ross 非常好心，很早就看到了这本书的提案，并用他们敏锐的思考让提案变得更加完善。

Elsa DeLuca 和 Virtual Squirrel 公司的 Laura Kassama 转录了数百小时的访谈内容。谢谢你们两人。

我的经理 Stephanie Lee 总是体贴入微、办事高效，她会代表我说"不"，协调我的许多活动，为我写作本书留出时间，尽她所能地让我脚踏实地。

至于我的合著者丹尼尔，他的合作是不可或缺的，对他的感谢我写在了本书开篇的作者声明里。那部分没有提到的是，我和儿子一起写作本书所体验到的纯粹乐趣。我们约好要一起写两本书，这是第一本。下一本书《又见面了：成年子女与父母关系的新起点》（*Hello Again: A Fresh Start for Adult Children and Their Parents*）中，我们的合作关系将更加紧密，我对此充满期待。

最后，我要再次提到这本书献词里的那个人：我的妻子，蕾。她与我同甘共苦，无论是顺境还是逆境（而且往往是压力如山，信心不足），给予我的支持远远超出了道义和情感。这些支持体现在了每一章无数个小时的反复修改之中，她总能给予我急需的批评和最诚实的反馈，虽然我对这些反馈并不总能欣然接受，但我最终都选择听从。读者也因此受益了。

感谢你们所有人。

加博尔·马泰

丹尼尔的感谢：妈妈、Aaron 和 Hannah，我很感谢你们相信我能做到，而且坚持认为我应该做到——我是天下最幸运的儿子和兄弟；感谢 Laurie Liss，感谢你的睿智指导，感谢你始终站在我们这边；感谢 Eric Adams、Stan Byrne、Jeremy Gruman、Anna Guest、Katie Halper、Michael R. Jackson、

Dashaun Justice Simmons，以及 Jordan 与 Ilana Stanger-Ross 夫妇一家，感谢你们在每一个想象得到（与想象不到）的情况下给予我的充满爱意的友谊与鼓励；感谢我杰出的音乐剧合作伙伴，特别感谢（但不限于）Will Aronson、Victoria Clark、Max Friedman、Hannah Kohl、Fred Lassen、Kent Nicholson 与 Marshall Pailet，谢谢你们教会了我与人友好相处的一切。（现在让我们把那些音乐剧做好，干就完了！）感谢我的戏剧经纪人 Sarah Douglas 这些年来一直相信我的歌喉；感谢 Scott Kouri，你比我更擅长倾听我自己。我也非常感谢 Stephen Jenkinson 和 Matt Christman 这两位极其敏锐的文化评论家，他们用雄辩的口才、"不敬"的态度，忠实地阐述了当下的诸多疯狂，这既是疫情时期的一剂良药，也是一种鼓舞人心的号召，让我们更清晰地思考，更大胆地表达。

　　特别感谢我在墨西哥城的拉斯阿胡加斯移民站遇到的那些人。这些来自古巴、厄瓜多尔、海地、乌干达、委内瑞拉和整个"南方"地区的人，他们的善良和坚毅帮助我度过了 2021 年的夏天，当时我因为新冠疫情而意外地在那边多停留了一段时间。这段经历永远改变了我对于"正常"的感觉。我也非常感谢那些"在外面"的英雄和天使，包括墨西哥企鹅兰登书屋的 Roberto Banchik，加拿大克诺夫出版公司的 Louise Dennys，John Ralston Saul，尤其要感谢 Jorge Kanahuati 与 Katherine Abegg。

　　Kat，我实在无法表达出，在写作这本书的漫长时间里（除开那痛苦的几周），你的洞察力、陪伴、忠诚和不留情面的坦率对我来说有多重要，这些品质也滋养了书页里的这些文字。谢谢你。

　　最后，我要谢谢爸爸：感谢你邀请我和你一起玩耍，谢谢你在不止一次的艰难情况下坚持不懈，也谢谢你将你篇幅最大的一部作品托付给我，同时也给予我空间，让我能够帮助你对这个世界做出贡献。这是我一生中难得的机会，终于轮到我借你的嘴说我的话了，这是一种真正的快乐。为你骄傲，老爸。

注　释

序言

1. 分别为《分心：注意缺陷障碍的起源与治愈》(*Scattered Minds: The Origins and Healing of Attention Deficit Disorder*)、《身体会替你说不：内心隐藏的压力如何损害健康》(*When the Body Says No: The Cost of Hidden Stress*)、《空洞的心：成瘾的真相与疗愈》(*In the Realm of Hungry Ghosts: Close Encounters with Addiction*)，以及与戈登·诺伊费尔德博士合著的《每个孩子都需要被看见》(*Hold On to Your Kids: Why Parents Need to Matter More Than Peers*)。这些是在加拿大和英国出版的书名。在美国，那本讲注意缺陷障碍的书名为《分心：注意缺陷多动障碍的起源及应对》(*Scattered: How Attention Deficit Disorder Originates and What You Can Do About It*)，而《身体会替你说不》的副书名为《探索压力与疾病的联系》(*Exploring the Stress-Disease Connection*)。

2. Morris Berman, *The Twilight of American Culture* (New York: W. W. Norton, 2001), 64-65.

3. Thom Hartmann, *The Last Hours of Ancient Sunlight: The Fate of the World and What We Can Do About It Before It's Too Late* (New York: Three Rivers Press, 2000), 164.

4. Christine Buttorff et al., *Multiple Chronic Conditions in the United States* (Santa Monica, CA: RAND Corporation, 2017).

5. "Nearly 7 in 10 Americans Take Prescription Drugs, Mayo Clinic, Olmsted Medical Center Find," Mayo Clinic, news release, June 19, 2013.

6. Carly Weeks, "Up to Half of Baby Boomers Will Have High Blood Pressure Soon, Report Warns," *Globe and Mail*, April 3, 2013.

7. Alvaro Alonso and Miguel Hernán, "Temporal Trends in the Incidence of Multiple Sclerosis: A Systematic Review," *Neurology* 71, no. 2 (July 8, 2008), doi: 10.1212/01.wnl.0000316802.35974.34.

8. Calum MacLeod, "Obesity of China's Kids Stuns Officials," *USA Today*, January 9, 2007.

9. "Mental Health by the Numbers," National Alliance on Mental Illness.

10. "The Size and Burden of Mental Disorders in Europe," ScienceDaily, September 6, 2011.

Source: European College of Neuropsycho-pharmacology.

11. Brett Burstein et al., "Suicidal Attempts and Ideation Among Children and Adolescents in US Emergency Departments, 2007-2015," *JAMA Pediatrics* 173, no. 6 (April 2019): 598-600, https://doi.org/10.1001/jamapediatrics.2019.0464, cited in Carly Cassella, "Child Suicide Attempts Are Skyrocketing in the US, and Nobody Knows Why," ScienceAlert, April 11, 2019.

12. Samira Shackle, " 'The Way the Universities Are Run Is Making Us Ill': Inside the Student Mental Health Crisis," *Guardian*, September 27, 2019.

13. Caroline Hickman et al., "Young People's Voices on Climate Anxiety, Government Betrayal and Moral Injury: A Global Phenomenon," preprint submitted to the *Lancet*, September 2021.

14. "CDC Continues to Support the Global Polio Eradication Effort," Centers for Disease Control and Prevention, March 18, 2016.

第 1 章

1. As summarized by Dr. Bessel van der Kolk in his foreword to Peter Levine, *Trauma and Memory: Brain and Body in a Search for the Living Past* (Berkeley, CA: North Atlantic Books, 2015), xi.

2. Levine, *Trauma and Memory*, xx.

3. John Bowlby, *Separation: Anxiety and Anger* (New York: Basic Books, 1973), 12.

4. Bessel van der Kolk, *The Body Keeps the Score: Brain, Mind, and Body in the Healing of Trauma* (New York: Penguin, 2014), 43.

5. Levine, *Trauma and Memory*, xxii.

6. Peter Levine, *Healing Trauma Study Guide* (Boulder, CO: Sounds True, 1999), 5.

7. Clyde Hertzman and Tom Boyce, "How Experience Gets Under the Skin to Create Gradients in Developmental Health," *Annual Review of Public Health* 31 (April 21, 2010): 329-47.

8. Mark Epstein, *The Trauma of Everyday Life* (New York: Penguin, 2013), 17.

9. Levine, *Healing Trauma Study Guide*, 7.

10. Levine, *Healing Trauma Study Guide*, 7.

11. Tara Westover, *Educated: A Memoir* (New York: HarperCollins, 2018), 111.

12. Rollo May, *The Courage to Create* (New York:W.W.Norton, 1975), 100.

13. Gershen Kaufman, *Shame*: *The Power of Caring* (Rochester, VT: Schenkman Books, 1980), 20.

14. Elizabeth Wurtzel, "Elizabeth Wurtzel Confronts Her One-Night Stand of a Life," *New*

York, January 6, 2013.

15. Eva Hofman, *Time* (London: Profile Books, 2009), 7-8.

第 2 章

1. Candace Pert, *Molecules of Emotion: Why You Feel the Way You Feel* (New York: Touchstone, 1997), 30.

2. M.Wirsching et al., "Psychological Identification of Breast Cancer Patients Before Biopsy," *Journal of Psychosomatic Research* 26, no. 1 (1982): 1-10.

3. S. Greer and T. Morris, "Psychological Attributes of Women Who Develop Breast Cancer: A Controlled Study," *Journal of Psychosomatic Research* 19, no. 2 (April 1975): 147-53.

4. Sandra P. Thomas et al., "Anger and Cancer: An Analysis of the Linkages," *Cancer Nursing* 23, no. 5 (November 2000): 344-48.

5. A. J. Wilbourn and H. Mitsumoto, "Why Are Patients with ALS So Nice," presented at the ninth International ALS Symposium on ALS/MND, Munich, 1998.

6. Theresa Mehl, Berit Jordan, and Stephan Zierz, "'Patients with Amyotrophic Lateral Sclerosis (ALS) Are Usually Nice Persons'—How Physicians Experienced in ALS See the Personality Characteristics of Their Patients," *Brain Behavior* 7, no. 1 (January 2017).

7. Frank J. Penedo et al., "Anger Suppression Mediates the Relationship Between Optimism and Natural Killer Cell Cytotoxicity in Men Treated for Localized Prostate Cancer," *Journal of Psychosomatic Research* 60, no. 4 (April 2006): 423-27.

8. Edna Maria Vissoci Reiche, Sandra Odebrecht Vargas Nunes, and Helena Kaminami Morimoto, "Stress, Depression, the Immune System, and Cancer," *Lancet Oncology* 5, no. 10 (October 2004): 617-25. 作者写道："这些观点可以解释为什么在 6284 名失去一个成年儿子的以色列犹太人身上，淋巴、血液恶性疾病以及黑色素瘤的发病率会增加。与没有失去亲人的人相比，事故受害者的父母和在战争中失去孩子的父母的癌症发病率更高。在事故中失去孩子的父母患呼吸道癌症的风险也会增加。"

9. J. Li et al., "The Risk of Multiple Sclerosis in Bereaved Parents: A Nationwide Cohort Study in Denmark," *Neurology* 62, no. 5 (March 9, 2004: 726-29.

10. A. Roberts et al., "PTSD Is Associated with Increased Risk of Ovarian Cancer: A Prospective and Retrospective Longitudinal Cohort Study," *Cancer Research* 79, no. 19 (October 1, 2019): 5113-120. September 5, 2019, https://doi.org/10.1158/0008-5472.CAN-19-1222.

11. Premal H. Thekar et al., "Chronic Stress Promotes Tumor Growth and Angiogenesis in a Mouse Model of Ovarian Carcinoma," *Nature Medicine* 12, no. 8 (August 12, 2006): 939-44; published online July 23, 2006, https://doi.org/10.1038/nm1447.

12. Saskia L. Mol et al., "Symptoms of Post-Traumatic Stress Disorder After Non-Traumatic Events: Evidence from an Open Population Study," *British Journal of Psychiatry* 286 (June 2005): 494-99.

13. S.Weiss, "The Medical Student Before and After Graduation," *Journal of the American Medical Association* 114 (1940): 1709-18.

14. 杰弗里·雷迪杰博士，哈佛大学麦克莱恩医院医学主任，私人交流。

15. Ahmed Tawakol et al., "Relation Between Resting Amygdalar Activity and Cardiovascular Events: A Longitudinal and Cohort Study," *Lancet* 389, no. 10071 (February 25, 2017): 834-45.

16. N. Slopen et al., "Job Strain, Job Insecurity, and Incident Cardiovascular Disease in the Women's Health Study: Results from a 10-Year Prospective Study," *PLoS ONE* 7, no. 7(2012): e40512, https://doi.org/10.1371/journal .pone.0040512.

17. Esme Fuller-Thomson et al., "The Link Between Childhood Sexual Abuse and Myocardial Infarction in a Population-Based Study," *Child Abuse and Neglect* 36, no. 9 (September 2012): 656-65, https://doi.org/10.1016/j .chiabu.2012.06.001.

18. D.Baumeister et al., "Childhood Trauma and Adulthood Inflammation: A Meta-Analysis of Peripheral C-Reactive Protein, Interleukin-6 and Tumor Necrosis Factor-α," *Molecular Psychiatry* 21, no. 5 (May 2016): 642-49.

第 3 章

1. George L. Engel, "The Clinical Application of the Biopsychosocial Model," *American Journal of Psychology* 137, no. 5 (May 1980): 535-44.

2. George L. Engel, "The Need for a New Medical Model: A Challenge for Biomedicine," *Science* 196, no. 4286 (April 8, 1977): 129-36.

3. Bessel van der Kolk, *The Body Keeps the Score: Brain, Mind, and Body in the Healing of Trauma* (New York: Penguin, 2014), 80.

4. Richard Grant, "Do Trees Talk to Each Other?," *Smithsonian*, March 2018.

5. Daniel Siegel, *Pocket Guide to Interpersonal Neurobiology: An Integrative Handbook of the Mind* (New York: W. W. Norton, 2012), xviii.

6. N. J. Johnson et al., "Marital Status and Mortality: The National Longitudinal Mortality Study," *Annals of Epidemiology* 10, no. 4 (May 2000): 224-38.

7. J. C. Coyne and A. DeLongis, "Going Beyond Social Support: The Role of Social Relationships in Adaptation,"*Journal of Consulting and Clinical Psychology* 54, no. 4 (August 1986):454-60,cited in T.E. Robles and J.K. Kiecolt-Glaser, "The Physiology of Marriage: Pathways to Health," *Physiology and Behavior* 79, no. 3 (August 2003): 409-16.

8. "有相当多的研究发现了恋爱冲突与不同类型的生理反应的联系，这些生理反应包括应激激素的释放增多、炎症、食欲调节与免疫功能的变化。"埃塞克斯大学社会心理学教授韦罗妮卡·拉马切（Veronica Lamarche）说。"A Bad Marriage Can Seriously Damage Your Health, Say Scientists," *Guardian*, July 16, 2018.

9. J.M.Gottman and L.F.Katz, "Effects of Marital Discord on Young Children's Peer Interaction and Health,"*Developmental Psychology* 25,no. 3(1989):373-81.

10. Constance M. Weil and Shari L. Wade, "The Relationship Between Psychosocial Factors and Asthma Morbidity in Inner City Children with Asthma," *Pediatrics* 104, no. 6 (December 1999): 1274-80.

11. N. Yamamoto and J. Nagano, "Parental Stress and the Onset and Course of Childhood Asthma," *BioPsychoSocial Medicine* 9,no.7(March 2015), https://doi.org/10.1186/s13030-015-0034-4.

12. P.F.Coogan et al., "Experiences of Racism and the Incidence of Adult-Onset Asthma in the Black Women's Health Study," *CHEST Journal* 145,no.3(March 2014):480-85.

13. T.E.Seeman and B.S.McEwen, "Impact of Social Environment Characteristics on Neuroendocrine Regulation," *Psychosomatic Medicine* 58, no. 5 (September-October 1996): 459-71.

14. A.Hughes et al., "Elevated Inflammatory Biomarkers During Unemployment: Modification by Age and Country in the UK," *Epidemiology and Community Health* 69, no.7(July 2015):673-79, https://doi.org/10.1136/jech-2014-204404.

15. P. Butterworth et al.,"The Psychosocial Quality of Work Determines Whether Employment Has Benefits for Mental Health: Results from a Longitudinal National Household Panel Survey,"*Occupational and Environmental Medicine* 68, no.11(November 2011): 806-12, https://doi.org/10.1136/oem.2010.059030.

16. J. Holt-Lunstad et al., "Social Relationships and Mortality Risk: A Meta-analytic Review," *PLoS Medicine* 7,no.7(July 27, 2010), https://doi.org/10.1371/journal.pmed.1000316.

17. Thich Nhat Hanh,*Buddha Mind,Buddha Body*(Berkeley,CA:Parallax Press, 2007), 25.

第 4 章

1. 正如《自然》（*Nature*）杂志 2010 年的一篇社论所说："尽管学术界在过去十年里出现了各种各样的动静，但人类的健康真的从人类基因组测序中受益了吗？我们可以（在该杂志的新一期中）找到令人吃惊而诚实的回答。公私组织的两位领导者，弗朗西斯·柯林斯（Francis Collins）与克雷格·文特尔（Craig Venter)(美国遗传学家与医生，人类基因组计划的负责人，美国国家卫生研究院主任，顶尖生物化学家与企业家）都说'获益不多'。"Has the revolution arrived?" *Nature* 464 (March 31, 2010): 674-75.

2.　Martha Henriques, "Can the Legacy of Trauma Be Passed Down the Generations?" *BBC Future*, March 26, 2019.

3.　Moshe Szyf et al., "Maternal Programming of Steroid Receptor Expression and Phenotype Through DNA Methylation in the Rat," *Frontiers in Neuroendocrinology* 26, nos.3-4 (October-December 2005): 139-62.

4.　Frances A. Champagne et al., "Maternal Care Associated with Methylation of the Estrogen Receptor-1b Promoter and Estrogen Receptor-Alpha Expression in the Medial Preoptic Area of Female Offspring," *Endocrinology* 147, no.6 (June 2006): 2909-15.

5.　Lei Cao-Lei et al., "DNA Methylation Signatures Triggered by Prenatal Maternal Stress Exposure to a Natural Disaster: Project Ice Storm," *PLoS ONE* 9, no.9 (September 19, 2014), https://doi.org/10.1371/journal.pone.0107653.

6.　Wendy Leung, "Pregnancy Stress During 1998 Ice Storm Linked to Genetic Changes in Children After Birth, Study Suggests," *Globe and Mail,* September 30,2014.

7.　Ali B. Rodgers et al., "Paternal Stress Exposure Alters Sperm MicroRNA Content and Reprograms Offspring HPA Stress Axis Regulation," *Journal of Neuroscience* 33, no. 21 (May 2013): 9003-12.

8.　Marilyn J. Essex et al., "Epigenetic Vestiges of Developmental Adversity: Childhood Stress Exposure and DNA Methylation in Adolescence," *Childhood Development* 84, no. 1 (January 2013): 58-57.

9.　Nada Borghol et al., "Associations with Early-Life Socio-EconomicPosition in Adult DNA Methylation," *International Journal of Epidemiology* 41,no.1(February2012): 62-74.

10.　April D. Thames et al.,"Experienced Discrimination and Racial Differences in Leukocyte Gene Expression,"*Psychoneuroendocrinology* 106 (August 2019): 277-83.

11.　April D. Thames, "Racism Shortens Lives and Hurts Health of Blacks by Promoting Genes That Lead to In'ammation and Illness," The Conversation, October 17, 2019.

12.　Kathryn K. Ridout et al., "Physician-Training Stress and Accelerated Cellular Aging," *Biological Psychiatry* 86, no. 9 (November 1, 2019): 725-30.

13.　Elissa S. Epel et al., "Accelerated Telomere Shortening in Response to Life Stress," *Proceedings of the National Academy of Sciences* 101, no. 49 (December 7, 2004):17312-15.

14.　Amanda K. Damjanovic et al., "Accelerated Telomere Erosion Is Associated with a Declining Immune Function of Caregivers of Alzheimer's Disease Patients," *Journal of Immunology* 179, no. 6 (September 15, 2007): 4249-54.

15.　David H. Chae et al., "Discrimination, Racial Bias, and Telomere Length in African-American Men," *American Journal of Preventative Medicine* 46, no.2 (February 2014):103-11.

16.　Arline T. Geronimus et al., "Do US Black Women Experience Stress-Related Accelerated

Biological Aging?," *Human Nature* 21,no.1 (March 10, 2010):19-38.

17. Tonya L. Jacobs et al.,"Intensive Meditation Training, Immune Cell Telomerase Activity,and Psychological Mediators," *Psychoneuroendocrinology* 36,no.5 (June 2011): 664-81; Gene H. Brody et al., "Prevention Effects Ameliorate the Prospective Association Between Nonsupportive Parenting and Diminished Telomere Length," *Prevention Science* 16,no.2 (February 2015): 171-80, https://doi.org/10.1007/s11121-014-0474-2; and Dean Ornish et al., "Effect of Comprehensive Lifestyle Changes on Telomerase Activity and Telomere Length in Men with Biopsy-Proven Low-Risk Prostate Cancer: 5-Year Follow-Up of a Descriptive Pilot Study," Lancet Oncology 14, no. 11 (October 2013): 1112-20, https://doi.org/10.1016/S1470-2045(13)70366-8.

第 5 章

1. Karen Crouse, "Venus Williams Says She Struggled with Fatigue for Years," *New York Times*, September 1, 2011.

2. "Autoimmune Disease Rates Increasing," Medical News Today; Jean-Francois Bach, "Why Is the Incidence of Autoimmune Diseases Increasing in the Modern World?," *Endocrine Abstracts* 16, S3.1 (2008).

3. Moises Velasquez-Manoff, "Educate Your Immune System," *New York Times*, June 3, 2016.

4. Sarah Knapton, "Crohn's Disease in Teens Jumps 300 Percent in 10 Years Fuelled by Junk Food," *The Telegraph*, June 18, 2014.

5. Eric I. Benchimol et al., "Trends in Epidemiology of Pediatric Inflammatory Bowel Disease in Canada: Distributed Network Analysis of Multiple Population-Based Provincial Health Administrative Databases," *American Journal of Gastroenterology* 112, no. 7 (July 2017): 1120-34, https://doi.org/10.1038/AJG.2017.97.

6. Grace Rattue, "Autoimmune Disease Rates Increasing," *Medical News Today*, June 22, 2012.

7. Robin McKie, "Global Spread of Autoimmune Disease Blamed on Western Diet," *The Guardian*, January 9, 2022.

8. Arndt Manzel et al., "Role of 'Western Diet' in Inflammatory Autoimmune Disease," *Current Allergy and Asthma Reports* 14, no. 1 (January 2014): 404, doi: 10.1007/s11882-013-0404-6.（"早在 50 年前就有人提出了饮食与炎性自身免疫性疾病的风险之间的关系……到目前为止，仍然没有确凿的证据证明，饮食因素与自身免疫性疾病之间有着明确的联系。"）

9. 在这种疾病中，并非所有事实都对女性不利；对男性来说，这种疾病往往更加严重，更有可能致命。Christine Peoples, "Gender Differences in Systemic Sclerosis: Relationship to

Clinical Features, Serologic Status and Outcomes," *Journal of Scleroderma and Related Disorders* 1, no. 2 (May-August 2016): 177-240.

10. Sarah-Michelle Orton et al., "Effect of Immigration on Multiple Sclerosis Sex Ratio in Canada: The Canadian Collaborative Study," *Journal of Neurology, Neurosurgery and Psychiatry* 81, no.1 (January 2010): 31-36.

11. Melinda Magyari, "Gender Differences in Multiple Sclerosis Epidemiology and Treatment Response," *Danish Medical Journal* 63, no. 3 (March 2016).

12. Paul H. Black, "Stress and the Inflammatory Response: A Review of Neurogenic Inflammation," *Brain, Behavior, and Immunity* 16, no. 6 (December 2002): 622-53.

13. C. H. Feldman et al., "Association of Childhood Abuse with Incident Systemic Lupus Erythematosus in Adulthood in a Longitudinal Cohort of Women," *Journal of Rheumatology* 46, no. 12 (December 2019): 1589-96.

14. R. Coelho et al., "Childhood Maltreatment and In'ammatory Markers: A Systematic Review," *Acta Psychiatrica Scandinavica* 129, no. 3 (March 2014): 180-92; Huang Song et al., "Association of Stress-RelatedDisorders with Subsequent Autoimmune Disease," *Journal of the American Medical Association* 319, no. 23 (June 19, 2018): 2388-400.

15. Andrea Danese et al., "Childhood Maltreatment Predicts Adult Inflammation in a Life-Course Study," *Proceedings of the National Academy of Sciences of the United States of America*104, no. 4 (January 23, 2007): 1319-24.

16. George F. Solomon and Rudolf H. Moos, "The Relationship of Personality to the Presence of Rheumatoid Factor in Asymptomatic Relatives of Patients with Rheumatoid Arthritis," *Psychosomatic Medicine*27, no. 4 (July 1965): 350-60.

17. C.E.G. Robinson, "Emotional Factors and Rheumatoid Arthritis," *Canadian Medical Association Journal* 77, no. 4 (August 15, 1957): 344-45.

18. Alex J. Zautra et al., "Examination of Changes in Interpersonal Stress as a Factor in Disease Exacerbations Among Women with Rheumatoid Arthritis," *Annals of Behavioral Medicine* 19, no. 3 (Summer 1997): 279-86.

19. G. S. Philippopoulos et al., "The Etiologic Significance of Emotional Factors in Onset and Exacerbations of Multiple Sclerosis," *Psychosomatic Medicine* 20, no. 6 (November 1958): 458-73.

20. Varda Mei-Tal et al., "The Role of Psychological Process in a Somatic Disorder: Multiple Sclerosis," *Psychosomatic Medicine* 32, no.1 (January-February 1970): 67-85.

21. Gary M. Franklin et al., "Stress and Its Relationship to Acute Exacerbations in Multiple Sclerosis," *Journal of Neurologic Rehabilitation* 2, no. 1 (March 1, 1988): 7-11.

22. L. Briones et al., "The Influence of Stress and Psychosocial Factors in Multiple Sclerosis: A

Review," conference paper, *in Psychotherapy and Psychosomatics* 82, suppl. 1 (September 2013): 1-134.

23. "在过去的半个世纪里，自身免疫性疾病的患病率……在发达国家急剧增加。"莫伊塞斯·贝拉斯克斯－曼诺夫（Moises Velasquez-Manoff）在《教育你的免疫系统》（Educate Your Immune System）一文中写道（*New York Times*, June 5, 2016），"许多疾病，如 1 型糖尿病和乳糜泻，都与免疫系统的特定基因变异有关，表现出了很强的遗传成分。但这些疾病的患病率增长得比人类基因库的变化快得多—在两三代人之内大大增加。"
人们已经提出了许多理论，包括所谓的卫生假说（hygiene hypothesis），来解释自身免疫性疾病病例的急剧增加。根据卫生假说，工业化与繁荣的经济改变了人类的生活方式，阻止人类接触微生物，而微生物原本可以训练我们的免疫系统变得更加强大、复原能力更强。"这意味着，通过让人们延迟接触曾经常见的感染，社会卫生的改善可能会增加自身免疫性疾病的患病率。"（Velasquez-Manoff, "Educate Your Immune System."）据我们所知，这种观点可能有一定道理，但肯定无法解释几十年来患病率的急剧上升：例如，丹麦妇女的卫生状况在过去 25 年真的发生了很大的变化吗？

24. Huang Song et al., "Association of Stress-Related Disorders with Subsequent Autoimmune Disease," *Journal of the American Medical Association* 319, no. 23 (June 19, 2018): 2388-400.

25. Idam Harpaz et al., "Chronic Exposure to Stress Predisposes to Higher Autoimmune Susceptibility in C57BL/6 Mice: Glucocorticoids as a Double-Edged Sword," *European Journal of Immunology* 43, no.3 (March 2013): 258-769.

26. Deborah Talbot, "What's It Like Living with Lupus," Elemental, July 13, 2018.

第 6 章

1. 除了某些特定恶性肿瘤以外，治疗和预防方面并没有特别大的突破。2009 年吉娜·科拉塔（Gina Kolata）报道称，半个多世纪以来，癌症死亡率"几乎没有变化"，从 1950 年到 2005 年仅下降了 5%。主要的改善是戒烟的结果，与医学上的进步无关。Gina Kolata, "Advances Elusive in the Drive to Cure Cancer," *New York Times*, April 21, 2009.

2. Gabor Maté, *When the Body Says No: The Cost of Hidden Stress* (Toronto: Knopf Canada, 2003; published in the United States with the subtitle *Exploring the Stress-Disease Connection*), chapter 18.

3. Michelle Kelly-Irving et al., "Childhood Adversity as a Risk for Cancer: Findings from the 1958 British Birth Cohort Study," *BMC Public Health* 13, no. 1 (August 19, 2013): 767.

4. Holly R. Harris et al., "Early Life Abuse and Risk of Endometriosis," *Human Reproduction* 3, no. 9 (September 2018): 1657- 68.

5. M. Watson et al., "Influence of Psychological Response on Breast Cancer Survival: 10-Year

Follow-Up of a Population-Based Cohort," *European Journal of Cancer* 41, no. 12 (August 2005): 1710-14.

6. Janine Giese-Davis et. al., "Decrease in Depression Symptoms Is Associated with Longer Survival in Patients with Metastatic Breast Cancer," *Journal of Clinical Oncology* 29, no. 4 (February 1, 2011): 413-20.

7. 这个宫颈癌研究引自 Jane G. Goldberg, ed., Psychotherapeutic Treatment of Cancer Patients (New York: Routledge, 1990), 45。

8. Frank J. Penedo et al., "Anger Suppression Mediates the Relationship Between Optimism and Natural Killer Cell Cytotoxicity in Men Treated for Localized Prostate Cancer," *Journal of Psychosomatic Research* 60, no. 4 (April 2006): 423-27.

9. Ann L. Coker et al., "Stress, Coping, Social Support, and Prostate Cancer Risk Among Older African American and Caucasian Men," *Ethnicity and Disease* 16, no. 4 (Autumn 2006): 978-87.

10. Meghan O'Rourke, "What's Wrong with Me?" *New Yorker*, August 19, 2013.

11. Paige Green McDonald et al., "A Biobehavioral Perspective of Tumor Biology," *Discovery Medicine* 5, no. 30 (December 2005): 520-26.

12. David Smithers, "Cancer: An Attack on Cytologism," *Lancet 279,* no. 7228 (March 10, 1962): 493-99.

第 7 章

1. Susan Sontag, *Illness as Metaphor and AIDS and Its Metaphors* (New York: Picador, 2001), 55. 这篇文章最初发表于 1978 年的《纽约书评》(*New York Review of Books*) 上。

2. Jonathon Cott, Susan Sontag: *The Complete Rolling Stone Interview* (New Haven: Yale University Press, 2013). 采访原文发表于 1979 年 10 月。

3. Marcia Angell, "Disease as a Reflection of the Psyche," *New England Journal of Medicine* 312 (June 13, 1985): 1570-72.

4. "From Irritated to Enraged: Anger's Toxic Effect on the Heart," Harvard Heart Health, December 6, 2014.

5. Geoffrey H. Tofler et al., "Triggering of Acute Coronary Occlusion by Episodes of Anger," *European Heart Journal: Acute Cardiovascular Care*, February 2015, https://doi.org/10.1177/2048872615568969.

6. "Keep Calm, Anger Can Trigger a Heart Attack!," ScienceDaily, February 24, 2015.

7. 我逐字引用了《环球邮报》(*Globe and Mail*) 刊登的一位蒙特利尔妇女对她患乳腺癌的经历的第一人称描述。我已经不知道这篇文章的发表日期了，大概是 2004 ~ 2007 年之间的某个时候。这正是莉迪亚·特莫肖克所提出的人格模式。

8. Andrew W. Kneier and Lydia Temoshok, "Repressive Coping Reactions in Patients with Malignant Melanoma as Compared to Cardiovascular Disease Patients," *Journal of Psychosomatic Research* 28, no. 2 (1984): 145-55, https://doi.org/10.1016/0022-3999(84)90008-4.

9. James J. Gross and Robert W. Levenson, "Emotional Suppression: Physiology, Self-Report, and Expressive Behavior," *Journal of Personality and Social Psychology* 64, no. 6 (June 1993): 970-86.

10. Lydia Temoshok, Letter to the Editor, *New York Times*, September 6, 1992.

11. Susan Sontag, *As Consciousness Is Harnessed to Flesh: Journals and Notebooks*, 1964-1980, ed. David Rieff (Farrar, Straus and Giroux, 2012), 313.

第 8 章

1. Alfie Kohn, *No Contest: The Case Against Competition*, rev. ed. (Boston: Houghton Mifflin, 1992), 13.

2. Marshall Sahlins, *The Western Illusion of Human Nature* (Chicago: Prickly Paradigm Press, 2008), cited by Darcia Narvaez in "Are We Losing It? Darwin's Moral Sense and the Importance of Early Experience," in *The Routledge Handbook of Evolution and Philosophy*, ed. Richard Joyce (New York: Routledge, 2017), 328.

3. Jack D. Forbes, *Columbus and Other Cannibals: The Wétiko Disease of Exploitation, Imperialism, and Terrorism* (New York: Seven Stories Press, 1992), 49.

4. François Ansermet and Pierre Magistretti, *Biology of Freedom: Neural Plasticity, Experience, and the Unconscious*, trans. Susan Fairfield (New York: Other Press, 2007), 8.

5. Jean Liedloff, *The Continuum Concept: In Search of Happiness Lost*, rev. ed. (1985; Boston: Da Capo Press, 1975), 24.

6. "也许直到几万年前，所有人类仍然生活在这样的群体中；也许在 11 000 年前，大多数人仍然如此。" Jared Diamond, *The World Until Yesterday: What We Can Learn from Traditional Societies* (New York: Penguin Books, 2012), 14.

7. Frans de Waal, *The Age of Empathy: Nature's Lessons for a Kinder Society* (New York: Broadway Books, 2010), 25.

第 9 章

1. 拉菲·卡沃基安与一些世界顶尖的发展专家合作，创立了"拉菲珍视儿童基金会"（Raffi Foundation for Child Honouring）。建立该基金会，可能是拉菲第一次正式尝试为儿童权益发出倡议，但远不是他第一次考虑孩子需要什么和应该得到什么，正如他1980 年那首关于家庭需要爱的著名歌曲所表达的那样。

2. Antonio R. Damasio, *Descartes' Error: Emotion, Reason and the Human Brain* (New York: G. P. Putnam's Sons, 1994), 128.

3. Jean Liedloff, *The Continuum Concept: In Search of Happiness Lost*, rev. ed. (1985; Boston: Da Capo Press, 1975), 37.

4. Jack P. Shonkoff et al., "An Integrated Scientific Framework for Child Survival and Early Childhood Development," *Pediatrics* 129, no. 2 (February 2012): 1-13.

5. 开创性的心理学家、研究者艾伦·舒尔写过："母亲在潜移默化地塑造婴儿的无意识心理，正如弗洛伊德所观察到的，这种无意识在有意识心理出现之前就已经形成了"；以及"相互依赖、社会联系和情绪调节等基本的适应性右脑功能，都是从早期依恋经历中发展出来的"。Allan Schore, *The Development of the Unconscious Mind* (New York: W. W. Norton, 2019), 33, 57.

6. Stanley I. Greenspan and Stuart Shankar, with Beryl I. Benderly, "The Emotional Architecture of the Mind," in Raffi Cavoukian et al., *Child Honouring: How to Turn This World Around* (Homeland Press, 2006), 5.

7. Gordon Neufeld, "The Keys to Well-Being in Children and Youth: The Significant Role of Families," keynote address, delivered at the European Parliament, Brussels, November 13, 2012.

8. Maia Szalavitz and Bruce D. Perry, *Born for Love: Why Empathy Is Essential—and Endangered* (New York: William Morrow, 2011), 5.

9. J. Maselko et al., "Mother's Affection at 8 Months Predicts Emotional Distress in Adulthood," *Journal of Epidemiology and Community Health* 65, no. 7 (2011): 621-25.

10. Jordan Peterson, 12 *Rules for Living: An Antidote to Chaos* (Toronto: Random House Canada, 2018), 141.

11. Jaak Panksepp and Lucy Biven, *The Archaeology of Mind: Neuroevolutionary Origins of Human Emotions* (New York: W. W. Norton, 2012), 386.

第 10 章

1. Thomas Verny, *Pre-Parenting* (New York: Simon and Schuster, 2003), 159-60.

2. 见 2011 年的纪录片《时代精神 3：迈步向前》(*Zeitgeist III: Moving Forward*)，由彼得·约瑟夫 (Peter Joseph) 导演。

3. 见 2015 年的纪录片《在子宫内》(*In Utero*)，由凯瑟琳·曼·于伦霍尔 (Kathleen Man Gyllenhaal) 导演。

4. Laurie Tarkian, "Tracking Stress and Depression Back to the Womb," *New York Times*, December 4, 2004.

5. Catherine Lebel et al., "Prepartum and Postpartum Maternal Depressive Symptoms

Are Related to Children's Brain Structure in Preschool," *Biological Psychiatry* 80, no. 11(December 1, 2016): 859-68.

6. Claudia Buss et al., "High Pregnancy Anxiety During Mid-Gestation Is Associated with Decreased Gray Matter Density in 6-9-Year-Old Children," *Psychoneuroimmunology* 35,no.1 (January 2010): 141-53.

7. D. Kinney et al., "Prenatal Stress and Risk for Autism," *Neuroscience and Biobehavioral Reviews* 32, no. 8 (October 2008): 1519-32.

8. Sonja Entringer et al., "Fetal Programming of Body Composition, Obesity, and Metabolic Function: The Role of Intrauterine Stress and Stress Biology," *Journal of Nutrition and Metabolism* 2012: 632548; published online May 10, 2012, https://doi.org/10.1155/2012/632548.

9. Sonja Entringer et al.,"Prenatal Stress,Development, Health and Disease Risk: A Psychobiological Perspective," *Psychoneuroendocrinology* 62 (December 2015): 366-75.

10. Sonja Entringer et al., "Stress Exposure in Intrauterine Life Is Associated with Shorter Telomere Length in Young Adulthood," *Proceedings of the National Academy of Sciences* 108, no. 33 (August 16, 2011).

11. Jill M. Goldstein, "Impact of Prenatal Maternal Cytokine Exposure on Sex Differences in Brain Circuitry Regulating Stress in Offspring 45 Years Later," *Proceedings of the National Academy of Sciences* 118, no. 15 (April 13, 2021), https://doi.org/10.1073/pnas.2014464118.

12. Maartie Zijlman et al., "Maternal Prenatal Stress Is Associated with the Infant Intestinal Microbiota," *Psychoneuroendocrinology* 53 (March 2015): 233-45.

13. C. Liu et al., "Prenatal Parental Depression and Preterm Birth: A National Cohort Study," *BJOG: An International Journal of Obstetrics and Gynecology* 123, no. 12 (November 2016): 1973-82, https://doi.org/10.1111/1471-0528.13891.

14. "Fetal Scans Confirm Maternal Stress Affects Babies' Brains," MediBulletin Bureau, March 27, 2018.

15. Frederica P. Perera et al., "Prenatal Polycyclic Aromatic Hydrocarbon (PAH) Exposure and Child Behavior at Age 6-7 Years," *Environmental Health Perspectives* 120, no. 6 (June 1, 2012): 921-26.

16. Jane E. Allen, "Prenatal Pollutants Linked to Later Behavioral Ills," ABC News, March 12, 2012.

17. 当然，环境污染会通过我们吃的食物，以及日常环境中的化学物质来影响几乎每一个人。这些化学物质的作用还未得到充分研究（如果有人研究的话）。我们现在得到的消息远远不能令人放心，因为在美国和加拿大，脐带血的样本中就发现了大量可能有害的化学物质，欧洲和亚洲的情况也是如此。此外，在一个理性的社会里，并不应该由资金不足的研究者来证明某种化学物质对胎儿、儿童和青少年有害，应该由那些将这些物质带入我们的空气、土壤、食物和孕妇血液中的人来证明它们无害。

18. See, for example, Malidoma Patrice Somé, *Ritual, Magic and Initiation in the Life of an African Shaman* (New York: G. P. Putnam's Sons, 1994), 20. See also the documentary What Babies Want.

第 11 章

1. Susan J.McDonald et al.,"Effect of Timing of Umbilical Cord Clamping of Term Infants on Maternal and Neonatal Outcomes," *Cochrane Database of Systemic Reviews* 7 (July 11, 2013), https://doi.org/10.1002/14651858.CD004074.pub3.

2. Ties Boerma et al., "Global Epidemiology of Use of and Disparities in Caesarean Sections," *Lancet* 392, no. 10155 (October 2018): 1341-48.

3. Boerma, "Global Epidemiology."

4. Obstetric Care Consensus, "Safe Prevention of the Primary Cesar-ean Delivery," *Obstetrics and Gynecology* 123, no. 3 (March 2014): 693-711.

5. Cited by Suzanne Hope Suarez, "Midwifery Is Not the Practice of Medicine," *Yale Journal of Law and Feminism* 5, no. 2 (1992).

6. Sarah J. Buckley, "Hormonal Physiology of Childbearing: Evidence and Implications for Women, Babies, and Maternity Care," Childbirth Connection Programs, National Partnership for Women and Families, Washington, D.C., January 2015.

7. Ilana Stanger-Ross, *A Is for Advice: The Reassuring Kind* (New York: William Morrow, 2019), 23-24.

8. Buckley, "Hormonal Physiology of Childbearing."

9. World Health Organization, "Evidence Shows Significant Mistreatment of Women During Childbirth," news release, October 9, 2019.

10. Jean Liedloff, *The Continuum Concept: In Search of Happiness Lost*, rev. ed. (1985; Boston: Da Capo Press, 1975), 58.

第 12 章

1. Emily Oster, "The Data All Guilt-Ridden Parents Need," *New York Times*, April 19, 2019, ［4 月 20 日印刷版"周日评论"第 1 部分，标题为《婴儿的第一个数据》（Baby's First Data）］。

2. Lloyd deMause, ed., *The History of Childhood: The Untold Story of Child Abuse* (New York: Peter Bedrick Books, 1988), 53.

3. Jordan R. Peterson, 12 *Rules for Life*: *An Antidote to Chaos* (Toronto: Random House Canada, 2018), 144.

4. Ashley Montagu, *Touching: The Human Significance of Skin*, 3rd ed. (New York: Harper and Row, 1986), 296.

5. D. W. Winnicott, *Through Pediatrics to Psycho-Analysis: Collected Papers* (Abingdon, UK: Brunner-Routledge, New York: 1992), 99.

6. Montagu, Touching, 42.

7. Adrienne Rich, *Of Woman Born: Motherhood as Experience and Institution* (New York: W. W. Norton, 1995), 31.

8. Lane Strathearn et al., "What's in a Smile? Maternal Brain Responses to Infant Facial Clues," *Pediatrics* 122, no. 1 (July 2008): 40-51.

9. John H. Kennell et al., "Maternal Behavior One Year After Early and Extended Post-Partum Contact," *Developmental Medicine and Child Neurology* 16, no. 2 (April 1974): 172-79.

10. Darcia Narvaez, *Neurobiology and the Development of Human Morality: Evolution, Culture, and Wisdom* (New York: W. W. Norton, 2014), 29-30.

11. Jean Liedloff, *The Continuum Concept: In Search of Happiness Lost*, rev. ed. (1985; Boston: Da Capo Press, 1975), 97.

12. As documented, for example, by Charles C. Mann in his bestselling book 1491: *New Revelations of the Americas Before Columbus* (New York: Knopf, 2005).

13. Stacy Schiff, *The Witches: Salem*, 1692 (London: Weidenfeld and Nicholson, 2015), 45.

14. Peterson, 12 *Rules for Life*, 139.

15. Robert D. Sage and Benjamin S. Siegel, "Effective Discipline to Raise Healthy Children," *Pediatrics* 142, no. 6 (December 2018).

16. Manisha Aggarwal-Schifellite, "How Spanking May Affect Brain Development in Children," *Harvard Gazette*, April 12, 2021.

17. "Breastfeeding: Achieving the New Normal," editorial, *Lancet* 387 (January 30, 2016): 404.

18. Craig A. McEwen and Bruce S. McEwen, "Social Structure, Adversity, Toxic Stress, and Intergenerational Poverty: An Early Childhood Model," *Annual Review of Sociology* 43, no. 1 (August 2017): 445-72.

19. Allan Schore, *Affect Regulation and the Origin of the Self: The Neurobiology of Emotional Development* (Mahwah, NJ: Lawrence Erlbaum Associates, 1994), 378.

20. Claire Cain Miller, "The Relentlessness of Modern Parenting," *New York Times*, December 25, 2018, A1.

21. Emily Oster, "Don't Worry, Baby," *New Yorker*, June 3, 2019.

22. Miranda Bryant, " 'I Was Risking My Life': Why One in Four US Women Return to Work Two Weeks After Childbirth," *Guardian*, January 27, 2020.

23. Colin M. Turnbull, The Forest People (London: Chatto and Windus, 1961), 113.

24. Darcia Narvaez, "Allomothers: Our Evolved Support Systems for Mothers," Psychology Today, May 12, 2019.

25. NBC News, May 15, 2020.

26. Robert D. Putnam, *Bowling Alone: The Collapse and Revival of the American Community* (New York: Simon and Schuster, 2000), 27.

27. Rich, Of Woman Born, 53-54.

第 13 章

1. James Garbarino, *Raising Children in a Socially Toxic Environment* (San Francisco: Jossey-Bass, 1995), 2.

2. Garbarino, *Raising Children in a Socially Toxic Environment*, 5.

3. Natalie Angier, "Ideas and Trends: The Sandbox; Bully for You— Why Push Comes to Shove," *New York Times*, May 20, 2001.

4. D.Clark, "Frequency of Bullying in European Countries, 2018," Statista, October 7, 2021.

5. Cited in Timothy Singham, "Concurrent and Longitudinal Contribution of Exposure to Bullying in Childhood Mental Health: The Role of Vulnerability and Resistance," *JAMA Psychiatry*, published online October 4, 2017, https://doi.org/10.1001/jamapsychiatry.2017.2678.

6. Bridgette Watson, "They Killed Him for Entertainment: Carson Crimeni's Father Speaks Out Against Bullying," CBC News, February 26, 2020.

7. Gordon Neufeld, "The Keys to Well-Being in Children and Youth: The Significant Role of Families," keynote address, delivered at the European Parliament, Brussels, November 13, 2012.

8. Joel Bakan, *Childhood Under Siege: How Big Business Targets Children* (New York: Free Press, 2011), 6.

9. Joel Bakan, "Kids and the Corporation," in *Child Honouring: How to Turn This World Around*, ed. Raffi Cavoukian and Sharna Olfman (Salt Spring Island, BC: Homeland Press, 2006), 190.

10. Georgia Wells et al., "Facebook Knows Instagram Is Toxic for Teen Girls, Company Documents Show," *Wall Street Journal*, September 14, 2021.

11. Shimi Kang, *The Tech Solution: Creating Healthy Habits for Kids Growing Up in a Digital World* (New York: Viking, 2020), ch. 1.

12. John S. Hutton et al., "Associations Between Screen-Based Media Use and Brain White

Matter Integrity in Preschool-Aged Children," *JAMA Pediatrics* 174, no. 1 (2020).

13. Mari Swingle, *i-Minds: How and Why Constant Connectivity Is Rewiring Our Brains and What to Do About It* (New Society, 2019), 11, 185.

14. Allana Akhtar, "The World Health Organization Just Released Screen-Time Guidelines for Kids. Here's How Some of the World's Most Successful CEOs Limit It at Home," *Business Insider*, April 25, 2019.

15. James Garbarino, *Children and Families in the Social Environment* (New York: Routledge, 1992), 11.

16. Jasper Jackson, "Children Spending More Time Online Than Watching TV for the First Time," *Guardian*, January 26, 2012.

17. William Doyle, "Why Finland Has the Best Schools," op-ed, *Los Angeles Times*, March 18, 2016.

18. Alfie Kohn, *No Contest: The Case Against Competition: Why We Lose in Our Race to Win* (Boston: Houghton Miffin, 1992), 25.

第 14 章

1. Siddhartha Mukherjee, "Same but Different: How Epigenetics Can Blur the Line Between Nature and Nurture," *New Yorker*, May 2, 2016.

2. Michael E. Kerr and Murray Bowen, *Family Evaluation: An Approach Based on Bowen Theory* (New York: W. W. Norton, 1988), 30.

3. Thomas Merton, *The Seven Storey Mountain: An Autobiography of Faith* (Boston: Mariner Books, 1999), 362.

4. Erich Fromm, *The Sane Society* (New York: Henry Holt, 1955), 79.

5. Aldous Huxley, *Brave New World* (New York: HarperCollins, 2014), 244.

6. Cited in Noelle McAfee, *Julia Kristeva* (New York: Routledge, 2004), 108.

7. Merton, *The Seven Storey Mountain*, 148.

8. Neil Postman, *Amusing Ourselves to Death: Public Discourse in the Age of Show Business*, 20th anniversary ed. (New York: Penguin Books, 2008), 128.

第 15 章

1. "Overdose Death Rates," National Institute on Drug Abuse.

2. Roni Caryn Rabin, "Overdose Deaths Reached Record High as the Pandemic Spread," *New York Times*, November 17, 2021.

3. Nora D. Volkow and T. K. Li, "Drug Addiction: The Neurobiology of Behavior Gone Awry," *Neuroscience* 5 (December 2004): 963-70.

4.　F. Zhou et al., "Orbitofrontal Gray Matter Deficits as Marker of Internet Gaming Disorder: Converging Evidence from a Cross-Sectional and Prospective Longitudinal Design," *Addiction Biology* 24, no. 1 (January 2019): 100-109, https://doi.org/10:1111/adb.12750.

5.　Kyle S. Burger and Eric Stice, "Frequent Ice Cream Consumption Is Associated with Reduced Striatal Response to Receipt of an Ice Cream-Based Milkshake," *American Journal of Clinical Nutrition* 94, no. 4 (April 2012): 810-17, https://doi.org/10.3945/ajcn.111.027003.

6.　"Definition of Addiction," American Society of Addiction Medicine.

7.　Keith Richards with James Fox, *Life* (New York: Back Bay Books, 2011), 322.

8.　P. A. Harrison, J. A. Fulkerson, and T. J. Beebe, "Multiple Substance Use Among Adolescent Physical and Sexual Abuse Victims," *Child Abuse and Neglect* 21, no. 6 (June 1997): 529-39.

9.　Hannah Carliner et al., "Childhood Trauma and Illicit Drug Use in Adolescence: A Population-Based National Comorbidity Survey Replication," *Journal of the American Academy of Child and Adolescent Psychiatry* 55, no. 8 (August 2016): 701-8.

第 16 章

1.　Vincent J. Felitti et al., "The Relationship of Adult Health Status to Childhood Abuse and Household Dysfunction," *American Journal of Preventive Medicine* 14 (1998): 245-58.

2.　Vincent J. Felitti and Robert Anda, "The Lifelong Effects of Adverse Childhood Experiences," chapter 10, in *Chadwick's Child Maltreatment: Sexual Abuse and Psychological Maltreatment*, vol. 2, 4th ed. (St. Louis, MO: STM Learning, 2014), 207.

3.　Gene H. Brody et al., "Parenting Moderates a Genetic Vulnerability Factor in Longitudinal Increases in Youths' Substance Use," *Journal of Consulting and Clinical Psychology Association* 77, no.1 (February 2009): 1-11; among other studies, such as, for example, Marcello Solinas et al., "Prevention and Treatment of Drug Addiction by Environmental Enrichment," *Progress in Neurobiology* 92, no. 4 (December 2010): 572-92.

4.　我在自己关于成瘾的书《空洞的心》中首次引用了布鲁斯·佩里博士的这句话。

5.　Gail Dines, *Pornland: How Porn Has Hijacked Our Sexuality* (Boston: Beacon Press, 2010), 57.

6.　Jaak Panksepp et al., "The Role of Brain Emotional Systems in Addictions: A Neuro-Evolutionary Perspective and New 'Self-Report' Animal Model," *Addiction* 97, no. 4 (May 2002): 459-69.

7.　Louis Cozolino, *The Neuroscience of Human Relationships: Attachment and the Developing Social Brain* (New York: W. W. Norton, 2006), 115.

第 17 章

1. Kay Redfield Jamison, *Touched with Fire: Manic-Depressive Illness and the Artistic Temperament* (New York: Free Press, 1994), 193.

2. 我在我那本关于成瘾的书的附录中，完全省略了关于双胞胎与收养研究的问题。简而言之，我认为，这些 "不同的环境、相同的健康问题" 的案例研究之所以在表面上看来毫无问题，是因为研究者对**其实验设计中包含的**环境因素视而不见（举两个明显的例子，母亲在怀孕期间的压力，以及与生母分离的创伤），因此这些研究是站不住脚的，无论我们谈论的是哪种精神或身体疾病。专业的读者可以进一步参考心理学家杰伊·约瑟夫（Jay Joseph）的综合性著作《双胞胎研究的困境：社会与行为科学对双胞胎研究的再评估》(*The Trouble with Twin Studies: A Reassessment of Twin Research in the Social and Behavioral Sciences*, Routledge, 2016）。

3. "在不同的文化中，有着各不相同的科学和社会信念。从这些角度来看，精神错乱的意义是不同的。在不同的地方，不同的历史时期，疯狂的表现往往看上去是大相径庭的。" 伊森·沃特斯（Ethan Watters）在他的书《像我们一样疯狂：美式心理疾病的全球化》(*Crazy Like Us: The Globalization of the American Psyche*) 中写道（New York: Free Press, 2020）。

4. Cited in Robert Whitaker, *Anatomy of an Epidemic: Magic Bullets, Psychiatric Drugs, and the Astonishing Rise of Mental Illness in America* (New York: Broadway Books, 2010), 274.

5. American Psychiatric Association, "Chair of DSM-5 Task Force Discusses Future of Mental Health Research," press release, May 3, 2013.

6. 例如，心理学家欧文·基尔希（Irvin Kirsch）的作品。他最近担任哈佛医学院安慰剂研究项目副主任及医学讲师。"现在看来，毫无疑问的是，将抑郁症视为大脑中化学物质失衡的传统说法是完全错误的。" 基尔希在他对科学文献的深入回顾《皇帝的新药：打破抗抑郁药的迷思》(*The Emperor's New Drugs: Exploding the Antidepressant Myth*) 中如此写道。引自 Marcia Angell, "The Epidemic of Mental Illness: Why?," *New York Review of Books*, June 23, 2011。（Angell 博士曾经是《新英格兰医学杂志》的编辑。）

7. Richard L. Morrow et al., "In'uence of Relative Age on Diagnosis and Treatment of Attention-Deficit/Hyperactivity Disorder in Children," *Canadian Medical Association Journal* 184, no. 7 (April 17, 2012): 755- 62.

8. "Oppositional Defiant Disorder," Mayo Clinic.

9. J. E. Khoury et al., "Relations Among Maternal Withdrawal in Infancy, Borderline Features, Suicidality/Self-Injury, and Adult Hippocampal Volume: A 30-Year Longitudinal Study," *Behavioral Brain Research* 374 (November 18, 2019): 112139, https://doi.org/10.1016/j.bbr.2019.112139.

10. John Read et al., "Child Maltreatment and Psychosis: A Return to a Genuinely Integrated Bio-Psycho-Social Model," *Clinical Schizophrenia and Related Psychoses* 2, no. 3 (October 2008): 235-54.

11. Thomas Bailey et al., "Childhood Trauma Is Associated with Severity of Hallucinations and Delusions in Psychotic Disorders: A Systematic Review and Meta-Analysis," *Schizophrenia Bulletin* 44, no. 5 (2018): 1111-22.

12. Richard Bentall, "Mental Illness Is a Result of Misery, Yet Still We Stigmatize It," *Guardian*, February 26, 2016.

13. Martin H. Teicher and Jacqueline A. Samson, "Annual Research Review: Enduring Neurobiological Effects of Childhood Abuse and Neglect," *Journal of Child Psychology and Psychiatry* 57, no. 3 (March 2016): 241-66.

14. R. C. Lewontin, *Biology as Destiny: The Doctrine of DNA* (New York: Harper Perennial, 1991), 30.

15. W. Thomas Boyce, *The Orchid and the Dandelion: Why Some Children Struggle and How All Can Thrive* (London: Allen Lane, 2019), 11.

16. E. Fox and C. B. Beevers, "Differential Sensitivity to the Environment: Contribution of Cognitive Biases and Genes to Psychological Wellbeing," *Molecular Psychiatry* 21, no. 12 (2016): 1657-62.

17. Louis Menand, "Acid Re'ux: The Life and High Times of Timothy Leary," *New Yorker*, June 26, 2006.

第 18 章

1. A. H. Almaas, *The Freedom to Be* (Berkeley, CA: Diamond Books, 1989), 85.

2. Douglas F. Watt and Jaak Panksepp, "Depression: An Evolutionarily Conserved Mechanism to Terminate Separation Distress? A Review of Aminergic, Peptidergic, and Neural Network Perspectives," *Neuropsychoanalysis* 11, no. 1 (January 1, 2009): 7-51.

3. Noël Hunter, *Trauma and Madness in Mental Health Services* (New York: Palgrave Macmillan, 2018), 5.

4. 心理学家、科学家斯蒂芬·波格斯提出了**神经觉**（neuroception）的概念，即大脑对于安全的无意识评估。"这种自动化过程，"他写道，"涉及了负责评估安全、危险与生命威胁等线索的大脑区域。""对于安全的感知，"他说，"是大多数哺乳动物关系发展的关键点。"对于人类来说尤其如此，因为我们长期处于无助的依赖状态。Stephen W. Porges, *The Pocket Guide to the Polyvagal Theory: The Transformative Power of Feeling Safe* (New York: W. W. Norton, 2017), 19; and Stephen W. Porges, *The Polyvagal Theory: Neurophysiological Foundations of Emotions, Attachment, Communication, Self-Regulation*

(New York: W. W. Norton, 2011)，参见第 1 章。

5. Helen Knott, *In My Own Moccasins: A Memoir of Resilience* (Saskatchewan, Canada: University of Regina Press, 2019), 96.

6. 据报道，罗宾·威廉姆斯的这句话来自一段我无法直接观看的采访视频。但在 YouTube 上与詹姆斯·利普顿（James Lipton）的这场访谈中，他用相似的话语透露了他童年的孤独和内心的折磨。

7. 瑞典一项针对数十万受试者的研究发现，患有抑郁症的人患帕金森病的风险几乎是普通人的三倍，严重抑郁症患者的风险甚至更高。Helena Gustafsson et al., "Depression and Subsequent Risk of Parkinson Disease," *Neurology* 84, no. 24 (June 16, 2015): 2422-29. 另一项研究的结论是，长期的情绪压力也会增加患这种疾病的风险，这可能是通过破坏大脑某些部位的多巴胺细胞导致的：Atbin Djamshidian and Andrew Lees, "Can Stress Trigger Parkinson's Disease?," *Journal of Neurology, Neurosurgery, and Psychiatry* 85, no. 8 (August 2014): 879-82.

8. Schizophrenia Working Group, "Biological Insights from 108 Schizophrenia-Associated Genetic Loci," *Nature* 511 (2014): 421-27.

9. 精神科医生马克·爱泼斯坦写道："解离可以直接保护我们免受生活的创伤。" Mark Epstein, *The Trauma of Everyday Life* (New York: Penguin, 2014), 84.

10. Knott, *In My Own Moccasins*, 24.

11. Theo Fleury, *Playing with Fire* (New York: HarperCollins, 2010), 25.

12. 近期的一项研究表明，**成年人**长期服用抗精神病药物，会导致大脑皮层（大脑的执行系统）厚度减小。"前额叶皮质得不到它所需要的信息输入，它被药物关闭了，"一位顶尖研究者告诉《纽约时报》，"这样能够减轻精神病症状。药物还会导致前额叶皮质慢慢萎缩。" Aristotle N. Voineskos et al., "Effects of Antipsychotic Medication on Brain Structure in Patients with Major Depressive Disorder and Psychotic Features: Neuroimaging Findings in the Context of a Randomized Placebo-Controlled Clinical Trial," *JAMA Psychiatry* 77, no. 7 (July 1, 2020): 674-83.

13. Russell A. Barkley, *Attention-Deficit Hyperactivity Disorder: A Handbook for Diagnosis and Treatment* (New York: Guilford Press, 1990), 103.

14. Jaak Panksepp, "Can PLAY Diminish ADHD and Facilitate the Construction of the Social Brain?," *Journal of the Canadian Academy of Child and Adolescent Psychiatry* 16, no. 2 (May 2007): 57-66.

15. For example, Liliana J. Lengua et al., "Pathways from Early Adversity to Later Adjustment: Tests of the Additive and Bidirectional Effects of Executive Control and Diurnal Cortisol in Early Childhood," *Development and Psychopathology*, 2019, https://doi.org/10.1017/S0954579419000373; also Jens C. Pruessner et al., "Dopamine Release in Response to a

Psychological Stress in Humans and Its Relationship to Early Maternal Care: A Positron Emission Tomography Study Using [11C]Raclopride," *Journal of Neuroscience* 24, no. 11 (March 17, 2004): 2825-31.

16. Bruce D. Perry and Maia Szalavitz, *The Boy Who Was Raised as a Dog (And Other Stories from a Child Psychiatrist's Notebook): What Traumatized Children Can Teach Us About Loss, Love, and Healing* (New York: Basic Books, 2006), 51.

17. 妮可·M. 布朗（Nicole M. Brown）博士和她的同事分析了 2011 年加拿大"全国儿童健康调查"的数据，并于 2014 年 5 月 6 日在不列颠哥伦比亚省温哥华举行的儿科学会年会上发表了这项研究。2014 年 5 月 6 日《科学日报》（*ScienceDaily*）报道:《研究发现 ADHD 与创伤通常有密切的关系》（Study Finds ADHD and Trauma Often Go Hand in Hand）。

18. Stanley Coren, "Can Dogs Suffer from ADHD?," *Psychology Today*, January 9, 2018.

19. John Bowlby, *Attachment*, 2nd ed. (New York: Basic Books, 1982), 377.

20. Bruno Etain et al., "Childhood Trauma Is Associated with Severe Clinical Characteristics of Bipolar Disorders," *Journal of Clinical Psychiatry* 74, no. 10 (October 2013): 991-98.
这项研究并没有（我也没有）暗示童年逆境"导致了"双相情感障碍。然而，这的确是一种促成因素，尤其对病情的严重程度有影响。

第 19 章

1. János Selye,*The Stress of Life*,rev. ed. (New York: McGraw-Hill, 1978),370.

2. Zachary M. Harvanek et al., "Psychological and Biological Resilience Modulates the Effects of Stress on Epigenetic Aging," *Translational Psychiatry* 11 (2021), https://doi.org/10.1038/s41398-021-01735-7.

3. E. R. De Kloet, "Corticosteroids, Stress, and Aging," *Annals of the New York Academy of Sciences* 663 (1992): 357-71.

4. Yuval Noah Harari, *Sapiens: A Brief History of Humankind* (Toronto: McClelland & Stewart, 2014), 314.

5. BBC interview, "Blair Calls for Lifestyle Change," 2006, cited in Ted Schrecker and Clare Bambra, *How Politics Makes Us Sick: Neoliberal Epidemics* (New York: Palgrave Macmillan, 2015), 29.

6. Phillip Inman, "IMF Boss Says Global Economy Risks Return of Great Depression," *Guardian*, January 17, 2020.

7. David Lao, "Almost 9 out of 10 Canadians Feel Food Prices Are Rising Faster Than Income: Survey," *Global News*, December 16, 2019.

8. Vancity, "Report: B.C. Women Are Financially Stressed, Stretched and Under-Resourced,"

press release, March 17, 2018, based on the province-wide survey "Money Troubled: Inside B.C.'s Financial Health Gender Gap."

9.　Schrecker and Bambra, *How Politics Makes Us Sick*, 42.

10.　John Ralston Saul, "The Collapse of Globalism," *Harper's*, March 2004.

11.　Ashild Faresjö et al., "Higher Perceived Stress but Lower Cortisol Levels Found Among Young Greek Adults Living in a Stressful Social Environment in Comparison with Swedish Young Adults," *PLoS ONE* 8, no. 9 (September 16, 2013), https://doi.org/10.1371/journal.pone.0073828.

12.　Sonia J. Lupien et al., "Child's Stress Hormone Levels Correlate with Mother's Socioeconomic Status and Depressive State," *Biological Psychiatry* 48, no. 10 (November 15, 2000): 976-80.

13.　Tara Siegel Bernard and Karl Russell, "The Middle-Class Crunch: A Look at 4 Family Budgets," *New York Times*, October 3, 2019.

14.　Wade Davis, "The Unravelling of America," *Rolling Stone*, August 6, 2020.

15.　Bernard and Russell, "The Middle-Class Crunch."

16.　William T. Gallo et al., "Involuntary Job Loss as a Risk Factor for Subsequent Myocardial Infarction and Stroke: Findings from the Health and Retirement Survey," *American Journal of Industrial Medicine* 45, no. 5 (May 2004): 408-16; and W. T. Gallo et al., "The Impact of Late Career Job Loss on Myocardial Infarction and Stroke: A 10 Year Follow Up Using the Health and Retirement Survey," *Journal of Occupational and Environmental Medicine* 63, no. 10 (October 2006): 683-87.

17.　Matthew E. Dupre et al., "The Cumulative Effect of Unemployment on Risks for Acute Myocardial Infarction," *Archives of Internal Medicine* 172, no. 22 (December 2012): 1731-37.

18.　Louis Uchitelle, "Job Insecurity of Workers Is a Big Factor in Fed Policy," *New York Times*, February 27, 1997.

19.　Schrecker and Bambra, *How Politics Makes Us Sick*, 53.

20.　Ben Stein, "In Class Warfare, Guess Which Class Is Winning," *New York Times*, November 26, 2006.

21.　David Marchese, "Ben and Jerry's Radical Ice Cream Dreams," *New York Times, July* 29, 2020.

22.　Joseph E. Stiglitz, *The Price of Inequality: How Today's Divided Society Endangers Our Future* (New York: W. W. Norton, 2013), xlviii-xlix.

23.　Rupert Neate, "Billionaires' Wealth Rises to $10.2 Trillion amid Covid Crisis," *Guardian*, October 7, 2020.

24. *Star* editorial board, "Billionaires Get Richer While Millions Struggle. There's a Lot Wrong with This Picture," *Toronto Star*, September 21, 2020.

25. Martin Gilens and Benjamin I. Page, "Testing Theories of American Politics: Elites, Interest Groups, and Average Citizens," *Perspectives on Politics* 12, no. 3 (September 2014): 564-81.

26. Paul Krugman, "Why Do the Rich Have So Much Power?," *New York Times*, July 8, 2020.

27. James Reid, *Alienation* (University of Glasgow Publications, 1972), 5.

第 20 章

1. David Brooks, "Our Pathetic Herd Immunity Failure," *New York Times*, May 6, 2021.

2. Bruce Alexander, *The Globalization of Addiction: A Study in Poverty of the Spirit* (New York: Oxford University Press, 2008), 58.

3. Tony Schwartz and Christine Porath, "Why You Hate Work," *New York Times*, June 1, 2014.

4. Charles Duhigg, "Wealthy, Successful, and Miserable," *New York Times*, February 21, 2019.

5. Awais Aftab, "Meaning in Life and Its Relationship with Physical, Mental, and Cognitive Functioning: A Study of 1,042 Community-Dwelling Adults Across the Lifespan," *Journal of Clinical Psychiatry* 81, no. 1 (2020).

6. John T. Cacioppo and Stephanie Cacioppo, "The Growing Problem of Loneliness," *Lancet* 391, no. 100119 (February 3, 2018): 426-27.

7. American Psychological Association, "Social Isolation, Loneliness, Could Be Greater Threat to Public Health Than Obesity," ScienceDaily, August 5, 2015.

8. Denise Aydinonat et al., "Social Isolation Shortens Telomeres in African Gray Parrots," *PLoS ONE* 9, no. 4 (2014): e93839, https://doi.org/10.1371 /journal.pone.0093839.

9. Nicole K. Valtorta et al., "Loneliness and Social Isolation as Risk Factors for Coronary Heart Disease and Stroke: Systematic Review and Meta-analysis of Longitudinal Observational Studies," *Heart* 102, no. 13 (2016).

10. Dhruv Kullur, "Loneliness Is a Health Hazard, but There Are Remedies," *New York Times*, December 22, 2016.

11. Vivek H. Murthy, *Together: The Healing Power of Human Connection in a Sometimes Lonely World* (New York: Harper Wave, 2020), 98.

12. Tim Kasser et al., "Some Costs of American Corporate Capitalism: A Psychological Exploration of Value and Goal Con'icts," *Psychological Inquiry* 18, no. 1 (March: 2007): 1-22.

第 21 章

1. Belinda S. Lennerz et al., "Effects of Dietary Glycemic Index on Brain Regions Related to

Reward and Craving in Men," *American Journal of Clinical Nutrition* 98, no. 3 (September 2013): 641-47.

2. Ashkan Afshin et al., "Health Effects of Dietary Risks in 195 Countries, 1990-2017: A Systemic Analysis for the Global Burden of Disease Study 2017," *Lancet* 393, no. 10184 (May 11, 2019): 1958-2017.

3. American Heart Association, "180,000 Deaths Worldwide May Be Associated with Sugary Soft Drinks, Research Suggests," ScienceDaily, March 19, 2013.

4. "Mexico Obesity: Oaxaca Bans Sales of Junk Food to Children," BBC News, Aug. 6, 2020.

5. "Mexico Takes Title of 'Most Obese' from America," *Global Post*, July 28, 2013.

6. "Statistics on Obesity, Physical Activity, Diet, England, 2020," National Health Service, May 5, 2020.

7. Ted Schrecker and Clare Bambra, *How Politics Makes Us Sick: Neoliberal Epidemics* (New York: Palgrave Macmillan, 2015), 32.

8. Nicholas Kristof, "Drug Dealers in Lab Coats," New York Times, October 18, 2017.

9. 2014 年，在美国公共卫生局局长发布具有里程碑意义的报告 50 周年之际，该部门又发布了一份最近报告，揭露了加工烟草的不良影响。"烟草的盛行是由烟草业的激进战略引起并维持的，烟草业故意在吸烟的危害方面误导公众。"

10. "Smoking and Tobacco Use: Fast Facts," Centers for Disease Control and Prevention.

11. Sheila Kaplan, "Biden Plans to Ban Cigarettes with Menthol," *New York Times*, April 29, 2021.

12. Milton Friedman, "Your Greed or Their Greed?," *Phil Donahue Show*, YouTube, uploaded July 14, 2007.

13. Milton Friedman, "The Social Responsibility of Business Is to Increase Its Profits," *New York Times*, September 13, 1970.

14. Andrea Wulf, *The Invention of Nature: The Adventures of Alexander von Humboldt, the Lost Hero of Science* (London: John Murray, 2015), 5.

15. William J. Ripple et al., "World Scientists' Warning of a Climate Emergency," *BioScience* 70, no. 1 (January 2020): 8-12.

16. Nick Watts et al., "The 2018 Report of the Lancet Countdown on Health and Climate Change: Shaping the Health of Nations for Centuries to Come," *Lancet* 392, no. 10163 (December 8, 2018): 2479-514.

17. "More Than 200 Health Journals Call for Urgent Action on Climate Crisis," *Guardian*, September 6, 2021; and Robert Lee Holtz, "Action on Climate Change Is Urged by Medical Journals in Unprecedented Plea," *Wall Street Journal*, September 6, 2021.

第 22 章

1. Malcolm X, as told to Alex Haley, *The Autobiography of Malcolm X* (1964; New York: Ballantine Books, 2015), 56.

2. Jean-Paul Sartre, *Anti-Semite and Jew: An Exploration of the Etiology of Hate* (1948; New York: Schocken Books, 1995), 53-54.

3. "Ken Hardy on the Assaulted Sense of Self," Psychotherapy Networker, YouTube video, 2016.

4. Helen Knott, *In My Own Moccasins: A Memoir of Resilience* (Saskatchewan, Canada: University of Regina Press, 2019), 200-201.

5. David H. Chae et al., "Racial Discrimination and Telomere Shortening Among African-Americans: The Coronary Artery Risk Development in Young Adults (CARDIA) Study," *Health Psychology* 39, no. 3 (March 2020): 209-19.

6. Ta-Nehisi Coates, *Between the World and Me* (New York: Spiegel & Grau, 2015), 27-28.

7. Clyde Hertzman and Tom Boyce, "How Experience Gets Under the Skin to Create Gradients in Developmental Health," *Annual Review of Public Health* 31, no. 1 (April 2010): 329-47.

8. David T. Lackland, "Racial Differences in Hypertension: Implications for High Blood Pressure Management," *American Journal of the Medical Sciences* 348, no. 2 (August 2014): 135-38.

9. American Academy of Allergy, Asthma, and Immunology, "Black Children Six Times More Likely to Die of Asthma," press release, March 4, 2017.

10. 鲍德温的引文来自纳特·亨托夫（Nat Hentoff）主持的一个小组讨论，1961 年在 WBAI-FM 电台播出，随后以《美国文化中的黑人》(The Negro in American Culture) 为题发表，见 *CrossCurrents* 11, no. 3 (Summer 1961): 205-224。

11. Amy Roeder, "America Is Failing Its Black Mothers," *Harvard Public Health*, Winter 2019.

12. Brad N. Greenwood et al., "Physician-Patient Racial Concordance and Disparities in Birthing Mortality for Newborns," *Proceedings of the National Academy of Sciences* 117, no. 35 (September 1, 2020): 21194-200, https://doi.org/10.1073/pnas.1913405117.

13. Cristina Nova and Jamila Taylor, "Exploring African Americans' High Maternal and Infant Death Rates," Center for American Progress, February 1, 2018.

14. Arline Geronimus et al., "'Weathering' and Age Patterns of Allostatic Load Scores Among Blacks and Whites in the United States," *American Journal of Public Health* 96, no. 5 (May 2006): 826-33.

15. "Lifespan of Indigenous People 15 Years Shorter Than That of Other Canadians, Federal Documents Say," Canadian Press, January 23, 2018.

16. Roland Dyck et al., "Epidemiology of Diabetes Mellitus Among First Nations and Non-First Nations Adults," *Canadian Medical Association Journal* 182, no. 3 (February 23, 2010): 249-56.

17. L.Kirmayer, "Suicide Among Canadian Aboriginal People," *Transcultural Psychiatric Research Review* 31 (1994): 3-57.

18. Michael Marmot, *The Health Gap: The Challenge of an Unequal World*(New York: Bloomsbury, 2015), 12.

19. Sonia J. Lupien et al., "Child's Stress Hormone Levels Correlate with Mother's Socioeconomic Status and Depressive State," *Biological Psychiatry* 48, no. 10 (November 15, 2000): 976-80.

20. In Dennis Raphael, ed., *Social Determinants of Health: Canadian Perspectives*, 3rd ed. (Canadian Scholars Press, 2016), xiii.

21. Alex Soth, "The Great Divide," *New York Times*, September 5, 2020.

22. M. Lemstra et al., "Health Disparity by Neighborhood Income," *Canadian Journal of Public Health* 97, no. 6 (November 2006): 435-39.

23. For example, Joan Luby et al., "The Effects of Poverty on Childhood Brain Development: The Mediating Effect of Caregiving and Stressful Life Events," *JAMA Pediatrics* 167, no. 12 (December 2013): 1135-42.

24. J. R. Swartz et al., "An Epigenetic Mechanism Links Socioeconomic Status to Changes in Depression-Related Brain Function in High-Risk Adolescents," *Molecular Psychiatry* 22, no. 2 (February 2017): 209-224.

25. Dennis Raphael et al., *Social Determinants of Health*, 2nd ed., 13. (Raphael here is recycling facetious advice that has been circulating for some years.).

26. Michael Marmot and Eric Brunner, "Cohort Profile: The Whitehall II Study," *International Journal of Epidemiology* 34, no. 2 (April 2005): 251-56; and Aline Dugravot et al., "Social Inequalities in Multimorbidity, Frailty, Disability, and Transitions to Mortality: A 24-Year Follow-Up of the Whitehall II Cohort Study," *Lancet Public Health* 5, no. 1 (January 1, 2020): e42-50.

27. Richard Wilkinson, *The Impact of Inequality: How to Make Sick Societies Healthier* (New York: New Press, 2005), 58.

28. Robert Sapolsky, "The Health-Wealth Gap," *Scientific American*, November 2018.

第 23 章

1. Haider J. Warraich, "Why Men and Women Feel Pain Differently," *Washington Post*, May 15, 2021.

2. "Female Smokers Are Twice as Likely as Male Smokers to Develop LungCancer," ScienceDaily, December 2, 2003.

3. Margaret Altemus et al., "Sex Differences in Anxiety and Depression Clinical Perspectives," *Frontiers in Neuroendocrinology* 35, no. 3 (August 2014): 320-30.

4. Franck Mauvois-Jarvis et al., "Sex and Gender: Modifiers of Health, Disease, and Medicine," *Lancet* 396, no. 10250 (August 22, 2020): 565-82.

5. 例如，在美国，身为黑人或西班牙裔，并且身为女性会导致患自身免疫性疾病的风险更高，超过了上述单独一种因素所导致的风险。《美国公共卫生杂志》（*American Journal of Public Health*）1964 年发表的一项在纽约的系统性红斑狼疮的研究报告称："黑人的发病率和死亡率最高，接下来是波多黎各人，随后是其他白人。"（Morris Siegel, "Epidemiology of Systemic Lupus Erythematosus: Time Trend and Racial Differences, *American Journal of Public Health* 54, no. 1 [January 1964]: 33-43）50 年后，这种种族差异依然存在。"总的来说，系统性红斑狼疮在非白种人（西班牙裔、非裔、亚裔人）中比在白种人中更常见、更严重，疾病活性更强，累积伤害更大。"（L. A. Gonzalez et al., "Ethnicity in Systemic Lupus Erythematosus [SLE]: Its Influence on Susceptibility and Outcomes," *Lupus* 22, no. 12 [October 2013]: 1214-24）。居住在北纬 49° 线两侧的原住民女性患类风湿性关节炎的风险也较高。例如，在加拿大，原住民患类风湿性关节炎的概率是全国平均水平的 3 倍（Stephen Hunt, "Arthritis Affects Indigenous People at a Rate Three Times Higher Than Average," CBC News, November 5, 2018）。当然，身为女性，是这些统计量中的主导因素：在原住民中，女性患类风湿性关节炎的比例不是男性的 3 倍，而是 6 倍（"Rheumatoid Arthritis and the Aboriginal Population—What the Research Shows," JointHealth Insight, September 2006）。

6. 世界卫生组织 2021 年的一项研究报告称，全世界有 1/4 的妇女和女孩遭受过男性伴侣的性侵犯。如果将非伴侣暴力考虑在内，世界卫生组织估计"大约 1/3 的 15 岁以上女性"（7.36 亿～ 8.52 亿）会在一生中经历某种形式的性暴力或肢体暴力"。根据世界卫生组织的报告，如果把网络暴力和性骚扰等其他形式的虐待考虑在内，这一比例会显著升高。Liz Ford, "Quarter of Women and Girls Have Been Abused by a Partner, Says WHO," *Guardian*, March 9, 2021.

7. Melanie A. Hom et al., "Women Firefighters and Workplace Harassment: Associated Suicidality and Mental Health Sequelae," *Journal of Nervous and Mental Disease* 205, no. 12 (December 2017): 910-17.

8. Catherine E. Harnois and João L. Bastos, "Discrimination, Harassment, and Gendered Health Inequalities: Do Perceptions of Workplace Mistreatment Contribute to the Gender Gap in Self-Reported Health?," *Journal of Health and Social Behavior* 59, no. 2 (2018): 283-99.

9. Julie Holland, *Moody Bitches* (New York: Penguin Press, 2015), 30.

10. Elaine D. Eaker et al., "Marital Status, Marital Strain, and Risk of Coronary Heart Disease or Total Mortality: The Framingham Offspring Study," *Psychosomatic Medicine* 69, no. 6 (July-August 2007): 509-13.

11. Suzanne G. Haynes et al., "Women, Work and Coronary Heart Disease: Prospective Findings from the Framingham Heart Study," *American Journal of Public Health* 70, no. 2 (February 1980): 133-41.

12. Gillian Friedman, "Jobless, Selling Nudes Online, and Still Struggling," *New York Times*, January 12, 2021.

13. Gail Dines, *Pornland: How Porn Has Hijacked Our Sexuality* (Boston: Beacon Press, 2010), xi.

14. Mary Wollstonecraft, *A Vindication of the Rights of Woman* (New York: Vintage Classics, 2014), 65.

15. Andrea Dworkin, *Intercourse* (1987; New York: Basic Books, 2007), 112.

16. Janice K. Kiecolt-Glaser et al., "Spousal Caregivers of Dementia Victims: Longitudinal Changes in Immunity and Health," *Psychosomatic Medicine* 53 (1991): 345-62.

17. Rachel M. Radin et al., "Maternal Caregivers Have Con'uence of Altered Cortisol, High Reward-Driven Eating, and Worse Metabolic Health," *PLoS ONE* 14, no. 5 (May 10, 2019): e0216541, https://doi.org/10.1371/journal.pone.0216541.

18. Jessica Grose, "Mothers Are the 'Shock Absorbers' of Our Society," *New York Times*, October 14, 2020.

19. Caroline Criado Perez, *Invisible Women: Exposing Data Bias in a World Designed for Men* (London: Chatto & Windus, 2019), 73.

20. Kate Manne, *Down Girl: The Logic of Misogyny* (New York: Oxford University Press, 2018), 130.

第 24 章

1. Anthony Brooks and Grace Tatter, "Surviving Family Politics at Thanksgiving," *On Point*, WBUR, November 27, 2019.

2. Kevin B. Smith et al., "Friends, Relatives, Sanity, and Health: The Costs of Politics," *PLoS One* 14, no. 9 (September 2019).

3. Elissa Epel, "Stressed Out by Politics? It Could Be Making Your Body Age Faster, Too," *Quartz*, March 16, 2017.

4. Steven Stosny, "He Once Called It 'Election Stress Disorder.' Now the Therapist Says We're Suffering from This," *Washington Post*, February 6, 2017.

5. Alice Miller, *For Your Own Good: Hidden Cruelty in Child-Rearing and the Roots of*

Violence (1983; New York: Farrar, Straus and Giroux, 1990), 65.

6.　Sue Gerhardt, *The Selfish Society* (London: Simon and Schuster, 2011), 46.

7.　Jim Coyle, "For Stephen Harper, a Stable Upbringing and an Unpredictable Path to Power," *Toronto Star*, October 8, 2015.

8.　"An Emotional Justin Trudeau Cries Discussing the Death of Gord Downie," *Global News*, YouTube, October 18, 2017.

9.　Jonathan Kay, "The Justin Trudeau I Can't Forget," *Walrus*, September 29, 2015.

10.　Claudia Wallis, "Of Psychopaths and Presidential Candidates," *Scientific American Mind*, guest blog, August 12, 2016.

11.　Jane Mayer, "Trump's Boswell Speaks," *New Yorker*, July 26, 2016.

12.　Amy Chozick, "Clinton Father's Brusque Style, Mostly Unspoken but Powerful," *New York Times*, July 20, 2015.

13.　Megan Twohey, "Her Husband Accused of Affairs, a Defiant Clinton Fought Back," *New York Times*, October 3, 2016.

14.　David Brooks, "The Avalanche of Distrust," *New York Times*, September 13, 2016.

15.　George Lakoff, *The Political Mind* (New York: Penguin Books, 2008), 76.

16.　Randy Rainbow (@randyrainbow), "G'night, mom and dad. See you in the morning. ♥," Twitter, August 11, 2020, 10:17 p.m.

17.　See, for example, "Stephen Kicks Off a *Late Show*'s Obama-Rama Extravagama with a Special Obamalogue," *The Late Show with Stephen Colbert*, CBS, YouTube video.

第 25 章

1.　Aeschylus, *Agamemnon, in The Orestia*, translated by Robert Fagles (New York: Penguin, 1979), 109.

2.　Edith Eva Eger, *The Choice: Embrace the Possible* (New York: Scribner, 2017), 280.

第 26 章

1.　Kelly Turner, *Radical Remission: Surviving Cancer Against All Odds* (New York: HarperOne, 2014), 45.

2.　Henning Krampe et al., "The Influence of Personality Factors on Disease Progression and Health-Related Quality of Life in People with ALS," *Amyotrophic Lateral Sclerosis* 9, no. 2 (May 2008): 99-107.

3.　Henriët van Middendorp et al., "Effects of Anger and Anger Regulation Styles on Pain in Daily Life of Women with Fibromyalgia: A Diary Study," *European Journal of Pain* 14, no. 2 (February 2010): 176-82.

4. Helen Knott, *In My Own Moccasins: A Memoir of Resilience* (Saskatchewan, Canada: University of Regina Press, 2019), 240.

第 27 章

1. Nancy A. Shadick et al., "A Randomized Controlled Trial of an Internal Family Systems-Based Psychotherapeutic Intervention on Outcomes in Rheumatoid Arthritis: A Proof-of-Concept Study," *Journal of Rheumatology* 40, no. 11 (November 2013): 1831-41.
2. Aleksandr Solzhenitsyn, *Cancer Ward* (New York: Vintage Classics, 2017), 89.

第 28 章

1. Richard C. Schwartz, *Introduction to the Internal Family Systems Model* (Trailheads Publications, 2001), 54.
2. A. H. Almaas, *The Freedom to Be* (Diamond Books, 1989), 12.
3. Cited in Thich Nhat Hanh, *The Heart of the Buddha's Teaching* (New York: Broadway Books, 1998), 45.
4. János Selye, *The Stress of Life*, rev. ed. (New York: McGraw-Hill, 1978), 419.

第 29 章

1. Bruce H. Lipton and Steve Bhaerman, *Spontaneous Evolution: Our Positive Future (And a Way to Get There from Here)* (Carlsbad, CA: Hay House, 2009), 38-39.
2. Jeffrey M. Schwartz and Sharon Begley, *The Mind and the Brain: Neuroplasticity and the Power of Mental Force* (New York: ReganBooks, 2002).

第 30 章

1. Richard Schwartz, *Introduction to the Internal Family Systems Model* (Trailheads Publications, 2001), 67-68.
2. Edith Eger, *The Gift* (New York: Scribner, 2020), 156.

第 31 章

1. A. H. Almaas, *Elements of the Real in Man* (Diamond Books, 1987), 26.
2. Lewis Mehl-Madrona, *Coyote Medicine: Lessons from Native American Healing* (New York: Simon and Schuster, 1997), 16-17.
3. Wilhelm Reich, *The Murder of Christ: The Emotional Plague of Mankind* (New York: Farrar, Straus and Giroux, 1953), 174-75.
4. For example, Quinn A. Conklin et al., "Meditation, Stress Processes, and Telomere

Biology," *Current Opinion in Psychology* 28 (2019): 92-101; D. Bergen-Cico et al., "Reductions in Cortisol Associated with Primary Care Brief Mindfulness Programs with Veterans with PTSD," *Med Care* 52, no. 12, suppl. 5 (December 2014): S25-31; and A. M. Gallegos et al., "Mindfulness-Based Stress Reduction to Enhance Psychological Functioning and Improve Inflammatory Biomarkers in Trauma-Exposed Women: A Pilot Study," *Psychological Trauma* 7, no. 6 (November 2015): 525-32.

5.　Francesco Pagnini et al., "Mindfulness, Physical Impairment and Psychological Well-Being in People with Amyotrophic Lateral Sclerosis," *Psychology and Health* 30, no. 5 (October 2014): 503-17, https://doi.org /10.1080/08870446.2014.982652.

6.　Rony Berger et al., "Reducing Israeli-Jewish Pupils' Outgroup Prejudice with a Mindfulness and Compassion-Based Social Emotional Program," *Mindfulness* 9, no. 2 (December 2018), https://doi.org/10.1007/s12671-018-0919-y.

第 32 章

1.　James Baldwin, "As Much Truth as One Can Bear," *New York Times Book Review, January* 14, 1962.

2.　Baldwin, "As Much Truth as One Can Bear."

3.　琼·狄迪翁的引文来自这位已故作家的讣告：Sian Cain and Edward Helmore, "Joan Didion, American Journalist and Author, Dies at 87," *Guardian*, December 23, 2021。

4.　Bessel van der Kolk, *The Body Keeps the Score: Brain, Mind, and Body in the Healing of Trauma* (New York: Penguin, 2014), 349.

5.　例如，我在写这一章的时候，有一份研究报告出现在了我的桌子上：Nina T. Rogers, Christine Power, and Snehal M. Pinto Pereira, "Child Maltreatment, Early Life Socioeconomic Disadvantage and All-Cause Mortality: Findings from a Prospective British Cohort," *BMJ Open* 11 (2021): e050914, https://doi.org/10.1136/bmjopen-2021-050914。

6.　Jesse Thistle, *From the Ashes* (Toronto: Simon & Schuster Canada, 2019), 260.

7.　Maggie Kline, *Brain-Changing Strategies to Trauma-Proof Our Schools* (Berkeley, CA: North Atlantic Books, 2020), 2.

8.　Alison Rourke, "Greta Thunberg Responds to Asperger's Critics: 'It's a Superpower,' " *Guardian*, September 2, 2019.

9.　Hannah Arendt, "Eichmann in Jerusalem—I," *New Yorker*, February 16, 1963.

10.《纽约时报》2021 年 4 月 11 日社论指出，20 世纪 90 年代，因美国制裁而死亡的伊拉克儿童达 50 万人。1996 年 5 月 12 日，美国哥伦比亚广播公司的《60 分钟》(*60 Minutes*) 节目播出了奥尔布赖特发表上述言论的采访。奥尔布赖特后来写道："我掉进了一个陷阱，说了一些不是我本意的话，我很后悔自己看起来'既冷血又残忍'。"

11.　Abraham Maslow, "Resistance to Acculturation," *Journal of Social Issues1* (Fall 1951): 26-29.

创 伤 治 疗

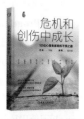

《危机和创伤中成长：10位心理专家危机干预之道》

作者：方新 主编 高隽 副主编

曾奇峰、徐凯文、童俊、方新、樊富珉、杨凤池、张海音、赵旭东等10位心理专家亲述危机干预和创伤疗愈的故事。10份危机和创伤中成长的智慧

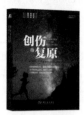

《创伤与复原》

作者：[美] 朱迪思·赫尔曼 译者：施宏达 陈文琪

自弗洛伊德以来，重要的精神医学著作之一。自1992年出版后，畅销30余年。美国创伤治疗师人手一册。著名心理创伤专家童慧琦、施琪嘉、徐凯文撰文推荐

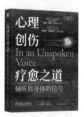

《心理创伤疗愈之道：倾听你身体的信号》

作者：[美] 彼得·莱文 译者：庄晓丹 常邵辰

美国躯体性心理治疗协会终身成就奖得主、体感疗愈创始人莱文集大成之作。他在本书中整合了看以迥异的进化、动物本能、哺乳动物生理学和脑科学以及自己多年积累的治疗经验，全面介绍了体感疗愈理论和实践，为心理咨询师、社会工作者、精神科医生等提供了新的治疗工具，也适用于受伤的人自我探索和疗愈

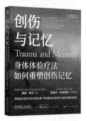

《创伤与记忆：身体体验疗法如何重塑创伤记忆》

作者：[美] 彼得·莱文 译者：曾旻

美国躯体性心理治疗协会终身成就奖得主莱文博士作品。记忆是创伤疗愈的核心问题。作者莱文博士创立的体感疗愈现已成为西方心理创伤治疗的主流疗法。本书详尽阐述了如何将体感疗愈的原则付诸实践，不仅可以运用在创伤受害者身上，例如车祸幸存者，还可以运用在新生儿、幼儿、学龄儿童和战争军人身上

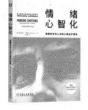

《情绪心智化：连通科学与人文的心理治疗视角》

作者：[美] 埃利奥特·尤里斯特 译者：张红燕

荣获美国精神分析理事会和学会图书奖；重点探讨如何帮助来访者理解和反思自己的情绪体验；呼吁心理治疗领域中科学与文学的跨学科对话